LE BON CHOIX

AU SUPERMARCHÉ

700 aliments analysés

LES AUTEURS

Cet ouvrage a été écrit par un collectif de journalistes et de diététiciennes-nutritionnistes de *www.lanutrition.fr* (site indépendant d'information en nutrition et santé) dirigé par Thierry Souccar.

ONT COLLABORÉ À CE LIVRE
JOURNALISTES

Thierry Souccar, Elvire Nérin, Priscille Tremblais, Véronique Molénat, Sylvain Duval

DIÉTÉTICIENNES-NUTRITIONNISTES

Céline Borg, Elodie Kerjean, Angélique Houlbert

Conception graphique et réalisation : Catherine Julia (Montfrin)
Illustrations : Jérôme Chardin (Psyence Graphics)
Crédits photo : ©Fotolia, DR

ISBN : 978-2-36549-029-0

Fabrication **printteam** groupement d'imprimeurs spécialisés,
imprimé et façonné en Espagne, 3ème trimestre 2014
www.print-team.fr

REMERCIEMENTS

Ce livre n'aurait jamais vu le jour sans l'aide de Joël Julia et Jean Lassure. Un grand merci à eux pour leurs talents de photographe et l'infinie patience dont ils ont fait preuve avec nous.

Le Bon Choix est le résultat de milliers d'heures passées dans les supermarchés mais aussi de conversations avec des dizaines d'ingénieurs de l'industrie agroalimentaire, de chercheurs et de médecins. Nous tenons à les remercier tous pour leur précieuse collaboration et en particulier : Inès Birlouez, Insitut national Paris-Grignon, Jean-Michel Chardigny, INRA, Catherine Foucaud-Scheunemann, INRA, Jean Graille, CIRAD, Philippe Legrand, INRA, Dr François Mendy, ITERG Université Bordeaux 1, Pr Jean-François Narbonne, Université Bordeaux 1, Jean-Luc Pelletier, USIPA, Jean-Luc Perrin, Astra-Calvé, Philippe Reiser, CEDUS

Notre gratitude à toutes celles qui nous ont prêté main forte pour la logistique : Elodie Kerjean, Céline Borg, Christiane Sieprawski et Rosette Waro.

Un grand merci enfin à Catherine pour sa créativité, l'énorme travail fourni mais aussi pour son enthousiasme et sa bonne humeur en dépit de tous les obstacles qui se sont dressés devant nous.

Thierry, Elvire, Véronique, Priscille

Sommaire

RAYON CONDIMENTS

RAYON ÉPICERIE SALÉE

RAYON ÉPICERIE SUCRÉE

Bienvenue dans le monde merveilleux du supermarché

« Passé le sas automatique, vous êtes pris au piège. [...] Dans cet univers climatisé, le temps est toujours beau, chaud, et sans courants d'air. Tout d'abord, vous êtes saisis, saturés, encerclés par les musiques diffusées par les haut-parleurs. Le sol, lisse et propre, luit sous les projecteurs. Les chariots glissent sur les dalles... »[1]. Bienvenue dans le monde merveilleux du supermarché !

●●● Chaque semaine, c'est le même rituel. Comme la majorité des Français, vous vous rendez sans doute dans la grande surface la plus proche de votre domicile, le samedi en général et achetez 70 % de vos aliments, des aliments transformés par l'industrie agroalimentaire, emballés et étiquetés. Le nombre de produits référencés dans une grande surface est colossal. Un hypermarché propose 3 000 à

1 Extrait de la nouvelle *Le cycle du caddie* de David Myriam, http://art-engage.net

5 000 références (parfois 8 000), les deux tiers de son chiffre d'affaires. Les marques rivalisent de slogans, de couleurs, d'allégations nutritionnelles ou de santé pour vous séduire, des marques nationales : LU, Fleury Michon, Lesieur, Danone... mais aussi des produits « maison », des marques de distributeurs ou MDD comme on les appelle dans le jargon professionnel : Marque Repère, Carrefour Agir, Casino Délices... Résultat : pour une simple sauce tomate, 10 marques différentes ! Comment choisir ?

Si vous êtes attentif à la qualité de votre alimentation pour votre santé et celle de vos enfants sans rien vouloir céder au plaisir de manger, une seule solution s'offre à vous : éplucher les étiquettes. Sans doute avez-vous déjà essayé. Stoïquement, vous attrapez le premier pot de sauce tomate, vous le faites pivoter délicatement entre vos doigts jusqu'à ce que vous repériez la composition. Première victoire. Ensuite vous vous concentrez pour tenter de déchiffrer les petits caractères mais au fil de l'interminable liste d'ingrédients dont certains vous sont totalement inconnus *amidon modifié de pomme de terre, sirop de glucose, acide lactique, E412, E1441*... votre concentration se relâche. Découragé, vous reposez le pot. Vous vous contentez du nom du produit et de son prix pour décider de votre achat. Autant faire vos courses les yeux fermés !

Nous avons une excellente nouvelle

Ce travail minutieux et fastidieux nous l'avons fait pour vous. Nous avons passé à la loupe près de 700 aliments du supermarché les plus couramment consommés.

Nous avons épluché les listes d'ingrédients, réclamé aux fabricants les valeurs nutritionnelles (calories, protéines, teneur en graisses, en sel...), nous les avons interrogés sur leurs matières premières, tout cela dans un seul but : repérer les produits de bonne qualité nutritionnelle, signaler les plus mauvais et vous permettre de faire désormais ***le bon choix***.

Vous allez gagner du temps

Le Bon Choix vous détaille la composition des aliments, il vous apprend à déchiffrer les étiquettes, à décoder les allégations, vous alerte sur certains ingrédients suspects et les additifs qui peuvent poser problème.

Désormais vous n'aurez plus à réfléchir avant d'empoigner un pot de sauce tomate, plus d'hésitation dans l'allée des céréales du petit déjeuner, plus de cas de conscience au rayon charcuterie. *Le Bon Choix*, nous l'avons fait pour vous. Faire vos courses va devenir un jeu d'enfant, en un temps record vous aurez parcouru toutes les allées de votre supermarché et vous passerez à la caisse avec la satisfaction d'avoir acheté des produits de qualité.

Vous allez manger plus sainement

Et vous perdrez probablement du poids…

- En effectuant *Le Bon Choix*, vous donnerez la priorité aux calories pleines, c'est-à-dire aux aliments nutritionnellement denses qui apportent à votre corps les nutriments essentiels dont il a besoin et éviterez les calories vides, c'est-à-dire sans vitamines, sans minéraux, sans antioxydants bref, de l'énergie et c'est tout.
- Vous rééquilibrerez votre alimentation en oméga-3, ces graisses indispensables à la santé qui se raréfient dans notre assiette, vous éviterez les graisses *trans* qui lorsqu'elles sont consommées au-delà d'un certain seuil, augmentent le risque cardiovasculaire.
- Vous éviterez les aliments qui à peine avalés se transforment en glucose dans le sang, augmentent la faim, poussent à manger plus et aboutissent à un stockage de graisse au niveau du ventre et des hanches.
- Vous privilégierez les aliments denses et fermes qui incitent à mastiquer et rassasient plus vite – mâcher lentement en savourant chaque bouchée est indispensable pour rester mince ou perdre du poids.

En faisant *le bon choix*, vous prenez votre santé en main.

Votre alimentation sera plus savoureuse

Vous allez renouer avec le plaisir de manger de vrais aliments. En consommant des produits dont la liste d'ingrédients est courte, des aliments simples, les moins transformés possible, vous allez découvrir que les meilleurs choix pour la santé sont aussi les plus savoureux. En achetant une sauce tomate exempte d'épaississants qui contient juste de la tomate, de l'oignon, du basilic, de l'ail et de l'huile d'olive, vous achetez une sauce qui s'apparente à celle que vous auriez fait vous-même, avec un vrai goût de tomate et autant de plaisir à la clé.

Vous allez gagner de l'argent

Avec une nourriture de meilleure qualité, vous aurez besoin de moins de nourriture pour être rassasié, vous aurez moins besoin de manger.

Vous déjouerez les ruses du marketing, un marketing qui a un coût qui se répercute inéluctablement sur le consommateur, vous. Lorsque vous achetez Actimel, la margarine Pro activ ou Danacol qui sont des produits chers, c'est en partie du marketing que vous payez. Vous privilégierez les produits de qualité à ceux qui promettent la lune. *Le Bon Choix* va vous éviter de gaspiller votre argent.

Comment utiliser ce livre ?

Au fil des pages qui suivent, nous allons vous guider de rayon en rayon et examiner ensemble près de 65 catégories de produits qui correspondent aux aliments les plus couramment consommés. Tous ont nécessité à un moment ou à un autre de leur fabrication, l'intervention de l'industrie agroalimentaire. Nous avons laissé volontairement de côté les aliments dits « de base » comme les fruits et légumes frais, les légumes nature en conserve ou surgelés, les pâtes sèches, les légumineuses sèches, le vinaigre… de même que les boissons alcoolisées comme le vin, les spiritueux. Les aliments spécialement destinés aux enfants font l'objet d'un autre ouvrage (petits pots pour bébé, chocolat en poudre, céréales du petit déjeuner enfant, bonbons...).

Nos sélections

Étant donné le nombre incalculable de références que l'on trouve dans les allées de nos supermarchés, être exhaustif était tout simplement impossible. Nous avons donc été contraints de faire des choix de marques. Les marques les plus représentatives d'une catégorie ont été retenues, marques nationales en priorité pour que vous puissiez faire vos courses dans n'importe quelle enseigne de supermarché ; par exemple, pour les yaourts et fromages blancs nature, Danone, La Laitière, Yoplait, Jockey. Lorsque les marques nationales n'étaient pas suffisamment nombreuses, nous avons élargi notre sélection aux marques de distributeurs, des produits qui présentent l'avantage d'être souvent moins chers que les grandes marques pour une qualité nutritionnelle parfois identique, mais aussi parfois inférieure et, surprenant, parfois supérieure. Preuve encore une fois qu'il est indispensable de lire les étiquettes.

Pour chaque catégorie d'aliments, notre équipe de diététiciennes a sélectionné une dizaine de produits dont la composition a été minutieusement analysée [présélection sur les sites de supermarché en ligne (coursesu.com, mescoursescasino.fr, courses.carrefour.fr, courses.monoprix.fr, etc.) puis sur le terrain dans les super et hypermarchés de la région de Nîmes et Montpellier].

Nos critères

Les aliments sélectionnés ont été classés d'après leur qualité nutritionnelle et leur niveau de transformation.

La plupart des conseils nutritionnels que vous entendez à la télé ou à la radio s'en tiennent à des repères comme la quantité de graisses ou le nombre de calories des aliments. Certes ces informations sont intéressantes mais elles ne sont pas essentielles. La nutrition ne se résume pas à compter des calories, il y a des notions plus importantes dont il faut tenir compte

Les dessous des marques de distributeur

Certains produits distributeur se distinguent sans ambiguïté dans les rayons, d'autres en revanche avancent masqués.

- **Auchan :** Auchan, Rik & Rok, Pouce (1er prix), Auchan mieux vivre bio
- **Casino** : Casino, Saveurs d'autrefois, Casino Délices, Terre et Saveur, Casino bio, Tous les jours
- **Carrefour** : Carrefour, Reflets de France, N° 1 (1er prix), Carrefour discount, Grand Jury, Carrefour bio
- **Intermarché** : Monique Ranou (charcuteries), Pâturages (laitages), Bouton d'Or (chips), Solaya (confiture), Chabrior (biscuits), Saint Eloi (légumes), Adélie (glaces), Top Budget (1er prix)
- **Leclerc** : Marque Repère, Nos régions ont du talent, Eco+, Bio Village
- **Magasins U** : produit U, Bien vu (1er prix), U bio
- **Monoprix** : Monoprix, Monoprix Gourmet, Monoprix bio

pour pouvoir réellement juger de la qualité nutritionnelle d'un aliment comme par exemple la notion d'équilibre des graisses, d'index glycémique... Ces notions nous vous les expliquerons au fil des pages et pour des informations plus approfondies, nous vous invitons à vous reporter à l'ouvrage *La meilleure façon de manger* paru à ces mêmes éditions.

Outre la qualité nutritionnelle, nous nous sommes également intéressés au mode de fabrication de l'aliment afin de donner la priorité aux aliments les moins transformés. Car un aliment qui renferme des ingrédients au nom impossible à prononcer, dont le nombre est supérieur à cinq et qui contient de l'amidon modifié, du sirop de glucose-fructose ou un édulcorant de synthèse n'est pas un véritable aliment. Aucune de ces caractéristiques n'est forcément néfaste (quoiqu'on découvre qu'il peut y avoir des interactions entre les additifs) mais toutes sont des marqueurs fiables de produits tellement transformés, tellement éloignés de ce que vous confectionneriez à la maison qu'ils en deviennent suspects à nos yeux. En consommant des aliments hautement transformés, on ne contrôle plus vraiment ce que l'on avale.

Le critère du prix n'a pas été retenu systématiquement car plus un aliment est bon, qu'il s'agisse de qualité nutritionnelle ou de goût (ce qui va souvent de pair), et plus il coûte cher, généralement parce qu'il a été produit avec plus de soin et de manière moins intensive. Toutefois notre enquête a révélé de bonnes surprises et nous vous les avons signalées.

Nos résultats

À l'intérieur de chaque catégorie, les aliments sélectionnés ont été répartis en deux groupes : page de gauche, *Le Bon Choix* c'est-à-dire les aliments que nous vous conseillons de consommer dans cette gamme et page de droite, ceux qu'il vaut mieux éviter. Nous

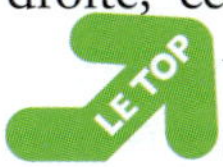

vous indiquons également par cette flèche TOP le produit que nous estimons être le meilleur de la catégorie et par celle-ci FLOP le

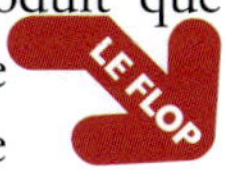

plus mauvais.

Certains produits seront parfois auréolés d'une couronne de laurier, prix décerné par notre collectif, signe qu'ils font partie du top 10 des meilleurs aliments de cet ouvrage. Ces aliments sont récompensés pour leur qualité nutritionnelle, la simplicité de leur recette et leur innovation.

À noter que ça n'est pas parce qu'un produit est en page de droite qu'il ne faut absolument pas le manger et ça n'est pas parce qu'il est du côté gauche qu'on peut en manger à volonté. Le Nutella par exemple est un bon produit mais qui doit rester occasionnel. Chaque aliment a sa place dans l'alimentation toutefois il doit garder sa juste place. Les grandes règles d'une alimentation saine et équilibrée vous seront données à la fin de ce guide conçu pour mieux acheter et donc, ne l'oublions pas, pour **mieux manger**.

Apprenez à lire une étiquette

Si le premier critère dans le choix d'un produit est souvent le prix, nous nous attachons davantage ici à la qualité des aliments. Pour cela, les seuls indices dont vous disposez dans votre magasin – hormis ce livre qui a décrypté toutes les étiquettes pour vous – ce sont les renseignements fournis par le fabricant sur l'emballage.

On trouve quatre types d'informations sur l'emballage :

- le tableau nutritionnel ;
- la liste des ingrédients ;
- parfois des allégations nutritionnelles (« *bonne source de vitamine C* ») ou des allégations santé (« *réduit le risque cardiovasculaire* »).

Le tableau nutritionnel

Il n'est obligatoire que pour les aliments portant une allégation nutritionnelle mais on trouve aujourd'hui ce tableau sur la très grande majorité des aliments emballés. Les données sont exprimées le plus souvent pour 100 g (ou 100 ml) d'aliment et comportent :

- la valeur énergétique (en kilocalories et en kilojoules) ;
- les teneurs en protéines, glucides (sucres) et lipides (graisses) ; le type de graisses et de sucre est parfois détaillé ;
- accessoirement des informations sur la teneur en sodium, en vitamines et minéraux.

Si le produit comporte une allégation portant sur des vitamines ou sur des fibres ou des matières grasses, le tableau doit inclure ces éléments avec leur contribution aux apports journaliers recommandés (AJR). C'est le cas pour l'étiquette de la soupe « *source de fibres* » ci-dessous.

La liste des ingrédients

Cette liste donne des informations sur la quantité relative de chaque ingrédient, sur leur qualité, sur les additifs employés et vous renseigne par la même occasion sur un risque potentiel d'allergies alimentaires car l'industriel est tenu de signaler tout aliment pouvant avoir été en contact avec le produit.

Valeurs moyennes pour	100 ml de soupe reconstituée	1 tasse de 200 ml	% des RNJ** par portion
Valeur Énergétique	178 kJ 42 kcal	356 kJ 85 kcal	4 %
Protéines	0,8 g	1,5 g	3 %
Glucides dont sucres	6,0 g 0,6 g	11,9 g 1,2 g	4 % 1 %
Lipides dont saturés	1,7 g 0,9 g	3,4 g 1,8 g	5 % 9 %
Fibres	0,8 g	1,5 g	6 %
Sodium	0,27 g	0,53 g	22 %

1 tasse de **Moulinée 7 Légumes Verts** *c'est :*

Un apport énergétique de **85 kcal** *et* **1,7 %** *de* **M.G.**

6% de vos besoins quotidiens en fibres, pour un meilleur confort digestif.

Une teneur en sodium étudiée pour une saveur optimale. Il est conseillé de ne pas resaler.

** RNJ : repères nutritionnels journaliers pour un adulte avec un apport moyen de 2000 kcal. Ces valeurs et les portions peuvent varier selon l'âge, le sexe et l'activité physique.

LA QUANTITÉ RELATIVE DE CHAQUE INGRÉDIENT

La liste complète des ingrédients de l'aliment est présentée par **ordre décroissant de poids**. Elle renseigne donc sur le poids relatif de chaque ingrédient. Prenons un exemple, le Parmentier de canard Monoprix.

> *Ce que les étiquettes ne vous diront pas*
>
> - Les pourcentages précis de tous les ingrédients.
> - Les doses d'additifs présents.
> - Si l'aliment fait grimper la glycémie ou s'il diffuse son énergie lentement, information précieuse pour la santé qui ne peut être renseignée que par l'index glycémique*, et non par la distinction entre sucre et amidon.
> - La teneur en fibres.
> - La teneur en sel. Le plus souvent, c'est le sodium qui est indiqué car le sel étant chimiquement du chlorure de sodium, 400 mg de sodium sont moins effrayants qu'1 g de sel alors que c'est la même chose.

*Pour en savoir plus sur l'IG lire page 193

INGREDIENTS

Eau - viande de canard cuite 11% *(viande et gras de canard, graisse de canard, sel)* - pomme de terre déshydratée 10% *(pomme de terre 99%, émulsifiant : E471, antioxygène : E330, stabilisant : E450)* - oignon - graisse de canard - viande de poulet cuite *(viande de cou de poulet, sel)* - lait écrémé en poudre - crème fraîche - préparation pour sauce *[fond de canard (os, viande et graisse de canard, eau, sel), sel, extrait de levure, arômes naturels (dont blé), maltodextrine de blé, amidon de riz prégélatinisé]* - beurre - colorant : E150a - purée d'ail - sel - lait entier en poudre - sucre - persil 0,1% - arômes naturels - thym 0,01% - épices - curcuma.

Déjà, on est impressionné par le nombre d'ingrédients. Mais on constate surtout que l'eau est l'ingrédient principal ce qui signifie que ce hachis Parmentier est à base de purée mousseline, et ce à près de 90 % puisque le canard (viande + graisse) n'est présent, lui, qu'à hauteur de 11 %. Conclusion : vraisemblablement beaucoup de purée (liquide) dans ce produit et très peu de viande !

À retenir : plus la liste des ingrédients est courte, mieux c'est !

LA QUALITÉ DES INGRÉDIENTS

La liste renseigne aussi sur la qualité des ingrédients mis en œuvre : sucre de canne sirop de glucose-fructose ou sucre inverti, farine ou amidon modifié, beurre, huile végétale ou matière grasse végétale hydrogénée… Petit lexique pour y voir plus clair.

- **Le sucre** est le sucre de table que vous mettez dans votre café ou dans vos gâteaux. Il est extrait de la betterave ou de la canne à sucre. C'est du saccharose. Il contient 50 % de glucose et 50 % de fructose.
- **Le fructose** se trouve à l'état naturel dans les fruits et le miel mais il peut être produit à peu de frais à partir d'amidon de maïs, de blé ou de pomme de terre. Au niveau industriel, il permet, pour une même saveur sucrée de réduire la quantité totale de glucides et donc de diminuer l'apport énergétique. D'où son intérêt pour la biscuiterie et la pâtisserie industrielle. Contrairement au sucre, le fructose a l'avantage de ne pas augmenter la glycémie en revanche, il entraîne une augmentation des graisses (triglycérides) dans le sang, il favorise la prise de poids et la résistance à l'insuline.
- **Le glucose** a un faible pouvoir sucrant. Dans ce cas pourquoi les industriels y ont-ils recours ? Parce que c'est un bon agent de charge, c'est-à-dire qu'il permet d'augmenter le volume du produit sans lui apporter trop de calories. Seul hic : il fait monter en flèche la glycémie.
- **Le sirop de glucose** est un mélange de glucose seul et de chaînes de glucose. On le trouve dans la liste d'ingrédients de très nombreux produits. Moins cher que le sucre de table, il est obtenu à partir de la dégradation chimique plus ou moins poussée de l'amidon de blé, de maïs ou de pomme de terre. Les industriels y ont recours dans les sorbets, pour obtenir des textures plus dures, dans les céréales de petit déjeuner pour améliorer la texture et la conserva-

tion, dans les viennoiseries pour ajuster le goût sucré, dans les biscuits pour favoriser le brunissement ou améliorer la friabilité.

- **Le sirop de glucose-fructose** est un mélange de glucose et de fructose (maximum 42 %). Il est obtenu à partir du sirop de glucose. Il est utilisé par les industriels en raison de son faible coût par rapport au sucre de table et de ses avantages technologiques :
  - dans les sodas et les boissons aux fruits, il augmente la saveur sucrée et exhausse les arômes des fruits,
  - dans les glaces, il permet d'obtenir des textures plus souples et plus « cuillérables »,
  - dans les biscuits, il améliore la conservation et la texture en permettant de conserver le caractère moelleux et participe à la coloration (cuisson).
- **Le dextrose**, c'est l'autre nom du glucose. On le retrouve très souvent dans les charcuteries car il contribue à donner une couleur rose à la viande de porc plus appétissante que la couleur grise naturelle. On retrouve du dextrose également dans les yaourts, les biscuits apéro, les chips, etc.
- **Le sucre inverti** est un mélange de sirop de glucose et de sirop de fructose à concentration égale (50/50) qui affiche un pouvoir sucrant légèrement supérieur au fructose. Il évite la dessiccation des sirops, des pâtes, des fondants. Le sucre inverti peut également être utilisé en biscuiterie, pâtisserie, car il favorise la conservation du moelleux, la coloration des produits et augmente la saveur sucrée.
- **L'amidon** est issu de la pomme de terre, du maïs, du blé. Pour l'industriel, il est l'équivalent de la Maïzena que les cuisinières utilisent pour lier les sauces et alléger les gâteaux. L'amidon supportant mal les milieux acides et les températures élevées, il ne peut pas être utilisé dans toutes les préparations, notamment celles qui sont stérilisées ou pasteurisées. C'est pour cette raison que les fabricants ont recours à des amidons transformés ou modifiés, des amidons natifs qui ont subi divers traitements qui leur confèrent une plus grande stabilité. Ces amidons modifiés se comportent comme du glucose dans l'organisme.

- **La dextrine** est une substance gommeuse qui résulte de la transformation de l'amidon ou de la fécule de pomme de terre. Elle est utilisée comme stabilisant dans les entremets, flans, desserts et laits en conserve notamment.
- **La maltodextrine** est une substance composée de maltose (chaîne de deux glucoses) et de dextrine. Les maltodextrines sont utilisées dans l'industrie comme support d'arôme, agent de charge, pour améliorer la solubilité de certains ingrédients ou la texture des produits. On en trouve dans les chips, glaces, salades traiteur, biscuits, plats préparés, sauces…
- **Une huile végétale** est une huile raffinée composée d'une ou de plusieurs huiles en mélange (tournesol, colza, arachide, maïs, palme, coco…), mais pas d'huile d'olive.
- **Une huile végétale hydrogénée** est une huile qui a subi un traitement consistant à lui ajouter de l'hydrogène. Rien n'oblige un fabricant à préciser sur l'emballage si l'hydrogénation est partielle ou totale. Or cette information a son importance : lorsqu'elle est partielle, elle favorise la formation de graisses *trans* qui sont néfastes pour la santé cardiovasculaire.

• LES ADDITIFS

La liste d'ingrédients indique aussi la présence d'additifs reconnaissables à leur code particulier : E suivi de 3 chiffres. Par exemple : E 620 (acide glutamique).

Les additifs sont des substances ajoutées intentionnellement aux aliments dans le but, soit d'en améliorer la conservation,

Les grandes familles d'additifs

- E 100 : colorants
- E 200 : conservateurs
- E 300 : antioxydants ou antioxygènes
- E 400 : agents de texture
- E 500 : anti-agglomérants
- E 600 : exhausteurs de goût
- E 700 : agent de sapidité
- E 800 : arômes
- E 900 : édulcorants

LES ADDITIFS À ÉVITER EN CAS DE TERRAIN ALLERGIQUE

Les additifs de ce tableau peuvent entraîner des réactions allergiques diverses.

E 102	Tartrazine	Colorant	Boissons, merguez, gâteaux, bonbons ou enrobages de sucreries
E 104	Jaune de quinoléine	Colorant	Sodas, confiseries, confitures, boissons alcoolisées
E 120	Rouge carmin	Colorant	Charcuteries
E 132	Indigotine	Colorant	Confiseries et glaces
E 210 à E 213	Acide benzoïque et dérivés	Conservateurs	Boissons aromatisées, confitures allégées, fruits confits, condiments…
E 220	Additifs soufrés, sulfites	Conservateurs	Fruits secs, crevettes fraîches, vin
E 202	Sorbate de potassium	Conservateurs	Fruits secs
E 1105	Lysozyme	Conservateurs	Fromages à pâte cuite pressée et à pâte molle stabilisée
E 621	Glutamate	Exhausteur de goût	Soupes en sachet, cuisine asiatique…

la couleur, le goût, l'aspect, soit de faciliter la fabrication de l'aliment sans remplir aucune fonction dans l'aliment. Par exemple : la lécithine de soja que l'on trouve dans le chocolat ou les margarines est un émulsifiant. Elle sert à mélanger une matière grasse avec de l'eau.

Avant d'être utilisés dans l'industrie agroalimentaire, les additifs font l'objet de tests toxicologiques qui permettent de dire dans quels produits ils peuvent être incorporés et à quelle dose (en fonction de la Dose Journalière Admissible ou DJA).

Parmi les additifs, certains sont d'origine naturelle comme le E 302 (une forme de vitamine C), d'autres sont issus de la chimie. Certains additifs peuvent provoquer des allergies ou des réactions chez des personnes sensibles comme le E 212 (benzoate de sodium), un conser-

LES ADDITIFS À CONSOMMER AVEC MODÉRATION EN CAS DE RISQUE DE CANCER

Les additifs de ce tableau sont soupçonnés, sur la base d'études expérimentales parfois contradictoires de favoriser des cancers chez l'animal. Mieux vaut par précaution en limiter la consommation.

E 104	Jaune de quinoléine	Colorant	Sodas, confiseries, confitures, boissons alcoolisées
E 950	Acésulfame K	Édulcorant	Produits allégés, confiseries
E 951	Aspartame	Édulcorant	Produits allégés, confiserie
E 123	Amarante	Colorant	Vins apéritifs, spiritueux, œufs de poisson
E 124	Rouge Ponceau 4R / rouge cochenille	Colorant	Pâtisseries fraîches ou sèches, entremets, fruits au sirop, confiseries, chorizo
E127	Erythrosine	Colorant	Cerises pour cocktail, confites ou bigarreaux au sirop
E 128	Rouge 2G	Colorant	Saucisses et viandes pour hamburger
E129	Rouge « allura »	Colorant	Sodas, apéritifs, saucisses et viandes pour hamburger
E151	Noir brillant BN	Colorant	Harengs fumés
E 110	Jaune orangé sunset	Colorant	Confiseries, sirops, conserves, confitures, pâtisseries
E 122	Azorubine/carmoisine	Colorant	Charcuteries
E 249 à E 251	Nitrites	Conservateurs	Charcuteries, viandes industrielles
E 214 à E 219	Parabens	Conservateurs	Charcuteries industrielles, pâtes à tarte, biscuits apéritifs et confiseries
E 320	BHA	Antioxydant	Plats cuisinés, chewing-gum
E 310	Gallate de propyle	Antioxydant	Boissons pour sportifs, confiseries, céréales de petit déjeuner, crèmes desserts, yaourt aux fruits…

LES ADDITIFS À CONSOMMER AVEC MODÉRATION EN CAS DE TROUBLES DIGESTIFS

À dose élevée, les additifs de ce tableau provoquent des troubles digestifs mineurs.

E 966	Lactitol	Édulcorant	Confiseries
E 420	Sorbitol	Édulcorant	Confiseries
E 421	Mannitol	Édulcorant	Confiseries
E 967	Xylitol	Édulcorant	Confiseries
E 1200	Polydextrose	Agent de charge et de texture	Gâteaux, confiseries, crèmes desserts…

vateur. Sachez que la plupart des additifs sont interdits dans les aliments pour bébés (colorants, édulcorants notamment) ainsi que dans les produits issus de l'agriculture biologique.

Concernant les arômes, on trouve deux cas de figure :

- arôme naturel de X (fraise, vanille…) signifie que l'arôme utilisé contient au moins 90 % de la source mentionnée, les 10 % restant provenant de produits naturels extraits chimiquement ;
- arôme naturel goût X (fraise, vanille…) signifie que l'arôme a pu être élaboré chimiquement, sans aucun apport de la source « X ».

Les allégations nutritionnelles

« *Riche en vitamine C* », « *Source de fibres* », « *Allégé en matières grasses* »… les allégations nutritionnelles sont de plus en plus nombreuses. Comment s'y retrouver dans cette jungle ? Revue de détail.

Une allégation quantitative suggère qu'un aliment possède des propriétés bénéfiques particulières de par l'énergie, les nutriments ou d'autres substances qu'il renferme ou qu'il renferme en faible proportion ou encore dont il est exempt. L'emballage doit alors comporter obligatoirement un tableau nutritionnel faisant figurer l'élément sur lequel repose l'allégation.

SI L'ALLÉGATION DIT	CELA SIGNIFIE :
Pauvre/faible en calorie/énergie	moins de 40 kcal pour 100 g d'aliment solide
Source de fibres	au moins 3 g pour 100 g ou 1,5 g pour 100 kcal
Source de protéines	au moins 12 % des calories proviennent des protéines
Riche en protéines	au moins 20 % des calories proviennent des protéines
Sources de vitamines/ minéraux	au moins 15 % des AJR pour 100 g
À teneur garantie en vitamines	entre 80 et 200 % de la teneur en vitamines de la matière première
Riche en vitamines/ minéraux	au moins 30 % des AJR pour 100 g
Source d'acides gras oméga-3	au moins 15 % de l'ANC pour 100 g
Sans sucre(s)	moins de 0,5 g de sucre par 100 g

Une allégation **comparative** positionne le produit par rapport à d'autres de la même catégorie ou par rapport à un « produit de référence » dit classique.

SI L'ALLÉGATION DIT	CELA SIGNIFIE :
Allégé en..., Light Ex : compote allégée en sucre	au moins 30 % en moins 30 % de sucre en moins par rapport à une compote classique
Allégé en graisses	au moins 30 % de graisses en moins par rapport à un produit similaire
Sans matières grasses	moins de 0,5 g pour 100 g
Enrichi en...	au moins 30 % en plus
Teneur réduite en sel	au moins 25 % en moins

Les allégations qualitatives

Ces allégations sont liées à l'origine, la nature, la composition, la production, et la transformation des produits. Celles-ci sont soumises à une réglementation stricte :

- **Naturel :** désigne un produit tel qu'on le trouve dans la nature, c'est-à-dire non traité, sans additif.
- **Frais :** utilisé pour un produit présentant au moment de la vente les caractéristiques gustatives et hygiéniques qu'il présentait au moment de sa production. Le produit ne

doit pas avoir subi de traitement (hors réfrigération, pasteurisation et conservation sous vide) et comporter une date limite de consommation inférieure à 30 jours.

- **Pur :** le produit est composé d'un seul élément.
- **Artisanal :** produit par un fabricant qualifié d'« artisan » selon la réglementation.
- **À l'ancienne, traditionnel :** fabriqué selon des usages anciens répertoriés, selon des recettes traditionnelles sur le plan des dénominations et de la composition, et sans additif.
- **Fermier :** produit préparé à la ferme, à petite échelle sous certaines conditions et selon des techniques traditionnelles.
- **Sans colorant, sans additif :** alors que les additifs et les colorants sont autorisés pour ce produit, le fabricant a décidé de ne pas en utiliser. Certains fabricants mettent aussi la mention « *Sans colorants ni conservateurs conformément à la législation en vigueur* » : le produit n'a alors aucun avantage spécifique, puisque c'est le mode de fabrication qui l'impose.

Les allégations santé

Elles informent des effets bénéfiques éventuels de la consommation d'un aliment. En France et dans l'UE, les allégations qui précisent qu'un produit ou l'un de ses ingrédients permet de prévenir, traiter ou guérir une maladie sont interdites. En revanche il est possible de mettre en avant qu'un aliment ou un de ses ingrédients améliore le fonctionnement d'un organe ou d'une fonction du corps. Ces allégations dites fonctionnelles sont autorisées. Par exemple il est possible d'écrire sur l'emballage « *le calcium améliore la densité osseuse* » mais il est interdit d'affirmer « *le calcium prévient l'ostéoporose* ».

Les industriels trouvent néanmoins toujours des pirouettes pour nous suggérer, sans se faire taper sur les doigts, que leur produit a des bénéfices santé. Les messages concernant l'amaigrissement ou le contrôle du poids sont interdits. Or de nombreuses marques utilisent des slogans subliminaux du style « *Votre capital minceur* ».

LES ALLÉGATIONS ENREGISTRÉES

NUTRIMENT PRÉSENT	FONCTION POUVANT ÊTRE ALLÉGUÉE
Acide folique (ou vitamine B9)	Division/multiplication cellulaire
Calcium	Capital osseux
Magnésium	Fonction nerf-muscle
Fer	Hémoglobine, oxygène, globule rouge
Zinc	Multiplication cellulaire ou synthèse de l'ADN
Vitamine A	Vision, intégrité des tissus
Vitamines B1, B2, B3 ou PP, B6	Utilisation des nutriments dans le métabolisme
Vitamine C	Constitution des tissus Absorption du fer
Vitamine D	Construction osseuse Favorise l'absorption du calcium
Vitamine E	Protection des graisses contre l'oxydation
Iode	Synthèse des hormones thyroïdiennes
Fluor	Solidité de l'émail ou des dents

Seules les allégations prouvées scientifiquement sont autorisées. La Commission Européenne a défini une liste précise des allégations bien établies qui peuvent être utilisées. Pour toute nouvelle allégation, le fabricant doit soumettre un dossier scientifique auprès des autorités sanitaires européennes.

Étiquettes : 6 pièges à éviter, 6 bons réflexes pour choisir

1 • Sachez où sont vos priorités

Comment choisir entre des aliments similaires ? Lisez l'étiquette et privilégiez les points suivants dans l'ordre.

1 • Celui qui est fabriqué avec des ingrédients « naturels » (farine plutôt qu'amidon modifié, œufs plutôt que jaunes d'œuf ou blancs en poudre, lait entier plutôt que lait en poudre ou protéines de lait, sucre plutôt que sirop de glucose, etc.)

2 • Celui dont la liste d'ingrédients est la plus courte (celui qui a le moins de colorants, d'arômes, de stabilisants, de gélifiants…)

3 • Celui qui contient le moins de sucre ajouté (saccharose, glucose, fructose, sucre inverti, sirop de glucose-fructose…)
4 • Celui dont les graisses sont de meilleure qualité : olive ou colza de préférence
5 • Le moins calorique
6 • Celui qui contient le plus de fibres (céréales complètes plutôt que raffinées, teneur en fruits ou en légumes plus élevée)
7 • Celui qui ne renferme pas les additifs que vous voulez éviter

2 • Repérez la position des ingrédients dans la liste

La position de l'ingrédient dans la liste est importante. On trouve ainsi quasiment dans tous les produits du sirop de glucose-fructose. Repérez-le sur l'étiquette : s'il est numéro 2 dans le produit A, préférez le produit B dans lequel il est numéro 7.

3 • Mais ne vous laissez pas abuser !

Puisque l'ingrédient principal doit apparaître en premier, la tentation est forte pour l'industriel de modifier la composition du produit pour que le premier ingrédient paraisse meilleur pour la santé que le deuxième. Ainsi, dans le cas d'un gâteau où le premier ingrédient serait le sucre, le fa-

Diviser la liste pour brouiller les pistes

Les industriels peuvent brouiller les pistes en séparant la liste d'ingrédients en groupes. Prenons l'exemple de ce moelleux à la fraise.
Biscuit moelleux 50 % :
farine de blé, œufs, sucre, stabilisant : glycérol, matière grasse végétale, lait écrémé en poudre, sel, cacao maigre en poudre
Fourrage à la fraise 50 % :
sirop de glucose-fructose, pulpe de fruits 12 % (purée de fraise, purée de pomme, jus de fraise concentré)
Avec une telle présentation, le consommateur a vite fait de confondre « fraise 50 % » et « fourrage à la fraise 50 % », ce qui nutritionnellement fait une sacrée différence !

bricant peut remplacer une partie du sucre par du sirop de glucose-fructose. Résultat : la farine apparaît en premier. Pour se faire une idée de la teneur en sucre d'un tel produit, il faudrait donc repérer dans la liste tous les sucres présents : sucre, sirop de glucose-fructose, dextrose, maltodextrine, miel, fructose, lactose, etc.

4 • Gare aux produits allégés

Pour remplacer les graisses souvent retirées de ces produits, les industriels n'hésitent pas à avoir recours à de multiples additifs et ingrédients divers comme des amidons qui donnent de la consistance aux produits mais sont parfois encore moins bons pour la ligne que les graisses qu'ils remplacent !

5 • Attention aux fausses bonnes propriétés...

L'ajout de vitamines ou de minéraux est aberrant quand le produit est visiblement mauvais pour la santé, par exemple trop sucré. Attention donc aux précisions qui détournent l'attention des mauvaises qualités d'un produit, ou qui, pour consommer du magnésium, vous font avaler plus de calories.

6 • Vitamines et minéraux : oui, mais...

Certains aliments enrichis en vitamines et ou minéraux peuvent être intéressants. Mais ce n'est pas toujours le cas :

- vitamine D : les aliments enrichis en vitamine D en apportent des quantités infimes, sans aucun intérêt pour la santé. Inutile ;
- fer : de nombreux aliments (notamment céréales du petit déjeuner) sont enrichis en fer. Ce fer est susceptible de réagir avec d'autres nutriments et d'endommager cellules et tissus. Mieux vaut donner à un enfant un aliment qui contient naturellement du fer comme la viande ou le poisson. Quant aux hommes mais aussi aux femmes ménopausées, le fer des aliments enrichis est inutile car les besoins sont faibles et couverts par l'alimentation normale.

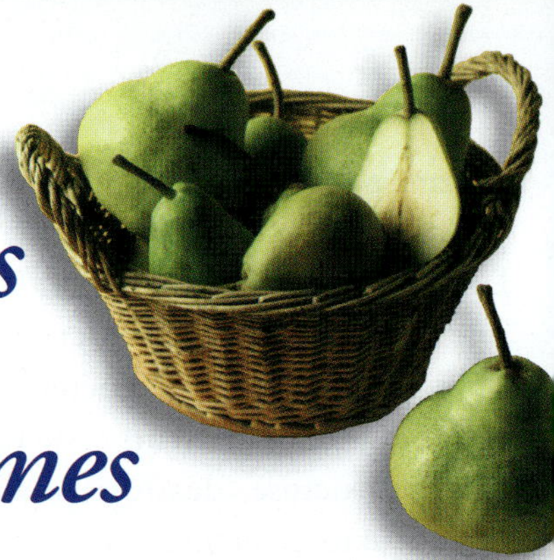

6 bonnes raisons de manger des fruits et légumes

Feuille, racine, tubercule, bulbe, fruit, tige... les fruits et légumes apportent une grande variété à nos menus. Ils offrent une multitude de couleurs et de saveurs pour le plaisir des yeux, des papilles et sont favorables à la santé. Ils sont incontournables…

1 • Parce que votre corps le demande

Pendant des millions d'années, nos ancêtres se sont nourris de végétaux. Nous sommes donc génétiquement faits pour manger chaque jour des quantités significatives de fruits et de légumes, ne serait-ce que parce qu'ils nous procurent la vitamine C que nous ne savons plus fabriquer et le potassium dont nous manquons tous. Enfin parce qu'ils sont notre principale source de fibres qui favorisent la bonne flore intestinale si importante pour la santé.

2 • Parce qu'ils vous font paraître plus jeune !

Les personnes qui mangent le plus de fruits et de légumes ont une peau de meilleure qualité et moins de rides que celles qui en mangent peu. En effet ces aliments contiennent des dizaines de substances qui stimulent le collagène, aident l'hydratation, et protègent des rayons du soleil.

3 • Parce qu'ils vous rassasient plus vite

Une salade en début de repas, une soupe en début de dîner : en accordant la meilleure place aux fruits et légumes, vous avalez moins de calories. Ceci a été vérifié dans des dizaines d'études sur des volontaires. C'est tout bénéfice pour la ligne et pour le vieillissement, puisque l'ecxès de calories fait vieillir plus vite.

4 • Parce qu'ils préviennent les maladies de civilisation

Plus de fruits et de légumes, c'est moins de risque de maladies et de troubles de civilisation : constipation, obésité, diabète, mais aussi maladies cardiovasculaires et certains cancers, maladies de l'œil (cataracte et dégénérescence maculaire liée à l'âge), ostéoporose... (voir tableau page suivante)

5 • Parce qu'ils aident vos enfants à l'école

Une étude sur un million d'écoliers newyorkais a trouvé que lorsqu'on leur sert des repas avec plus de fruits de légumes et moins de sucre, les résultats scolaires sont améliorés en moyenne de 15 %. Un tel régime apporte des vitamines et d'autres substances qui aident le cerveau à mieux fonctionner.

6 • Parce que quand vous en mangez, vous ne mangez pas d'aliments industriels

Un aliment chasse l'autre : l'estomac n'étant pas extensible, si vous mangez copieusement des fruits et légumes, il y aura moins de place pour des aliments moins intéressants sur le plan nutritionnel comme les pizzas, pâtes, pommes de terre, plats préparés, glaces. Mais attention, cela marche dans les deux sens ! Si vous avalez une pizza, moins de place ensuite pour les fruits !

Les maladies que vous pouvez espérer prévenir en mangeant des fruits et légumes

MALADIES OU TROUBLES	QUE FAUT-IL MANGER	RÉSULTAT	EN VEDETTE
Hypertension	8 à 9 portions par jour	Diminution significative de la pression artérielle	Abricot, tomate, raisin, figue, tomate, avocat, kiwi, orange, épinard, pruneau…
Maladies cardiovasculaires	Entre 5 et 10 portions par jour	Risque réduit de 15 à 30 %	Tous
Accidents vasculaires cérébraux	Au moins 8 portions	Risque réduit de 30 %	Tous
Diabète de type II (adulte)	Au moins 5 portions	Risque réduit de 20 %	Laitue, chou frisé, épinard, pomme, banane, orange, pastèque…
Cancers (bouche, larynx, œsophage, estomac, colo-rectum)	Au moins 5 portions	Risque réduit de 15 à 30 %	Légumes crucifères (chou, chou-fleur, brocoli etc…)
Ostéoporose	Au moins 5 portions	Prévention des fractures Stabilisation de l'os et/ou reminéralisation	Légumes crucifères, fenouil, artichaut, céleri, orange, pruneau, oignon, salade, aromates
Cataractes Dégénérescence maculaire liée à l'âge	Au moins 6 portions	Risque réduit de 30 à 40 % Diminution de la perte de vision ou stabilisation	Maïs, épinard, laitue, brocoli, petits pois
Hypertrophie de la prostate	Au moins 5 portions	Risque réduit de 10 à 20 %	Agrumes, haricots verts, petits pois, choux, maïs, champignons, ignames, épinards crus et cuits, salades, ail, oignon, tomate

Quels fruits et légumes manger ?

Les fruits et légumes apportent des dizaines de composés intéressants pour la santé, en particulier une famille très étendue appelée **polyphénols**. Un Européen consommerait environ 1 000 mg de polyphénols par jour. Il existe une grande variété de polyphénols et tous sont utiles au bon fonctionnement de l'organisme. Il y a dans les fruits et légumes d'autres familles de composés intéressantes comme les **caroténoïdes**, qui sont des pigments jaune-orange, ou encore les composés organosulfurés. Comment s'assurer de n'en pas manquer ? En mangeant **5 à 12 portions** de fruits, légumes, légumes secs par jour, en variant les couleurs (lire page 42). Cependant, si vous ne mangez pas une grande variété de fruits et légumes, nous avons élaboré pour vous des listes de course et des fréquences de consommation a minima, de manière à vous assurer de recevoir chaque semaine sans vous ruiner la gamme variée des composés végétaux protecteurs.

Crus ou cuits ?

Les deux. Les légumes et fruits crus apportent plus de vitamines et de minéraux et conservent aux légumes crucifères une classe de composés anti-cancer détruits par la chaleur (la choucroute garde ses substances anticancer à condition d'être crue, lactofermentée). Comme ils sont fermes, on les mâche plus longtemps, ce qui est tout bon pour la satiété et la ligne. Mais ils peuvent être délicats à digérer. Les légumes et fruits cuits seront plus digestes. Quant aux caroténoïdes (dans la tomate, la carotte, les épinards, l'abricot…) la cuisson les rend plus assimilables. Privilégiez malgré tout les cuissons courtes.

Frais, en conserve ou surgelés ?

Il est préférable de manger des végétaux frais, mais conserves et surgelés permettent de consommer des fruits et des légumes hors saison. La surgélation préserve un peu plus les vitamines que les conserves, mais, comme pour les conserves, elle élimine les composés anti-cancer des légumes crucifères. Mieux vaut donc acheter frais brocoli, choux, etc.

Quels fruits et légumes acheter bio ?

En agriculture biologique, l'utilisation de produits chimiques de synthèse et des OGM (Organisme Génétiquement Modifié) est interdite. Ce type d'agriculture s'appuie sur différents principes tels que :

- la fertilisation des sols par des méthodes naturelles comme le recyclage des matières organiques (compost, fumier issus de la ferme...) et la rotation des cultures ;
- la protection des cultures par des techniques naturelles (utilisation de coccinelles pour débarrasser les plantes des pucerons par exemple) ;
- le respect du confort et du bien-être des animaux qui disposent, dans les élevages, d'un espace suffisant et d'un accès au plein air. Ils sont nourris avec des aliments biologiques et les médecines douces sont privilégiées (homéopathie, phytothérapie...).

Mais les produits bio sont-ils nutritionnellement plus intéressants que les produits issus de l'agriculture conventionnelle ?

Plusieurs études ont montré que les fruits et légumes bio peuvent afficher des teneurs légèrement plus élevées en vitamine C, oligo-éléments et antioxydants (polyphénols). La raison ? En l'absence de

LES FRUITS ET LÉGUMES LES PLUS CONTAMINÉS		LES FRUITS ET LÉGUMES LES MOINS CONTAMINÉS	
FRUITS	LÉGUMES	FRUITS	LÉGUMES
Fraise	Carotte	Ananas	Aubergine
Mandarine	Céleri	Kiwi	Avocat
Nectarine	Chou frisé	Mangue	Brocoli
Orange	Epinard	Papaye	Maïs doux
Pêche	Poivron	Pastèque	Oignon
Poire	Persil		Patate douce
Pomme	Salades		Petit pois
Raisin			Tomate

pesticides, les plantes sont obligées de se défendre « seules ». Elles produisent donc davantage d'antioxydants pour mieux résister contre les agressions (microorganismes, insectes). Mais d'autres études ont conclu que la qualité nutritionnelle des fruits et légumes dépendait davantage de la variété cultivée que du mode de production. Alors...

Alors peu importe dirons-nous car c'est surtout l'absence de pesticides (herbicides, fongicides, insecticides) qui fait tout l'intérêt des produits bio. En mangeant bio, non seulement on encourage une agriculture respectueuse de l'environnement mais on réduit aussi de manière significative son exposition aux pesticides. L'ennui, c'est que les aliments bio sont en moyenne 20 à 30 % plus chers que ceux issus de l'agriculture conventionnelle. Alors que faire ? Acheter bio seulement quand l'avantage sur le conventionnel est bel et bien réel. Par exemple, acheter bio les fruits et légumes qui ont le plus de risques d'être contaminés par les pesticides (voir tableau ci-contre).

Frais, secs ou séchés ?

On a tendance à appeler communément « fruits secs »... tous les fruits qui ne sont pas frais ! Or il faut faire la distinction entre deux grandes types de fruits secs.

- **Les fruits séchés :** abricots, pruneaux, bananes, raisins, dattes...

Ayant été déshydratés, les fruits séchés ont bien évidemment une teneur en eau très abaissée par rapport à celle des fruits frais : elle varie entre 20 et 30 % (au lieu de 80 à 90 % pour les fruits frais) et c'est ce qui garantit leur conservation. Ils sont, de ce fait, riches en sucres (65 % en moyenne) et très énergétiques : 3 à 5 fois plus caloriques que les fruits frais dont ils dérivent. Par exemple, un abricot frais qui apporte 47 calories en apporte 266 lorsqu'il est séché.

Le taux de protéines augmente aussi, pour parvenir entre 2 et 5 % (au lieu de 0,5 à 1 % dans les fruits frais).

Les graisses ne dépassent guère 1 % (elles sont déjà très peu abondantes dans les fruits frais).

La richesse des fruits séchés en substances minérales et en oligo-éléments est tout à fait remarquable, puisque l'apport total se situe aux alentours de 2 à 3 g aux 100 g (4 à 5 fois supérieur à celui des fruits frais). L'abricot séché est particulièrement riche en potassium et en fer et la banane séchée, en potassium et magnésium. La datte sèche et surtout la figue séchée sont très riches en calcium. Les vitamines s'y retrouvent également à des taux très intéressants. Par exemple, le bêta-carotène est parfaitement préservé, en particulier dans l'abricot séché qui constitue une des meilleures sources alimentaires de bêta-carotène. Les vitamines du groupe B sont 2 à 3 fois plus abondantes que dans les fruits frais sauf la vitamine B1 dans l'abricot, quand celui-ci est traité par l'anhydride sulfureux (sulfites), un conservateur qui inactive la vitamine B1. En revanche, la vitamine C est détruite à 90 % par le séchage. Les fruits séchés ne peuvent donc pas totalement remplacer les fruits frais qui, eux, sont sources de vitamine C.

Enfin, la teneur en fibres des fruits séchés est aussi considérablement augmentée par rapport à celle des fruits frais.

Bons pour le transit

Les fruits secs ont un effet laxatif du fait de leur richesse en fibres, avec une mention spéciale pour le pruneau. 100 g de pruneau couvrent un peu moins de la moitié des apports conseillés en fibres. Le pruneau renferme aussi des quantités élevées de sorbitol, un sucre-alcool qui n'est que partiellement absorbé, stimulant les contractions de l'intestin. Les propriétés laxatives du pruneau sont connues depuis longtemps. Dans *Le Malade imaginaire* (Molière), Toinette déguisée en médecin interroge son maître Argan sur ce qui lui a été prescrit :

Toinette : *Que vous ordonne votre médecin pour votre nourriture ?*

Argan : (…) *Le soir de petits pruneaux pour lâcher le ventre.*

TABLEAU DE COMPOSITION MOYENNE DE QUELQUES FRUITS SÉCHÉS (POUR 100 G)

	ABRICOT SEC	BANANE SÉCHÉE	DATTE SÈCHE	RAISIN SEC	FIGUE SÉCHÉE
Calories	266	273	287	280	250
Glucides	60.7 g	63 g	69 g	66.5 g	55.6 g
Protéines	4.8 g	3 g	2.5 g	2.5 g	3.7 g
Lipides	0.5 g	1 g	0.1 g	0.5 g	1.4 g
Fibres	8.6 g	5.5 g	7.1 g	6.5 g	**11 g**
Calcium	55 mg	20 mg	62 mg	40 mg	**160 mg**
Potassium	**1520 mg**	1150 mg	677 mg	783 mg	770 mg
Magnésium	52 mg	**90 mg**	58 mg	31 mg	62 mg
Fer	**5.2 mg**	1.3 mg	3 mg	2.4 mg	2.5 mg
Bêta-carotène	**4.7 mg**	0.15 mg	0.03 mg	0.03 mg	0.08 mg

Source : Aprifel.

Achetez les fruits séchés bio de préférence car ils ne contiennent pas de sulfites, agents conservateurs antibrunissement qui sont responsables d'allergies dont certaines formes d'asthme. Il suffit de comparer leur aspect et pour s'aperçevoir que l'abricot sec non bio a effectivement subit un léger traitement !

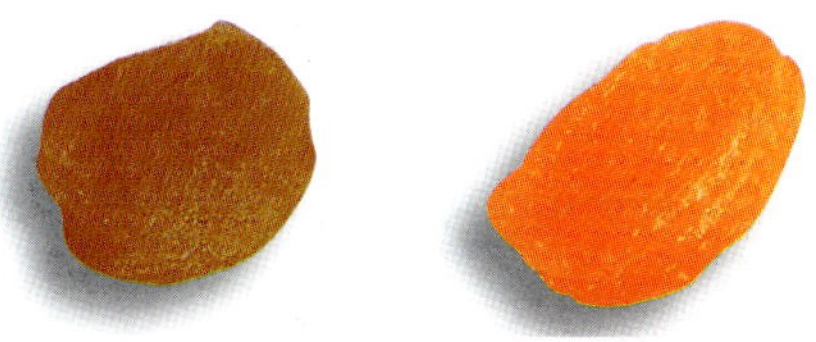

Abricot sec bio Abricot conventionnel

- **Les fruits oléagineux (c'est-à-dire qui donnent de l'huile) :** amandes, noisettes, pignons, pistaches, noix de pécan...

Ils sont riches en lipides (60 % de graisses dans les noix et noisettes sèches). Ce sont également d'excellentes sources de minéraux, de fibres et de vitamine E.

Les oléagineux font-ils grossir ?

« Des oléagineux, d'accord, mais... ma ligne ? » Voilà le frein majeur à une consommation plus répandue de ces aliments pourtant intéressants. De fait, les oléagineux apportent des calories ! La bonne nouvelle, c'est que nous compensons efficacement ce surplus de calories en diminuant la quantité d'autres aliments. Au final, tout s'équilibre. Une étude américaine a même trouvé que les femmes qui consomment chaque jour 40 amandes ne prennent pas plus de poids que celles qui n'en consomment pas.

En pratique

On peut donc conseiller :

- 3 fruits frais par jour (dont au moins 2 crus)

+

- 20 à 40 g de fruits séchés ou oléagineux par jour.

Les règles d'étiquetage des fruits et légumes au détail

En supermarché, les fruits et légumes frais non transformés peuvent être soumis à deux normes.

Une norme générale pour la plupart des fruits et légumes.

Doivent être indiqués obligatoirement :

- la nature du produit (pomme, poire, etc.) en toutes lettres,
- le nom complet du pays d'origine (France, Espagne, etc.),
- le prix au poids ou à la pièce.

Les mentions « import » ou « pays » sont interdites. La seule dérogation concerne les bananes pour lesquelles on peut indiquer la zone de production (Afrique, Amérique Centrale...).

En revanche mentionner la catégorie est facultatif.

Une norme spécifique pour les agrumes (sauf lime, kumquat et pomelos), la fraise, le kiwi, la pomme, la pêche/nectarine, la poire, le raisin, le poivron, la salade et la tomate.

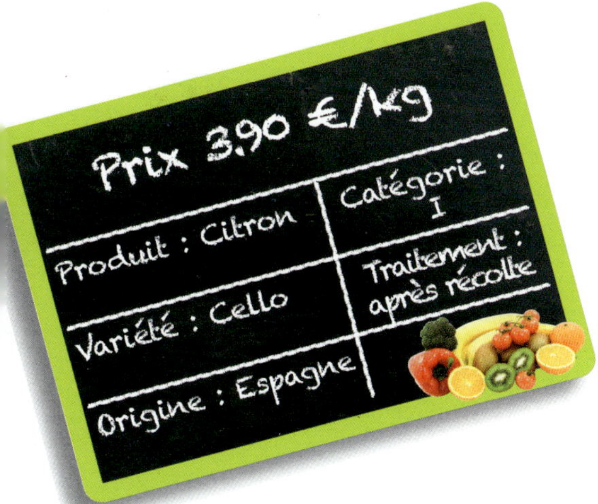

Pour ces fruits et légumes, contrairement à ceux qui sont soumis à la norme générale, la catégorie doit impérativement être précisée :

- catégorie Extra (qualité supérieure) si le produit est quasiment exempt de défauts ;
- catégorie I (bonne qualité) s'ils présentent de légers défauts ;
- catégorie II (qualité marchande) où certains défauts plus importants sont admis.

La mention « traitement après récolte » et le calibre ne sont obligatoires que pour la pomme de terre.

Le goûter, c'est l'acheter !

Vous êtes dans votre supermarché, des fraises sont présentées en vrac et avant d'acheter, vous décidez de goûter pour savoir si elles sont bonnes. Eh bien sachez que vous n'en avez pas le droit ! Quiconque goûte une denrée alimentaire (fraise, raisin, carotte, etc.) sans que cette dégustation lui ait été proposée par un employé commet un vol.

En revanche, le fait d'ouvrir un paquet de gâteaux, de le conserver et de le payer au passage en caisse n'est pas punissable.

À la belle saison

LÉGUMES	FRÉQUENCE	CONSEILS
Laitue	Au moins 4 fois par semaine. **Pleine saison** : avril à septembre	**Choisir** : feuilles vigoureuses et bien vertes, base blanche Achetez bio si possible **Conserver** : 1-2 jours au réfrigérateur, feuilles entières, lavées et essorées dans un sachet ou une boîte hermétique
Tomate	Au moins 4 fois par semaine. **Pleine saison** : mai à septembre	**Choisir** : peau lisse et brillante, odeur typée Privilégier les semences anciennes aux variétés hybrides (OGM) **Conserver** : 3-4 jours à l'air ambiant
Courgette	Au moins 3 fois par semaine. **Pleine saison** : mai à septembre	**Choisir** : Lisse et ferme, vert sombre **Conserver** : 4-5 jours dans un endroit sec et frais
Aubergine	Au moins 3 fois par semaine. **Pleine saison** : juin à septembre	**Choisir** : Peau lisse et brillante **Conserver** : 5 jours bac à légumes du réfrigérateur
Brocoli	Au moins 3 fois par semaine. **Pleine saison** : juin à novembre	**Choisir** : boutons serrés et fins, vert foncé À consommer peu cuits ou crus **Conserver** : 4-5 jours dans le bac à légumes du réfrigérateur dans un film alimentaire Congélation : blanchir 5 mn à l'eau bouillante mais éviter les surgelés car moins de composés actifs
Artichaut	Au moins 2 fois par semaine. **Pleine saison** : avril à septembre	**Choisir** : feuilles bien serrées et couleur uniforme, tige humide **Conserver** : 4-5 jours dans le bac à légumes du réfrigérateur, cru avec la queue Manger les « violets » crus comme dans le Midi
Haricot vert	Au moins 1 fois par semaine. **Pleine saison** : juin à septembre	**Choisir** : gousse fine, longue et ferme **Conserver** : 2-3 jours dans le bac à légumes du réfrigérateur
Radis rouge et rose	Au moins 2 fois par semaine. **Pleine saison** : mars à juin	**Choisir** : bien formés, fanes bien fraîches et vertes **Conserver** : 4-5 jours au réfrigérateur, coupés en tranches, dans un linge légèrement humide

À la saison froide

LÉGUMES	FRÉQUENCE	CONSEILS
Chou-fleur (chou pommé, chou de Bruxelles et autres crucifères selon disponibilité)	Au moins 2 fois par semaine. **Pleine saison** : septembre à avril	**Choisir** : dense et lourd, feuilles vert pâle, florettes bien blanches et régulières, grain fin et serré **Conserver** : 3 jours dans le bac à légumes du réfrigérateur, lavé et divisé en bouquets, dans une boîte hermétique Éviter les surgelés. À consommer peu cuits ou crus
Potiron (ou citrouille)	Au moins 1 fois par semaine. **Pleine saison** : septembre à décembre	**Choisir** : ferme et lourd, pédoncule présent ou tranche nette, belle couleur orange **Conserver** : 3-4 semaines, entier, dans un endroit sec et frais ou 2 jours au réfrigérateur, en tranches, filmé
Carotte	Au moins 1 fois par semaine. **Pleine saison** : septembre à mars	**Choisir** : couleur intense, brillante, fanes vertes et vigoureuses Acheter bio si possible **Conserver** : 5 jours dans un endroit frais ou 8 jours dans le bac à légumes du réfrigérateur
Épinard	Au moins 1 fois par semaine. **Pleine saison** : octobre à mai	**Choisir** : vert franc, feuilles charnues et lisses, bio si possible **Conserver** : 1 jour à l'air ambiant ou 2 jours dans le bac à légumes du réfrigérateur
Poireaux	**Pleine saison** : septembre à avril	**Choisir** : feuilles bien vertes, racines renflées **Conserver** : 2-3 jours à l'air ambiant ou 8 jours dans le bac à légumes du réfrigérateur
Mâche (chicorée et autres variétés de salades)	Au moins 3 fois par semaine. **Pleine saison** : septembre à mai	**Choisir** : feuilles bien vertes, luisantes **Conserver** : plusieurs jours dans le bac à légumes du réfrigérateur
Olives	Au moins 1 fois par semaine	Dessaler avant de consommer
Ail, oignons, aromates, épices	Chaque jour. **Pleine saison** : toute l'année	**Choisir** : l'ail avec une tête bien renflée et ferme, l'oignon avec un bulbe ferme et net **Conserver** : l'ail 6 mois, endroit sec et sombre, l'oignon 1-2 mois, endroit sec Parmi les épices, privilégier le curcurma

À la belle saison

FRUITS	FRÉQUENCE	CONSEILS
Pêche	Au moins 3 fois par semaine. **Pleine saison :** juin à septembre	**Choisir :** parfumée, souple au toucher Privilégier les pêches jaunes. Acheter bio si possible **Conserver :** 1-2 jours à l'air ambiant ou 3-4 jours dans le bac à légumes du réfrigérateur
Abricot	Au moins 3 fois par semaine. **Pleine saison :** juin à juillet	**Choisir :** charnu, bien parfumé, souple au toucher, coloré **Conserver :** 4-5 jours à l'air ambiant ou 7-8 jours dans le bac à légumes du réfrigérateur, selon les variétés
Prune	Au moins 3 fois par semaine. **Pleine saison :** juillet à septembre	**Choisir :** charnue, souple au toucher **Conserver :** 2-3 jours à l'air ambiant ou 6-10 jours dans le bac à légumes du réfrigérateur
Raisin frais selon disponibilité	Au moins 3 fois par semaine. **Pleine saison :** août à novembre	**Choisir :** grains fermes et peu serrés, couleur uniforme Acheter bio si possible **Conserver :** 3-4 jours à l'air ambiant ou 5 jours dans le réfrigérateur dans un sac en plastique
Fraise	Au moins 1 fois par semaine. **Pleine saison :** mars à juin	**Choisir :** collerette et pédoncule bien verts, parfumée, épiderme brillant, couleur uniforme Acheter bio si possible **Conserver :** 1 jour à l'air ambiant ou 2 jours dans le bac à légumes du réfrigérateur
Framboise, groseille…	Au moins 1 fois par semaine. **Pleine saison :** juin à août	**Choisir :** vérifier par transparence les fruits situés au fond de la barquette **Conserver :** 1-2 jours dans le bac à légumes du réfrigérateur, dans une boîte hermétique, non tassées
Melon	Au moins 1 fois par semaine. **Pleine saison :** juin à septembre	**Choisir :** lourd, ferme et parfumé **Conserver :** 2-6 jours dans le bas du réfrigérateur dans un sachet ou une boîte hermétique

À la saison froide

FRUITS	FRÉQUENCE	CONSEILS
Orange, mandarine, citron	4 à 5 fois par semaine. **Pleine saison :** décembre à mars (toute l'année pour le citron)	**Choisir :** ferme et lisse pour l'orange, brillant et souple au toucher pour le citron Acheter bio si possible **Conserver :** 1 semaine à l'air ambiant ou 10 jours dans le bac à légumes du réfrigérateur
Pomme (Granny, Golden, Reinette...)	4 à 5 fois par semaine. **Pleine saison :** octobre à avril (août à octobre pour la Reinette)	**Choisir :** peau bien lisse, tendue, brillante, sans meurtrissures Acheter bio si possible **Conserver :** 7-8 jours à l'air ambiant ou 4 semaines dans le bac à légumes du réfrigérateur
Kiwi	Au moins 3 fois par semaine. **Pleine saison :** décembre à avril	**Choisir :** à maturité et souple au toucher **Conserver :** dans le bac à légumes du réfrigérateur, 3-4 semaines si ferme, 7-8 jours si mûr
Banane	2 à 3 fois par semaine. **Pleine saison :** toute l'année	**Choisir :** vertes pour les conserver longtemps Acheter bio si possible **Conserver :** 2 jours à 1 semaine selon la maturité, jamais au réfrigérateur
Poire Comice	2 à 3 fois par semaine. **Pleine saison :** septembre à janvier	**Choisir :** souple au toucher, nuancée de jaune Acheter bio si possible **Conserver :** 2 jours à l'air ambiant ou 2-3 jours dans le bac à légumes du réfrigérateur
Noix	Au moins 1 fois par semaine. **Pleine saison :** octobre	**Choisir :** l'amande ne doit pas bouger dans la coquille
Pruneaux	Au moins 2 fois par semaine	

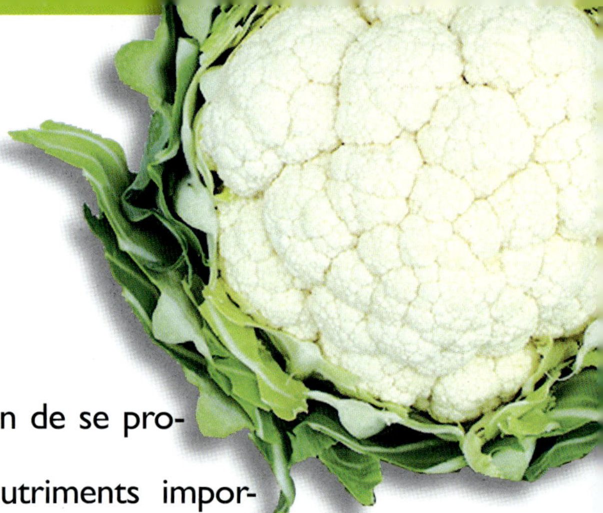

Mangez coloré

Voici un bon moyen de se procurer tous les nutriments importants des fruits et légumes, et d'amener les enfants à les découvrir : il s'agit de manger autant de couleurs végétales que possible. Dans les aliments, les couleurs blanc, rouge-rose, bleu-violet, jaune-orange, vert trahissent la présence de constituants importants pour la santé et l'équilibre.

Blanc

Pour le peintre le blanc n'est pas une couleur mais pour vous qui souhaitez mieux manger, c'en est bien une ! Les légumes blancs renferment surtout des composés soufrés qui ont des propriétés **anti-cancer**. En fait, ce sont ces composés, en particulier ceux des crucifères (chou, navet, radis noir) qui expli-

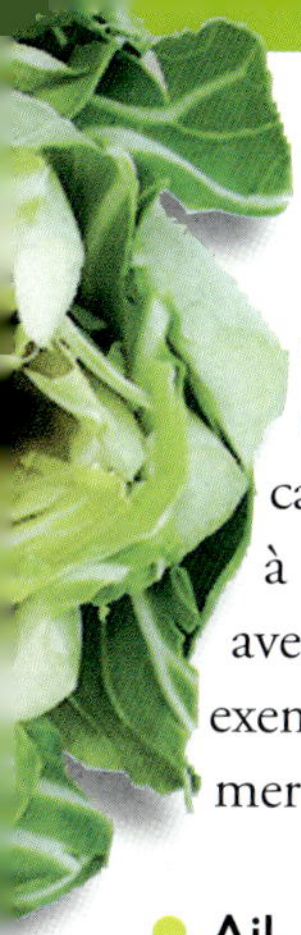

queraient la majorité des bénéfices des légumes dans la prévention des cancers. Ces composés sont sensibles à la chaleur, il faut donc cuisiner avec des cuissons douces (vapeur par exemple) et brèves, ou mieux consommer ces légumes crus.

Ail

L'ail neutralise les bactéries, en particulier celles de la bouche et selon une étude, il pourrait prévenir le rhume. La consommation régulière d'ail réduit le risque de cancer digestif. Frais ou séché, utilisez-le copieusement en cuisine comme on le fait dans le midi.

Radis noir

Noir à l'extérieur mais blanc à l'intérieur, ce radis appartient comme le chou à la famille des crucifères et possède les mêmes propriétés détoxifiantes. Vous pouvez le servir en salade, râpé ou coupé en morceaux. Vous pouvez aussi le faire cuire comme les navets.

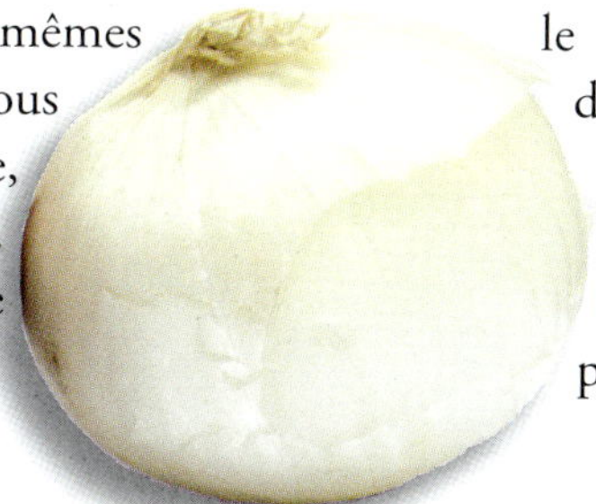

Poireau

Le poireau est un légume de la famille de l'oignon et de l'ail. On l'adopte pour sa richesse en fibres, indispensables au transit, et en potassium, bon pour la pression artérielle et la santé osseuse. Le poireau se consomme cuit à la vapeur ou sauté.

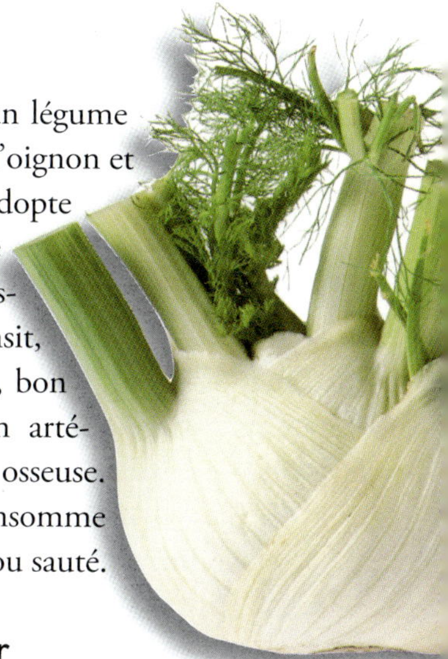

Chou-fleur

Avec le brocoli et les autres crucifères, le chou-fleur est votre meilleur allié contre le cancer grâce à ses isothiocyanates qui sont libérés à la mastication. Pour en tirer le meilleur parti, mieux vaut consommer le chou cru que cuit. Attention : dans le chou-fleur surgelé ces composés sont inactifs. Choisir des choux fermes et lourds, de couleur blanc-crème, aux bouquets propres.

Rouge-rose

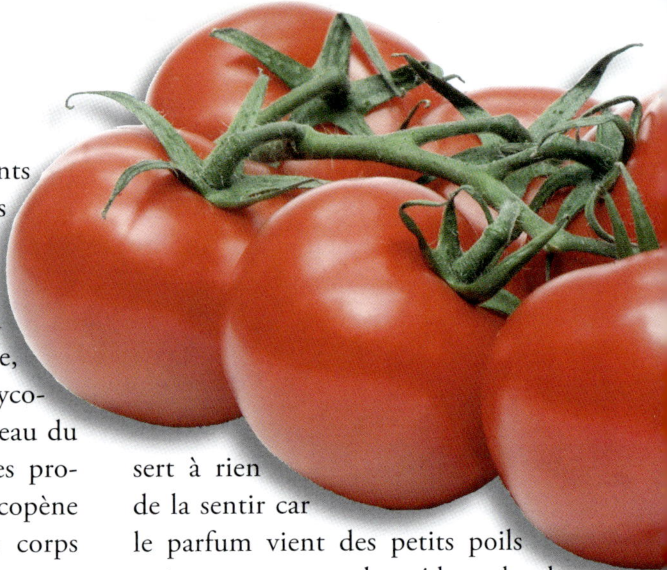

Cette couleur est donnée aux aliments par des substances de la famille des polyphénols appelées anthocyanines (oignons rouges, radis rouges, oranges sanguines) et surtout par un caroténoïde appelé **lycopène** (tomate, pastèque, pamplemousse rose). Le lycopène serait utile pour protéger la peau du rayonnement solaire et prévenir les problèmes de prostate. Le lycopène aime la cuisson et les corps gras, donc les tomates cuisinées ne doivent pas être boudées, notamment en hiver.

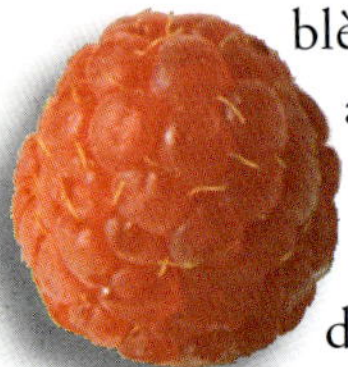

Tomate

85 % du lycopène alimentaire provient des tomates et de leurs dérivés (sauces, jus, soupes, ketchup). La consommation de plus de 6 mg de lycopène par jour – soit deux tomates fraîches pourrait avoir des effets bénéfiques sur la santé. Pour choisir une tomate, il ne sert à rien de la sentir car le parfum vient des petits poils qui se trouvent sur les pédoncules des fruits. L'acheter ferme, sans tâche ni meurtrissures. La plupart des résidus de pesticides sont stockés dans le creux du pédoncule de la tomate. Otez cette partie et vous éliminez une grande quantité de ces produits indésirables.

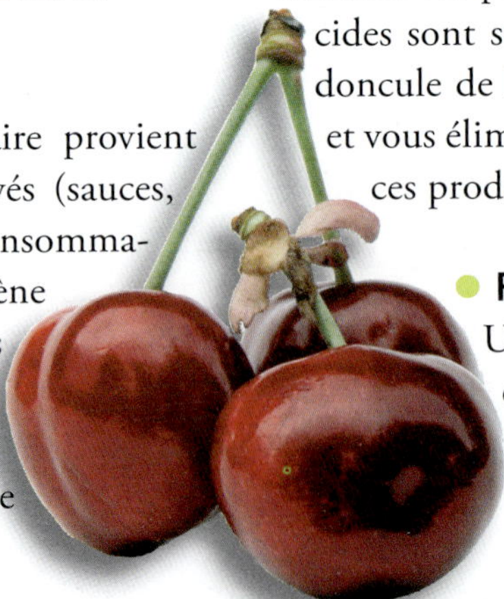

Pamplemousse rose

Une excellente source de lycopène, mais aussi de composés phénoliques antioxydants comme les flavones,

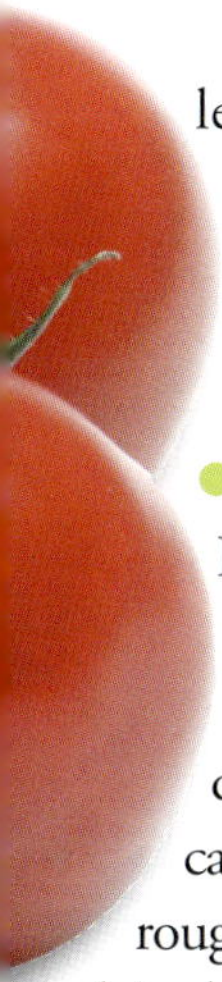

les flavanones, les flavonols. Le pamplemousse rose peut être consommé tel quel ou mélangé aux salades. Les choisir brillants, fermes et lourds.

Oignons rouges

Les oignons sont antioxydants, anti-inflammatoires et antiseptiques et pourraient jouer un rôle dans la prévention des cancers digestifs et des maladies cardiovasculaires. Les oignons rouges renferment plus de polyphénols (flavonols et anthocyanines) que les variétés jaunes et blanches. Crus ou cuits, incorporez-les à vos plats quotidiennement.

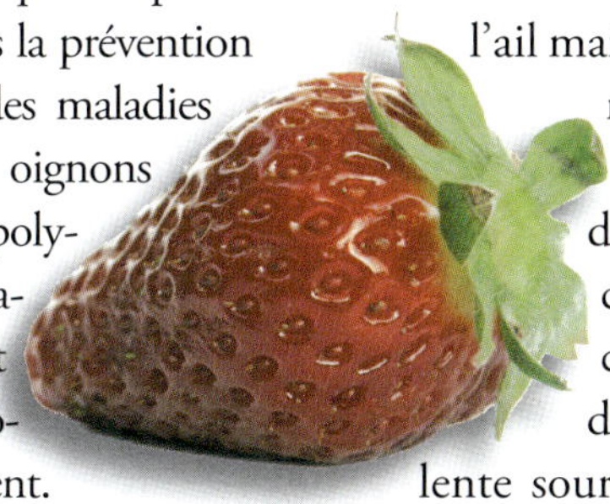

Poivron rouge

Le poivron rouge renferme du lycopène et deux fois plus de vitamine C que la variété verte. Il contient aussi des substances appelées capsiates qui possèderaient des effets anti-cancer. Mieux vaut l'acheter bio car il est copieusement arrosé de pesticides. On peut le débiter en tranches et le consommer en salade, le cuire, ou encore l'acheter en conserve et l'incorporer aux plats chauds ou aux soupes.

Betterave potagère

La betterave rouge figure sur la liste des dix légumes les plus riches en antioxydants, derrière les haricots rouges, les artichauts et l'ail mais devant l'aubergine et les épinards. Elle le doit à sa teneur en bétalaïnes, une famille de pigments qui lui donne sa couleur. Crue ou cuite, elle conserve ses capacités antioxydantes. C'est aussi une excellente source de potassium, un minéral important pour la pression artérielle et la santé osseuse. Ne pas oublier les feuilles de la betterave, non seulement comestibles mais aussi très riches en vitamines A, B9 et K, en magnésium, en fer ; elles apportent deux caroténoïdes, la lutéine et la zéaxanthine, intéressantes pour la qualité de la peau et la prévention de la dégénérescence maculaire liée à l'âge.

Bleu-violet

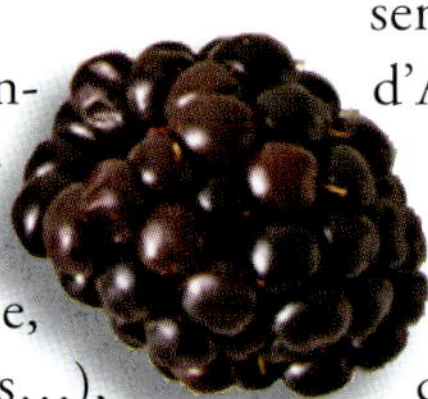

Ces légumes et ces fruits renferment des composés phénoliques comme les anthocyanidines (dans la myrtille, la prune, la mûre, le raisin noir, le cassis…), les anthocyanes (myrtille, cassis, raisin) et les proanthocyanidines (raisin noir). Le Pr Roger Corder de l'université de Londres a trouvé que les Européens qui consomment le plus de ces substances (que l'on trouve aussi dans le vin rouge) vivent plus longtemps que ceux qui en consomment peu. Elles pourraient aussi prévenir le vieillissement cérébral et la maladie d'Alzheimer.

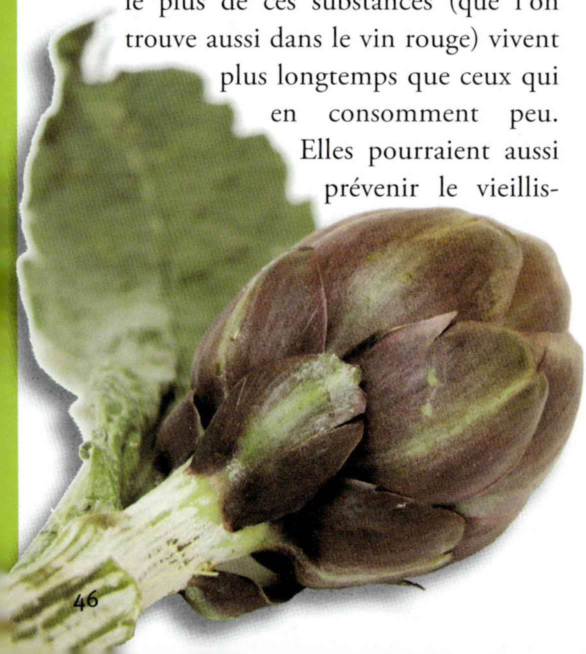

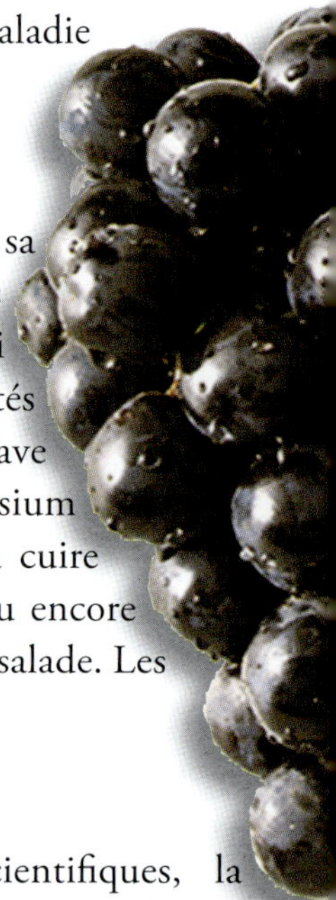

Betterave

La betterave tire sa couleur de composés appelés bêtacyanines, qui possèdent des propriétés anti-cancer. La betterave est aussi riche en potassium et en fibres. On peut la cuire à la vapeur, à la poêle ou encore l'utiliser crue et râpée en salade. Les choisir fermes.

Raisin noir

Pour de nombreux scientifiques, la consommation régulière et modérée de vin expliquerait la bonne santé cardiovasculaire des Français en dépit de taux de cholestérol élevés. Le vin rouge et donc le raisin noir sont une mine de composés phénoliques. Choisir de préférence des raisins bio en raison des nombreux traitements administrés à la vigne. Signe de fraî-

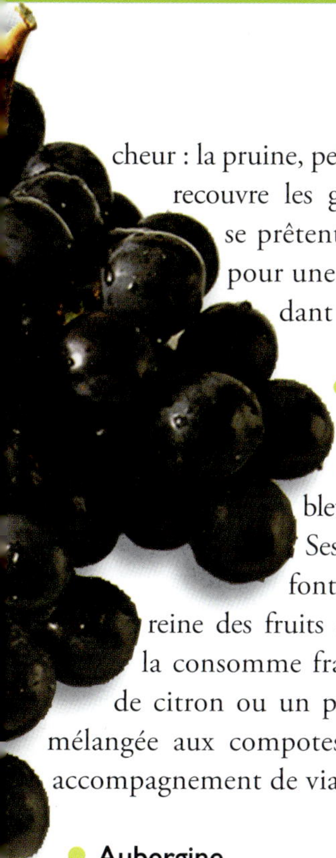

cheur : la pruine, pellicule blanche qui recouvre les grains. Les grains se prêtent à la congélation pour une dégustation pendant l'hiver.

Myrtille

Les anglo-saxons l'appellent « baie bleue » (blueberry). Ses constituants en font une véritable reine des fruits antioxydants. On la consomme fraîche avec un jus de citron ou un peu de vin rouge, mélangée aux compotes ou cuisinée en accompagnement de viandes.

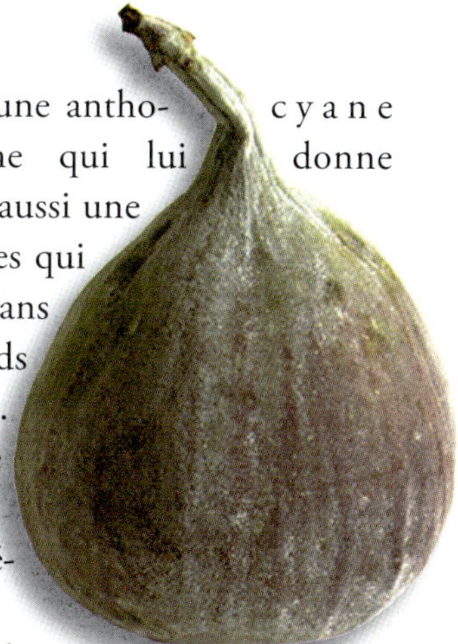

Aubergine

L'aubergine renferme de nombreux composés phénoliques antioxydants dont des acides hydroxycinnamiques et dans la peau une anthocyane appelée nasunine qui lui donne sa couleur. C'est aussi une source d'alcaloïdes qui jouent un rôle dans la gestion du poids et l'immunité. Sa peau doit être lisse, brillante, sans tâche et le pédoncule épineux.

Choisissez les variétés à peau très foncée car elles sont plus riches en composés protecteurs. Les aubergines Black Magic possèdent trois fois plus d'anthocyanes que les autres variétés. Une bonne raison de consommer les aubergines avec leur peau !

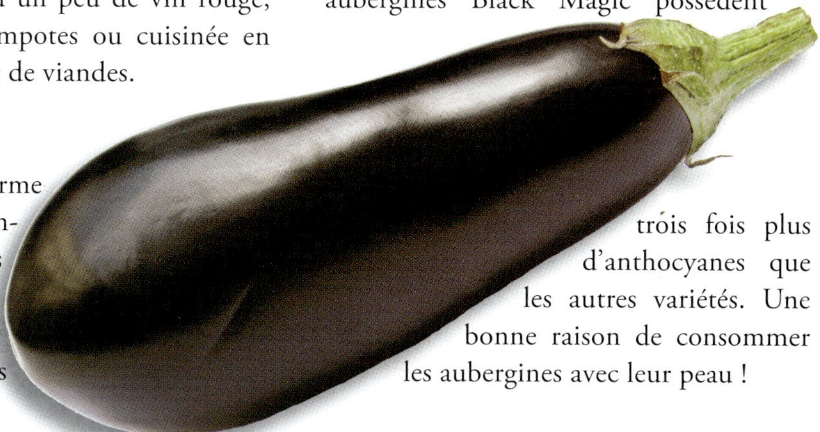

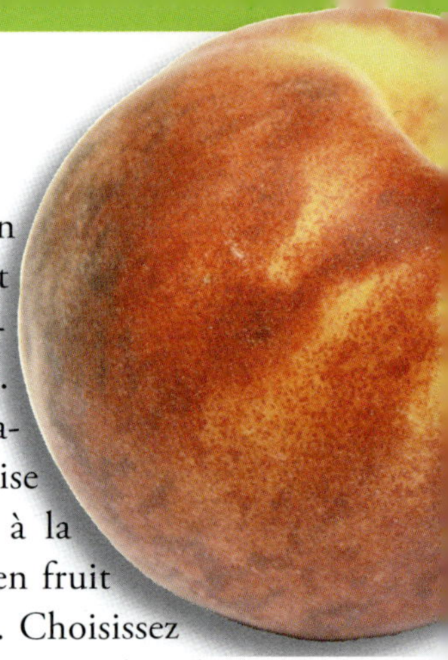

Jaune-orange

Les fruits et légumes jaune-orange doivent leur couleur à des caroténoïdes (maïs, ananas, poivron jaune, orange, carotte, patate douce, abricot…) mais aussi à des polyphénols comme les flavanones (dans les agrumes). Toutes ces substances sont antioxydantes et anti-inflammatoires. Certains caroténoïdes comme la lutéine et la zéaxanthine sont essentiels pour conserver une bonne vision tard dans la vie.

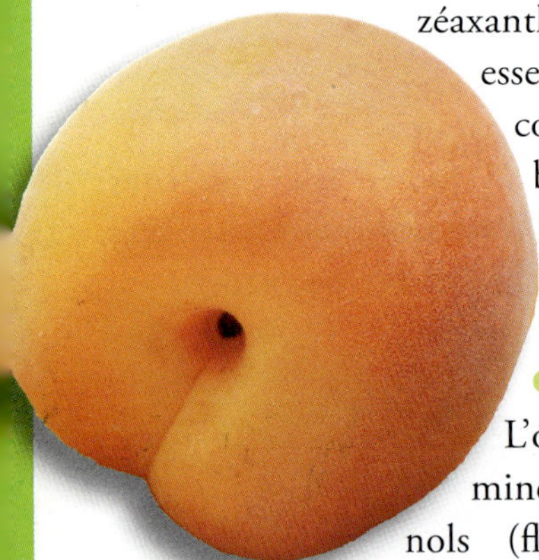

Orange

L'orange est une mine de polyphénols (flavanones, flavones, flavonols) antioxydants. Elle est aussi très riche en vitamine C. Mieux vaut consommer l'orange entière qu'en jus : une étude a montré qu'en mangeant des fruits entiers on réduit son risque de diabète, alors qu'en buvant plutôt des jus on augmente ce risque. Les variétés Navel et Maltaise se prêtent bien à la consommation en fruit entier ou salade. Choisissez vos oranges fermes et lourdes, avec une peau brillante et raisonnablement souple.

Citrouille

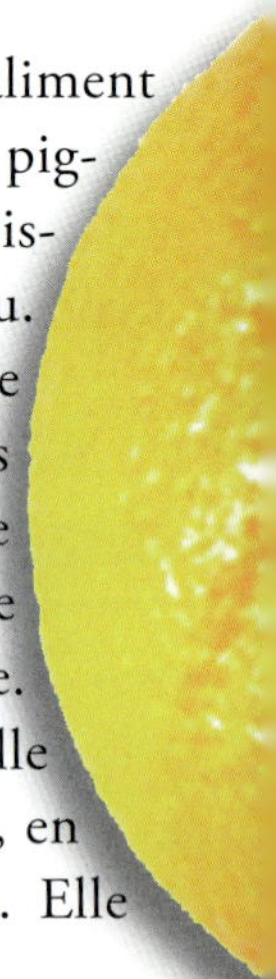

La citrouille est probablement l'aliment le plus riche en bêta-carotène, un pigment essentiel à la vision, la croissance et la protection de la peau. Elle contient aussi de la lutéine et de la zéaxanthine, deux autres caroténoïdes que la rétine utilise comme filtre contre la lumière bleue du rayonnement solaire. La consommation de citrouille serait bénéfique aux diabétiques, en faisant baisser le sucre sanguin. Elle

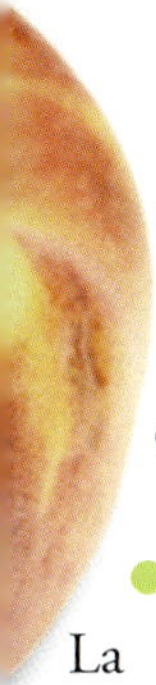

améliorerait aussi l'immunité. Choisissez des citrouilles lourdes pour leur taille. Consommer en soupe, gratin ou compote…

Carotte

La carotte renferme deux caroténoïdes, l'alpha-carotène et le bêta-carotène qui donnent naissance à la vitamine A. La carotte apporte aussi des polyphénols appelés coumarines qui possèdent des effets anticancer. De bonnes raisons d'en manger régulièrement, crues entières ou râpées ou cuisinées. Il faut choisir des carottes fermes et bien colorées. Les fanes doivent être fraîches et bien vertes.

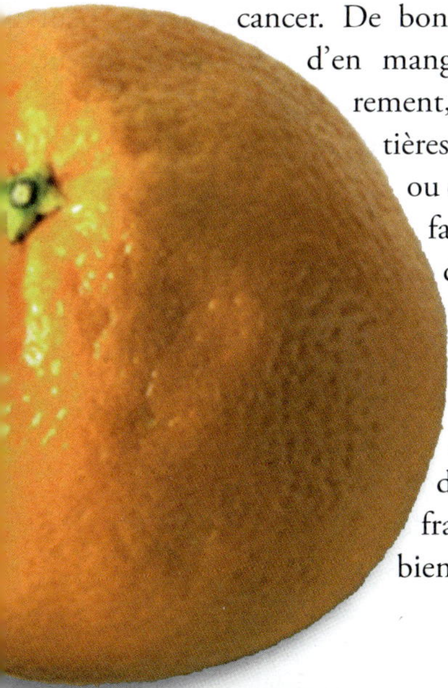

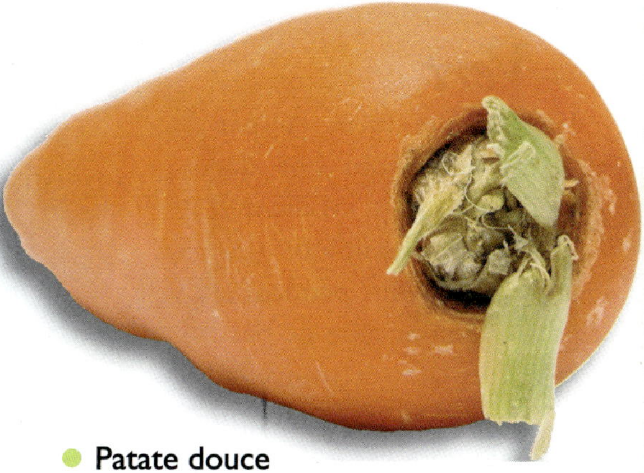

Patate douce

Moins populaire que la pomme de terre, la patate douce est pourtant beaucoup plus intéressante. Pour commencer, elle élève moins notre sucre sanguin et ne fait donc pas grossir. Ensuite, elle renferme des quantités importantes de bêta-carotène et de fibres. Choisissez les variétés à chair orange plutôt que celles à chair blanche, et les spécimens dont la peau n'est ni trouée ni abîmée. On peut la consommer cuite en accompagnement de plats chauds ou en salades ou encore en purée.

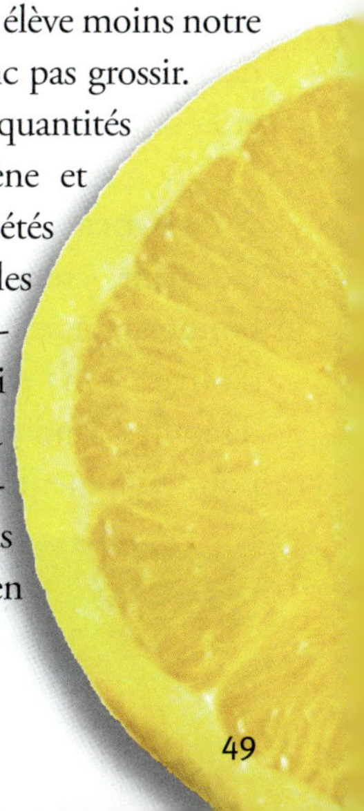

Vert

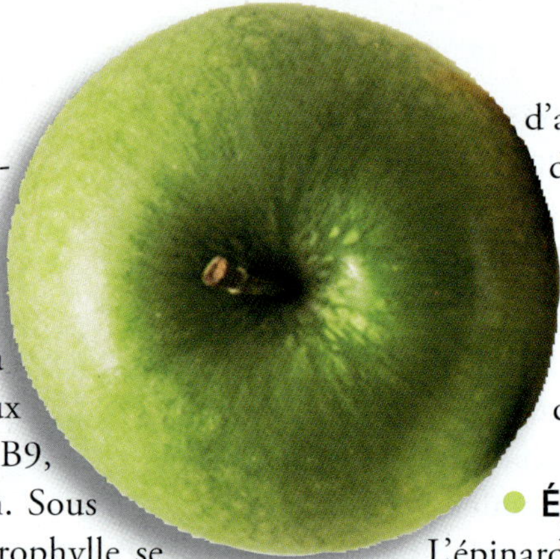

Les légumes verts, en particulier ceux qui ont des feuilles sont d'excellentes sources de vitamine B9 (folates) importante pendant la grossesse pour faire de beaux bébés. Et là où se trouve la B9, la vitamine C n'est pas loin. Sous la couverture verte de chlorophylle se cachent aussi des caroténoïdes et des polyphénols. Les aliments verts sont également de gros pourvoyeurs de potassium, un minéral crucial pour la santé cardiovasculaire et la santé osseuse.

Avocat

Ce fruit crémeux renferme les mêmes bonnes graisses moninsaturées que l'huile d'olive. On peut l'utiliser en salades, dans des sandwiches, en purée ou même pour agrémenter les soupes. On évitera d'acheter les fruits avec des dépressions en forme de taches noires. Pour éviter le brunissement de la chair de l'avocat pelé ou tranché, gardez-le dans du jus de citron.

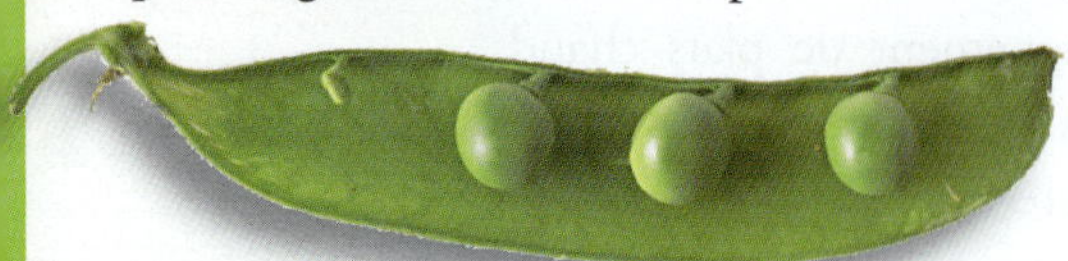

Épinard

L'épinard est riche en lutéine et zéaxanthine, deux caroténoïdes qui préviennent les maladies de la rétine. On peut l'acheter surgelé, mais l'épinard frais peut être préparé en salade, cuit ou braisé. Éviter les épinards aux feuilles jaunâtres.

Brocoli

Le brocoli renferme de puissants composés anti-cancer. Pour en bénéficier pleinement, il faut le cuire a minima et éviter les surgelés dans lesquels ces composés sont inactivés.

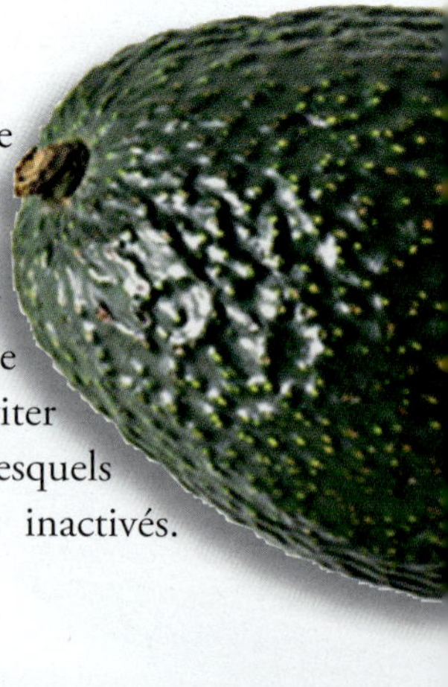

Le brocoli est aussi une très bonne source de vitamine K, bonne pour la solidité des os. On choisira des brocolis aux bouquets compacts, verts ou vert sombre, avec des tiges ni trop épaisses, ni trop dures.

Pomme (verte)

La pomme est très riche en polyphénols de toutes sortes (acides hydroxycinnamiques, flavonols, catéchines, proanthocyanidines). Ces substances se concentrent dans la peau ; mieux vaut donc les consommer non pelées mais comme elles sont souvent lourdement arrosées de pesticides, achetez-les bio de préférence. Il faut aussi les choisir fermes et surtout bien colorées. Les pommes cueillies avant l'heure sont décolorées.

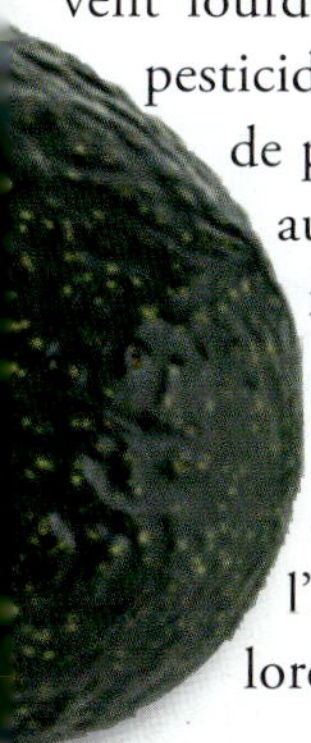

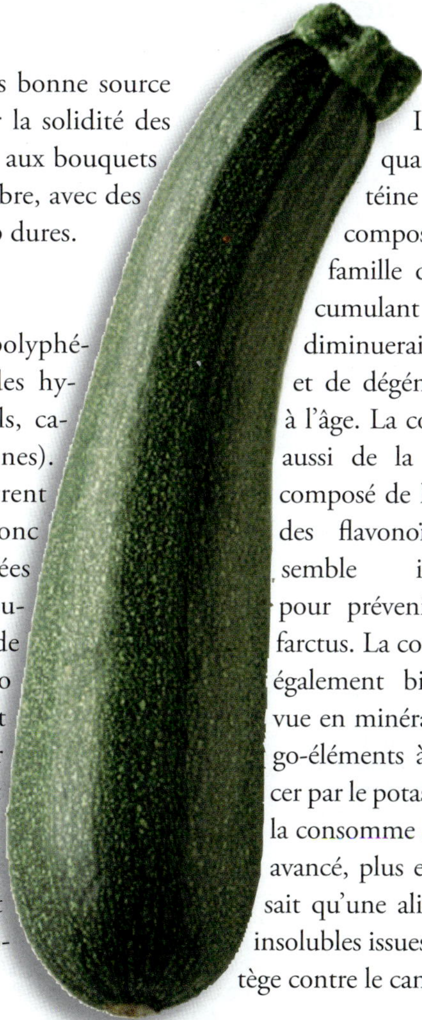

Courgette

La courgette contient des quantités appréciables de lutéine et de zéaxanthine, deux composés antioxydants de la famille des caroténoïdes. En s'accumulant dans l'œil, ces substances diminueraient les risques de cataracte et de dégénérescence maculaire liée à l'âge. La courgette contient aussi de la rutine, un composé de la famille des flavonoïdes qui semble important pour prévenir les infarctus. La courgette est également bien pourvue en minéraux et oligo-éléments à commencer par le potassium. Plus on la consomme à un stade de maturité avancé, plus elle contient de fibres. On sait qu'une alimentation riche en fibres insolubles issues des fruits et légumes protège contre le cancer du côlon.

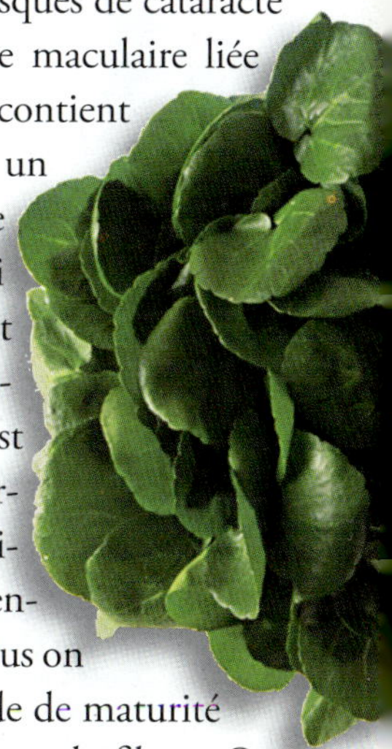

Salades de crudités

OUI

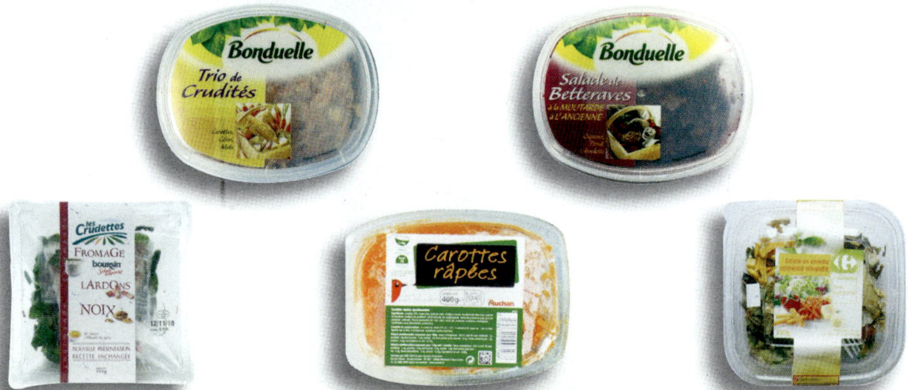

Les Crudettes fromage lardons noix

- Légumes : 57.5 %
- Huile : noix et colza

De la salade, des carottes râpées, du Boursin, des lardons, des tomates cerise, des noix et une sauce vinaigrette sans eau ni épaississants. Bravo !

- Cal : 239
- Prot : 4 g
- Glu : 5 g
- Lip : 24 g

Trio de crudités Bonduelle

- Légumes : 81 %
- Huile : colza

Des carottes, du céleri et du maïs qui, pour une fois, ne nagent pas dans la sauce. Une sauce allégée avec un seul épaississant, c'est une prouesse.

- Cal : 78
- Prot : 1.5 g
- Glu : 5.5 g
- Lip : 5 g

Carottes râpées Auchan

- Légumes : 85 %
- Huile : colza

Les seules carottes râpées qui ne contiennent pas de sucre. Des carottes, une vinaigrette à l'huile de colza et à la moutarde. C'est tout simple et c'est bon.

- Cal : 68
- Prot : 1 g
- Glu : 6 g
- Lip : 4 g

LE TOP

Salade de betteraves Bonduelle

- Légumes : 91 %
- Huile : colza

Une bonne teneur en légumes, une vinaigrette sans sucre. Seulement quelques épaississants donc si vous aimez la salade de betteraves, achetez celle-ci.

- Cal : 52
- Prot : 1.5 g
- Glu : 8 g
- Lip : 1 g

Salade emmental mimolette Carrefour

- Légumes : 68 %
- Huile : colza

Des crudités, du fromage et une sauce allégée colza + eau sans épaississant. Une bonne concurrente des Crudettes. Très sain pour manger sur le pouce.

- Cal : 119
- Prot : 5.9 g
- Glu : 2.3 g
- Lip : 9.6 g

LE FLOP

Salade de chou rouge U

- Légumes : 75 %
- Huile : végétale

25 % de sauce qui plus est, sucrée, à base d'une huile dont on ne connaît pas la nature et qui contient un arôme et deux épaississants. C'est dommage pour le chou.

- Cal : 151
- Prot : 1.4 g
- Glu : 3 g
- Lip : 14.3 g

Salade jambon crudités Claude Léger

- Légumes : 40 %
- Huile : colza

Légumes, protéines, féculents, c'est bien ! Dommage que la sauce soit un véritable concentré d'additifs.

- Cal : 110
- Prot : 7.4 g
- Glu : 4.7 g
- Lip : 6.5 g

Jambon emmental crudités Daniel Dessaint

- Légumes : 68 %
- Huile : colza

De la salade et des crudités, jusque là ça va. Mais la vinaigrette allégée c'est moins bien : conservateurs, épaississants, colorants, sucre, protéines de lait... On laisse.

- Cal : 130
- Prot : 5 g
- Glu : 9 g
- Lip : 6 g

Carottes râpées à la moutarde Bonduelle

- Légumes : 79 %
- Huile : colza

Des carottes qui nagent dans un mélange d'eau et d'huile auquel on a ajouté du sucre, de l'amidon transformé, des conservateurs et des épaississants. Il y a mieux !

- Cal : 70
- Prot : 1 g
- Glu : 4 g
- Lip : 5 g

Céleri remoulade – Pierre Martinet

- Légumes : 63 %
- Huile : colza

Une faible teneur en céleri (63 %) comparé aux concurrents, avec une sauce diluée dans de l'eau et additionnée de jaune d'œuf, de sirop de glucose, d'amidon transformé et d'épaississants.

- Cal : 131
- Prot : 1 g
- Glu : 3.5 g
- Lip : 12 g

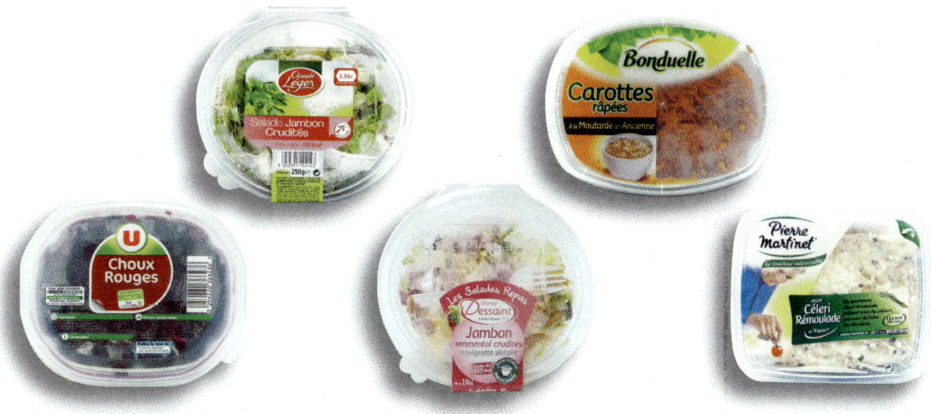

NON

Salades de féculents

OUI

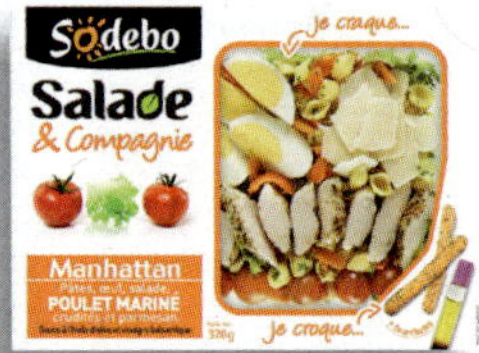

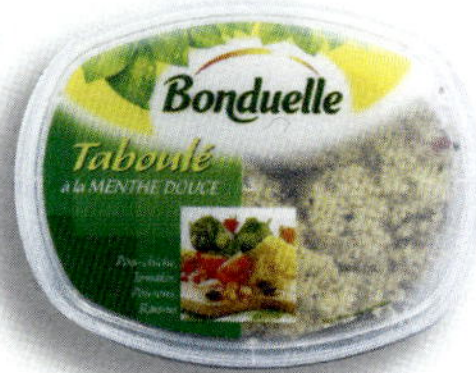

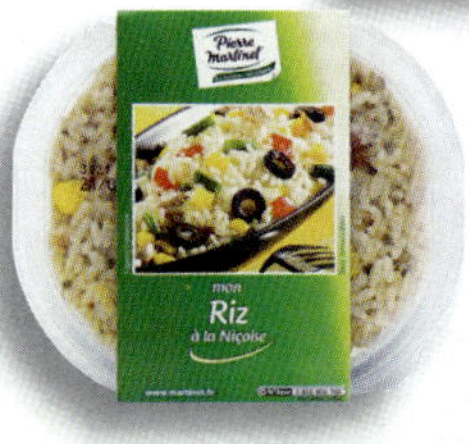

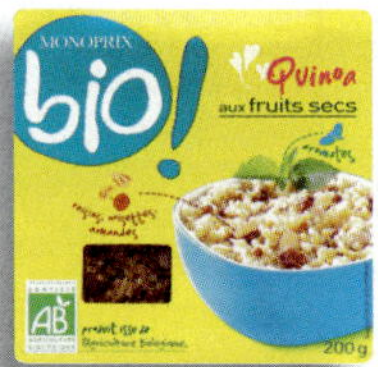

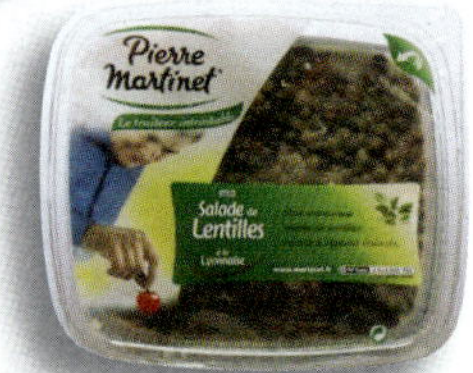

Riz à la niçoise Pierre Martinet

- 1er ingrédient : riz (57 %)
- Huile : colza et olive

57 % de riz, 18 % de légumes (tomates, haricots verts, poivrons), 7 % de thon, du jus de citron et de l'huile. Petit bémol pour la présence d'épaississants.

- Cal : 145
- Prot : 3.5 g
- Glu : 19 g
- Lip : 6 g

Salade Manathan Sodebo

- 1er ingrédient : pâtes (28 %)
- Huile : olive et pépins de raisin

Salade de pâtes avec légumes 35 %, œuf, poulet, parmesan. Le tout avec une vinaigrette comme à la maison. Olive et colza c'était encore mieux.

- Cal : 158
- Prot : 8.2 g
- Glu : 11.4 g
- Lip : 8.4 g

LE TOP

Quinoa aux fruits secs Monoprix bio

- 1er ingrédient : quinoa (71 %)
- Huile : olive et tournesol

Du quinoa avec des raisins, des noisettes et des amandes additionnés d'épices et d'une sauce vinaigrette. En plus tout est bio !

- Cal : 213
- Prot : 5.5 g
- Glu : 21 g
- Lip : 12 g

Taboulé à la menthe Bonduelle

- 1er ingrédient : semoule de blé (61 %)
- Huiles : olive et colza

Un taboulé avec 20 % de légumes (tomates, poivrons, oignons, concombres), de la menthe, des raisins et du persil. Un bon produit.

- Cal : 178
- Prot : 5 g
- Glu : 25 g
- Lip : 6 g

Salade de lentilles Pierre Martinet

- 1er ingrédient : lentilles (74 %)
- Huile : colza

Pas mal de sauce dans cette salade mais l'intérêt réside dans les lentilles, intéressantes nutritionnellement comme toutes les légumineuses.

- Cal : 159
- Prot : 7 g
- Glu : 17 g
- Lip : 7 g

LE FLOP

Salade Piémontaise Pierre Martinet

- 1er ingrédient : pommes de terre (52 %)
- Huile : colza

Des pommes de terre avec 10 % de jambon et 9 % de tomates mais une sauce avec du lactose, du sirop de glucose et de l'amidon transformé, inutiles.

- Cal : 136
- Prot : 3.5 g
- Glu : 9 g
- Lip : 9.5 g

Riz à la provençale Bonduelle

- 1er ingrédient : riz (52 %)
- Huiles : colza et olive

11 % de tomates 7 % de thon, des olives, c'est bien. Mais une sauce avec du sucre, de l'échalote liquide et des épaississants, c'est moins bien.

- Cal : 123
- Prot : 3.5 g
- Glu : 17 g
- Lip : 4.5 g

Taboulé au poulet grillé Bonduelle

- 1er ingrédient : semoule de blé (53 %)
- Huile : colza

Rien à dire sur le taboulé. En revanche les dés de poulets grillés sont « amidonnés », « stabilisés », sucrés et aromatisés. Pas très naturel !

- Cal : 159
- Prot : 6 g
- Glu : 18 g
- Lip : 7 g

Salade Marco Polo Monique Ranou

- 1er ingrédient : pâtes (38 %)
- Huile : colza

Des pâtes avec une « chose » à base de surimi (seulement 4.8 % de chair de poisson !). Amidons, fécule, sucres... Ce n'est plus de la cuisine mais de la chimie.

- Cal : 201
- Prot : 3.4 g
- Glu : 12.6 g
- Lip : 14.9 g

Poulet sauce cocktail Daniel Dessaint

- 1er ingrédient : pâtes (37 %)
- Huile : colza

Des pâtes avec un peu de salade. Le poulet et la sauce cocktail ne sont vraiment pas terribles. Mieux vaut choisir la concurrente de Sodebo en page de gauche.

- Cal : 130
- Prot : 5.5 g
- Glu : 13 g
- Lip : 6 g

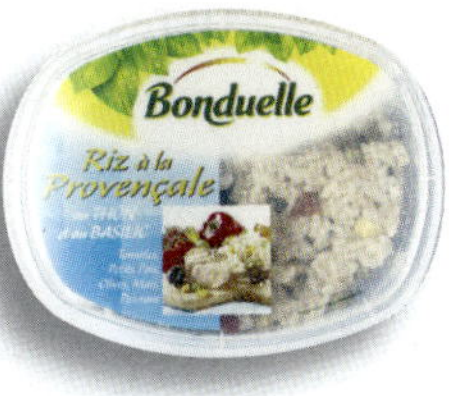

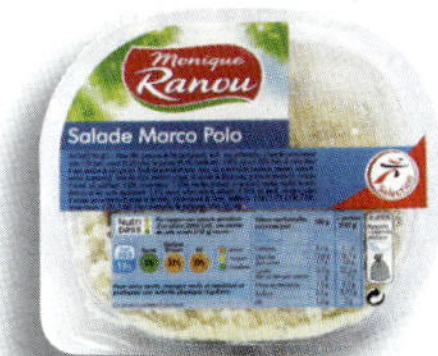

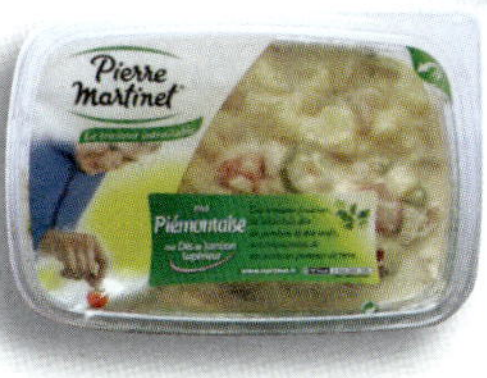

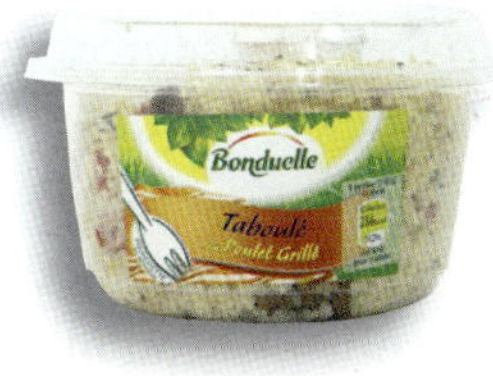

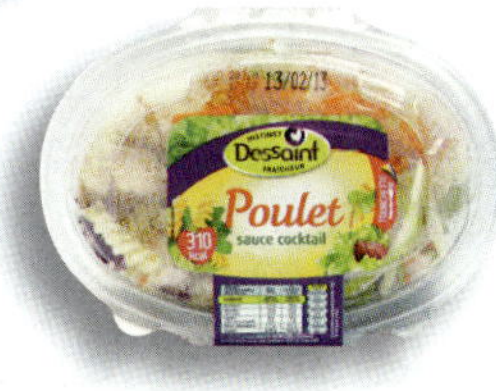

NON

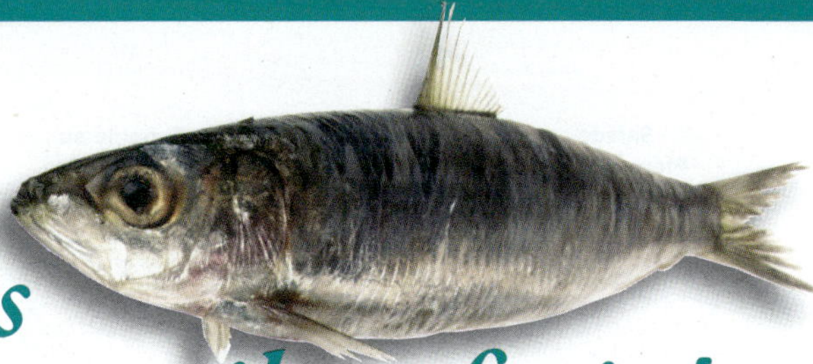

Il est frais mon poisson, il est frais !

En France on trouve sur les étals pas moins de 200 espèces de poissons, des aliments que les Français apprécient puisqu'en 2011, chacun d'eux en a consommé environ 26 kg. 70 % des poissons sont achetés en grandes ou moyennes surfaces (seulement 30 % en poissonneries).

Dans le poisson tout est bon

Le poisson est le grand gagnant des régimes minceur car il apporte presque autant de protéines que la viande mais, en général, moins de calories. De plus, on va le voir, ses graisses sont mieux équilibrées.

Les poissons sont aussi de bonnes sources de zinc, de sélénium, de magnésium et de calcium, surtout dans les arêtes. Pour cette raison, il est préférable de manger des sardines entières plutôt qu'en filet (en plus, c'est moins cher). Côté vitamines, ils renferment de la vitamine D, de la vitamine A (en particulier les poissons gras), de la vitamine E et des vitamines B1 et B3. Mais la réputation santé des poissons repose surtout sur leur teneur en « bonnes graisses ». Ils contiennent en effet moins de graisses saturées que les viandes et surtout plus de graisses polyinsaturées. Les poissons dits demi-gras ou gras renferment en effet de bonnes quantités de graisses polyinsaturées de la famille des oméga-3. Et contrairement aux sources végétales d'oméga-3 (comme l'huile de colza ou la noix), ces oméga-3, appelés EPA et DHA, sont utilisés immédiatement par l'organisme, sans transformation préalable. Ces deux graisses fluidifient le sang, régulent le rythme cardiaque, freinent les inflammations, donc protègent des maladies cardiovasculaires. Elles auraient également un effet anti-dépresseur.

POISSON MAIGRE OU POISSON GRAS ?

CATÉGORIE	% DE MATIÈRES GRASSES	EXEMPLES
Poissons maigres	< 1 %	Baudroie, Merlan, Brochet, Cabillaud, Lieu, Lotte, Perche, Raie, Morue
Poissons maigres	1-3 %	Carrelet, Colin, Merlu, Rascasse, Sole, Flétan, Limande, Turbot, Éperlan
Poissons demi-gras	3-10 %	Anchois, Bar, Carpe, Espadon, Mulet, Rouget, Roussette, Sardine, Thon, Truite
Poissons gras	> 10 %	Anguille, Hareng, Maquereau, Saumon

Source : *Connaissance des Aliments*, E. Fredot, Lavoisier 2005.

Poisson sauvage ou poisson d'élevage ?

Un tiers seulement des poissons que l'on consomme en France est issu de la pêche fraîche tandis qu'environ la moitié provient de l'aquaculture (le reste est de la pêche congelée). Mais le poisson sauvage est-il meilleur que celui d'élevage sur les plans nutritionnel et environnemental ? A priori la réponse est simple : le poisson sauvage est meilleur pour la santé comme pour le palais. En réalité, les choses sont plus nuancées. D'un côté, l'alimentation des poissons dans l'aquaculture pose toujours problème. En effet, depuis 1996, grâce à la crise de la vache folle, les poissons d'élevage ne peuvent plus être nourris avec des farines provenant d'animaux terrestres. Mais le souci c'est qu'on leur donne à la place des farines de poisson. Or pour produire 1 kg de poisson d'élevage, il faut 3 à 7 kg de poissons sauvages réduits en farine. Et cela réduit considérablement le stock de poissons de pleine mer... D'un autre côté, l'aquaculture ne met pas en danger la survie des espèces et permet la consommation de poissons exempts de métaux lourds. Et la contamination des poissons d'élevage par des molécules organochlorées (PCB ou polychlorobisphényls et dioxines) est très faible. Cependant, comme elle est construite sur le modèle industriel de l'agriculture, l'aquaculture utilise quand même de nombreux produits chimiques (antibiotiques et désinfectants) tout en générant des problèmes environnementaux et sanitaires qu'elle subit en retour via la pollution des eaux à laquelle elle contribue. Pour répondre à ce souci, le label AB, garantissant un mode de production plus respectueux de l'environnement, a été étendu à l'aquaculture.

Sur le plan nutritionnel, les différences entre les poissons sauvages et d'élevage tendent à s'estomper. Certes le poisson d'élevage est souvent plus gras que son homologue sauvage mais les teneurs en oméga-3 sont maintenant assez semblables et surtout plus stables chez les poissons d'élevage.

À vérifier avant d'acheter

Sur l'étiquette

Depuis le 1er janvier 2002, les produits de la pêche doivent comporter 3 mentions obligatoires sur leur étiquette.

- Le nom commercial de l'espèce (selon des normes précises). Le nom scientifique de l'espèce peut lui être accolé (non obligatoire). La lotte peut ainsi être vendue sous le nom de baudroie, de baudroie commune ou de lotte (la dénomination scientifique de l'espèce étant *Lophius piscatorius*).

- Le mode de production : le consommateur doit pouvoir distinguer si son produit a été pêché en mer, en eau douce ou provient d'un élevage. 3 possibilités donc : « pêché ... », « pêché en eau douce... », « élevé... ».
- La zone de production. Pour les poissons pêchés en mer, il s'agit de la zone de capture (Atlantique Nord-Ouest, Atlantique Nord-Est (sauf Mer Baltique), Mer Baltique, Atlantique Centre-Ouest, Atlantique Centre-Est, Atlantique Sud-Ouest, Atlantique Sud-Est, Mer Méditerranée, Mer Noire, Océan Indien, Océan Pacifique, Antarctique). Pour les poissons d'eau douce, c'est la mention de l'État membre (UE) ou du pays d'origine du produit. Pour les poissons issus de l'aquaculture, même chose : l'État membre ou le pays d'élevage dans lequel la phase de développement final du produit s'est déroulée.

La fraîcheur

Il n'est pas toujours facile de déterminer l'état de fraîcheur d'un poisson. Avant l'achat, seuls trois critères peuvent nous guider : l'aspect de la peau, celui de l'œil et celui des ouïes. Un poisson très frais présente une peau brillante à la couleur vive, ses yeux sont bombés, clairs et brillants ; ses ouïes sont rouge vif. Plus il « vieillit » et plus sa peau se ternit, plus son œil devient opaque et s'affaisse, et plus ses branchies se décolorent et jaunissent.

Les boîtes de poisson

Une des manières les plus simples et les moins onéreuses de consommer du poisson est d'avoir recours à des boîtes de conserves. Sardines à l'huile, maquereaux au vin blanc et autre thon naturel correspondent chaque année à la mise en boîte de 81 400 tonnes dc poissons entiers (thon : 48 %, maquereau : 29 %, sardines : 19 %). Mais le poisson en conserve vaut-il le poisson frais ? Côté nutritionnel, on est tenté de répondre non même si les différences ne sont pas très importantes, sauf en ce qui concerne les vitamines (perdues à cause du traitement thermique ou dispersées dans l'huile ou l'eau salée qui recouvre les poissons). La teneur en oméga-3 des poissons en boîte est ainsi en général légèrement inférieure à celle des poissons frais (pour la même espèce), surtout pour les poissons conservés dans l'huile. En effet, les oméga-3 peuvent migrer dans l'huile. Les poissons conservés dans l'huile seront évidemment plus gras et la nature de cette huile est importante : choisissez de préférence du poisson à l'huile d'olive ou à l'huile de colza. Notez que certaines marques comme Connétable proposent des produits labellisés (Label rouge ou éco-label MSC) ou millésimés (plus la sardine à l'huile vieillit, meilleure elle est d'où l'idée de ces boîtes millésimées.

Le poisson fumé

Le fumage est une méthode traditionnelle de conservation du poisson utilisée pour de nombreuses variétés de poissons comme le haddock (églefin), le saumon, la truite ou le hareng. En France, 27 400 tonnes de saumon fumé sont produites chaque année contre 2 400 tonnes de truite fumée.

Le saumon fumé est le plus souvent élaboré à partir de saumon Atlantique d'élevage provenant de Norvège, d'Irlande ou d'Écosse et depuis quelques années du Chili. Cette espèce peut être vendue sous la dénomination « saumon ». Les opérations de tranchage et de fumage sont majoritairement effectuées en France. Voici comment on fume les saumons : après filetage et lavage du poisson, on procède à son salage au sel fin sec. On rince ensuite les filets et on les met en chambre froide pour laisser le sel migrer à cœur. Puis, dans une cheminée à plusieurs étages, on pend les filets, on allume un feu de bûches au bas avec un mélange de bois de hêtre et d'essences odorantes et on recouvre de sciure. Les filets sont ainsi séchés et imprégnés des particules de fumée qui leur donnent un goût et une odeur particuliers. Le fumage traditionnel dure trois à quatre jours et produit un saumon haut de gamme. Le saumon fumé trouvé en supermarchés peut être, quant à lui, fabriqué en douze heures. Les industriels optimisent par exemple le fumage en mettant la sciure à consumer dans des générateurs situés à côté des cellules de fumage. Cela permet de mieux maîtriser la consommation de sciure et d'augmenter l'efficacité de la fumée. Sinon, les saumons 1er prix sont généralement salés en injectant la saumure directement dans le muscle. Ainsi on gagne du temps et du poids. En revanche, on perd en goût ! Sur le plan nutritionnel, le fumage fait sécher le poisson et donc augmente la concentration en nutriments, notamment en protéines et en sel. Mais le fumage génère aussi des hydrocarbures aromatiques polycycliques (HAP) qui sont des substances cancérogènes. Cependant leurs taux dans le poisson sont considérés par les scientifiques comme acceptables (à condition de ne pas manger du poisson fumé trop souvent).

Faites LE BON CHOIX

- Choisir les poissons pêchés à proximité (rivière, lac ou mer) pour un maximum de fraîcheur et un minimum de transport.
- Varier les espèces de poissons consommées et manger du poisson gras au moins une fois par semaine (pour les oméga-3).
- Privilégier les sardines en boîtes à l'huile d'olive ou de colza.
- Préférer le saumon « fumé au bois », n'ayant pas subi de congélation, tranché main (l'indication « façon traiteur » garantit l'absence de déchets, à ne pas confondre avec « qualité traiteur » qui décrit un conditionnement de petites quantités de saumon), salé au sel sec. La couleur du saumon doit être homogène avec des bordures de tranches de couleur claire et sans tache brune.

Sur la plage abandonnée, coquillages et crustacés...

Entre les traditionnelles huîtres de Noël, les indétrônables moules-frites et les plateaux de fruits de mer synonymes de vacances au bord de la mer, les Français mangent chacun environ 11 kg de coquillages et crustacés par an.

Nutritionnellement ça donne quoi ?

La chair des coquillages et crustacés présente un profil nutritionnel assez semblable à celui de la chair des poissons maigres en termes de protéines et lipides. Les crustacés et coquillages possèdent aussi des teneurs en oméga-3 appréciables. Côté vitamines et minéraux, ils sont riches en vitamines B3 et B12 et sont de très bonnes sources de phosphore, de zinc, d'iode, de cuivre et de sélénium.

Les critères de fraîcheur

- **Les crevettes**, d'abord : elles doivent présenter une carapace humide et luisante et ne doivent pas rester collées les unes aux autres quand on les transvase dans un sac .

La langoustine fraîche, elle, est rose ou orange-rouge, d'une couleur vive, sans tache noire ni grise en particulier près de la queue et sur la carapace. Plus elle est fraîche plus l'oeil est brillant, et plus les branchies sont roses.

Les tourteaux, eux doivent être lourds avec une carapace non abîmée. Les moules fraîches sont forcément fermées. Quant à l'huître, elle doit elle aussi être bien fermée avant l'ouverture mais c'est encore le test du citron qui est le plus efficace : l'huître doit se rétracter sous l'effet du citron (ou du vinaigre).

La reine des coquillages

Jusqu'à récemment, on ne consommait des huîtres qu'au cours des mois contenant un « r », cependant les nouvelles méthodes de culture et de conservation permettent aujourd'hui de trouver certaines variétés toute l'année.

On distingue les huîtres selon plusieurs critères dont l'indice de chair, qui est le rapport entre le poids de chair égouttée

TENEURS EN OMÉGA-3 DES COQUILLAGES ET CRUSTACÉS

COQUILLAGES CRUSTACÉS	G/100 G
Clam	0,2 g/100 g
Crabe (Alaska)	0,4 g/100 g
Crevette	0,5 g/100 g
Coquille Saint Jacques	0,2 g/100 g
Homard	0,4 g/100 g
Huître	0,5 g/100 g
Moule (Méditerranée)	0,2 g/100 g

et le poids total de l'huître (exprimé en %). Les fines ont un indice supérieur à 6,5 ce qui signifie que plus de 6,5 % de leur poids est constitué de chair. L'appellation « de claire » fait référence à l'affinage en claires, qui a pour but d'engraisser les huîtres issues des parcs. Les claires sont le plus souvent d'anciens marais salants dans lesquels elles trouvent une abondante nourriture.

- **huîtres fines :** huîtres possédant un indice de chair compris entre 6,5 et 10,5 ;
- **huîtres spéciales :** indice de chair supérieur à 10,5 ;

huîtres fines de claire : huîtres fines affinées au moins 1 mois en claires à une densité de 40 huîtres au m^2 ;

huîtres spéciales de claire : huîtres spéciales affinées au moins 4 à 5 mois en claires à une densité de 5 à 10 huîtres au m^2 ;

Le calibre, lui, est indiqué par les lettres P, M et G, ou par des chiffres de 0 à 5 – le numéro 5 est le plus petit calibre et le 0 le plus gros – auxquels s'ajoute le calibre « longue » pour les coquilles mal formées.

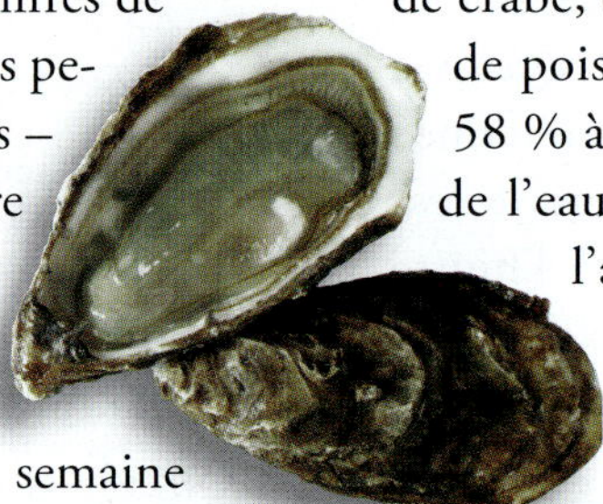

Conseil de conservation au réfrigérateur : une semaine tout au plus pour les huîtres entières, dans un contenant peu profond, recouvertes d'un linge humide. Éviter de les garder dans un sac en plastique ou un contenant hermétique.

Zoom sur le surimi

Une forme unique, une consistance unique... le désormais célèbre « bâtonnet de crabe » a ses adeptes, convaincus que c'est pratique et bon de manger ainsi du poisson. Mais comment est-il fabriqué ? À partir de quoi ?

À la lecture de la liste des ingrédients, une chose saute aux yeux immédiatement : il ne s'agit absolument pas de « bâtonnets de crabe ». En guise de chair de crabe, on trouve 32 % à 42 % de chair de poisson aromatisée au crabe ! Et les 58 % à 68 % restants ? Eh bien ce sont de l'eau, du blanc d'œuf, de l'huile, de l'amidon, du sucre, etc. Bref, cela ne fait pas lourd en poisson dans le produit final tant et si bien qu'à l'arrivée, le bâtonnet est souvent plus riche en glucides qu'en protéines.

Secret de fabrication

L'ingrédient principal du surimi est la chair de poisson (colin ou merlan bleu en général). Pêchés sur des bateaux-usines, on prélève les filets de ces poissons qui sont ensuite mixés, lavés plusieurs fois et pressés. Puis les protéines solubles, le gras, le sang sont éliminés. On obtient alors ce que l'on appelle le « surimi base », une espèce de pâte blanche fade mais riche en protéines. Après ajout de substances destinées à lui faire supporter le froid sans encombre (polyphosphates, sucre, sorbitol), cette pâte est congelée à - 30 °C afin d'être conservée. Une fois à terre, à l'usine, on ajoute au surimi base de la fécule, du blanc d'œuf, de l'huile, du sel, du sorbitol, du sulfate de calcium, des arômes et des colorants. Cette pâte (quasi liquide) est ensuite cuite sur un tambour de cuisson, à la vapeur, sous forme d'une bande. La bande est enroulée et on obtient le bâtonnet surimi.

Les bâtonnets sont mis dans des barquettes plastiques. La vraie cuisson a lieu dans l'emballage final du produit, lors de la pasteurisation. Quand on connaît les risques de migration, à haute température, de molécules toxiques du plastique vers les aliments (comme c'est le cas pour le bisphénol A qui a fait parler de lui dans les biberons en plastique), on espère que les fabricants ont testé leurs emballages…

Le surimi en deux produits

Bâtonnets au saumon fumé Coraya

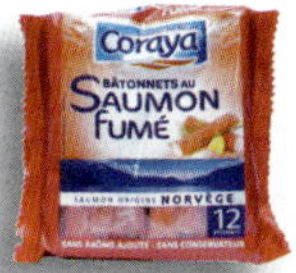

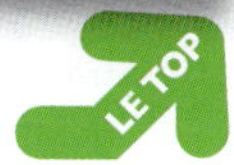

Avec ces bâtonnets, fini le crabe et vive le saumon ! En tout 49 % de poisson dont 21 % de saumon, c'est pas mal. Mais côté texture, ça n'est pas vraiment ça : un peu étrange.

Cœur Frais fromage ail et fines herbes Fleury Michon

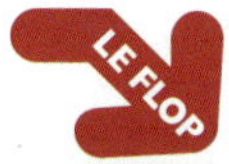

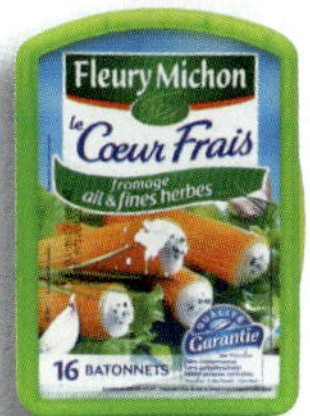

Seulement 32 % de chair de poisson mais c'est normal car il y a 15 % de fromage ail et fines herbes (avec une flopée d'additifs). Vraiment, ce n'est plus du poisson mais bien un produit hautement transformé qui, en outre, est très calorique.

OUI

Produits traiteur de la mer

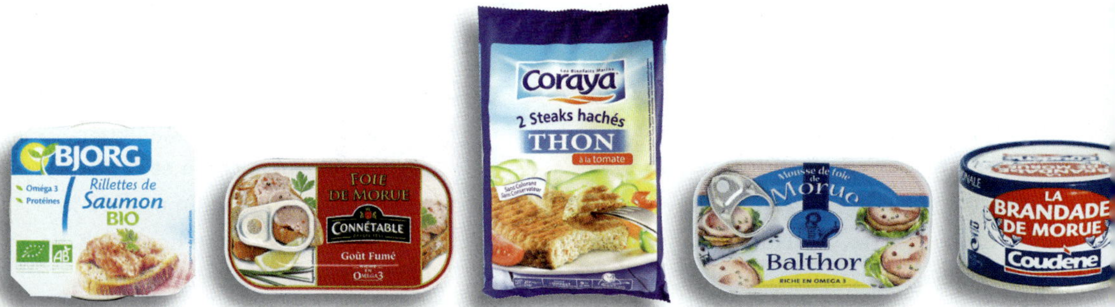

Rillettes de truites Bjorg

- Poisson : 50%
- Graisses : olive

Une bonne teneur en poisson et de l'huile d'olive. Le produit le moins calorique de la catégorie. C'est pas mal.

- Cal : 244
- Prot : 17.2 g
- Glu : 0.4 g
- Lip : 10.3 g

LE TOP

Foie de morue Connétable

- Poisson : NC
- Sans mat grasse ajoutée

Foie de morue et sel. Un produit simple, riche en oméga-3. Il a tout de même la présence de fumée liquide, à consommer donc avec modération.

- Cal : 387
- Prot : 9 g
- Glu : traces
- Lip : 39 g

Steaks de thon à la tomate Coraya

- Poisson : 75 %
- Graisse : huile végétale

Un produit certes un peu « industriel » (blanc d'œuf, tomate et pomme de terre déshydratés, protéines de soja) mais la teneur en poisson est plus que correcte.

- Cal : 164
- Prot : 19.5 g
- Glu : 2.1
- Lip : 8.7 g

Mousse de foie de morue Balthor

- Poisson : NC
- Sans matière grasse ajoutée

Foie de morue, œufs de cabillaud, sel, ail, épices, persil. C'est simple et c'est sain (oméga-3 et vitamine D) même si c'est un peu gras. Parfait sur des toasts pour l'apéro.

- Cal : 476
- Prot : 9 g
- Glu : 2 g
- Lip : 47.6 g

Brandade de morue Coudène

- Poisson : 32 %
- Graisse : colza

Une recette simple à base d'huile de bonne qualité et de morue. Un seul additif (épaississant). Calorique sans doute mais un produit très correct.

- Cal : NC
- Prot : NC
- Glu : NC
- Lip : NC

LE FLOP

Couronne de crevettes Delpierre

- Poisson : 77 %
- Graisses : huile de colza

Des crevettes imbibées de conservateurs et agrémentées d'une sauce bourrée d'amidon modifié, d'acidifiants, d'épaississants... Pas très appétissant !

- Cal : 480
- Prot : 14.7
- Glu : 2.4
- Lip : 5.2

Beurre de saumon fumé Odyssée

- Poisson : 23 %
- Graisses : huile végétale, beurre

Produit hautement transformé contenant de l'amidon transformé, des arômes, des exhausteurs de goût, des colorants et des épaississants.

- Cal : NC
- Prot : NC
- Glu : NC
- Lip : NC

Entrée au saumon Odyssée

- Poisson : 32.5 %
- Graisses : huile végétale, crème

On trouve 40 ingrédients dans cette terrine dont 11 additifs (conservateurs, stabilisants...). *No comment !*

- Cal : NC
- Prot : NC
- Glu : NC
- Lip : NC

Tarama aux œufs de cabillaud U

- Poisson : 25 %
- Graisse : colza ou tournesol

Ce tarama est une roulette russe nutritionnelle : s'il contient de l'huile de colza, il est correct. Si c'est du tournesol, il est mauvais.

- Cal : 577
- Prot : 5.5 g
- Glu : 2.5 g
- Lip : 60.3 g

Tarama au saumon fumé Blini

- Poisson : NC
- Graisse : colza

A priori peu de poisson et beaucoup de mat grasses + deux colorants, un acidifiant, trois conservateurs et du sirop de glucose. Bof !

- Cal : 545
- Prot : 5.7 g
- Glu : 1.9 g
- Lip : 57 g

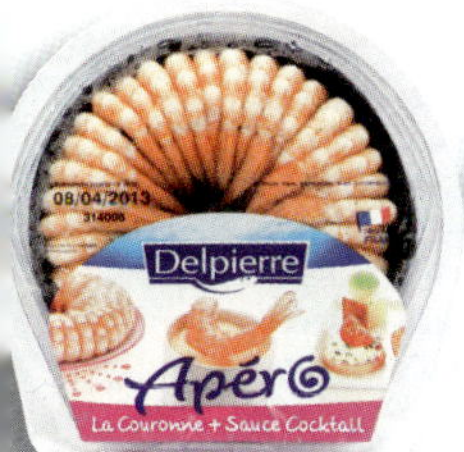

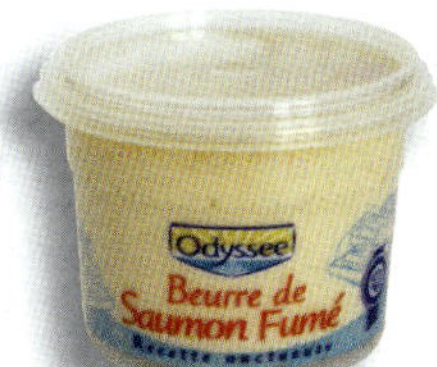

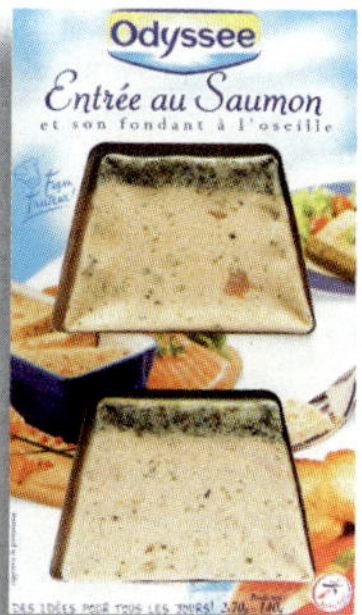

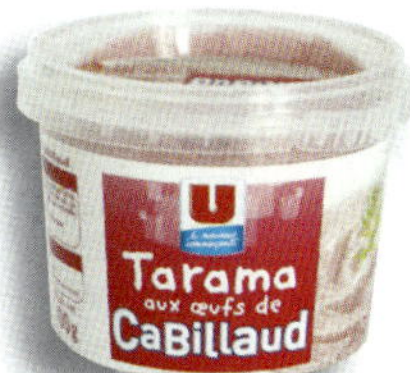

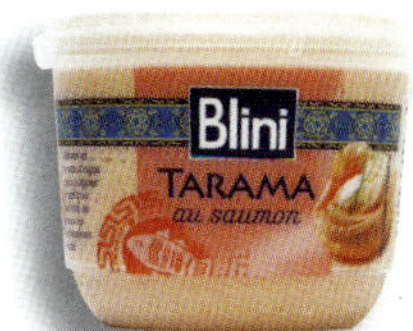

NON

Poissons en conserve

OUI

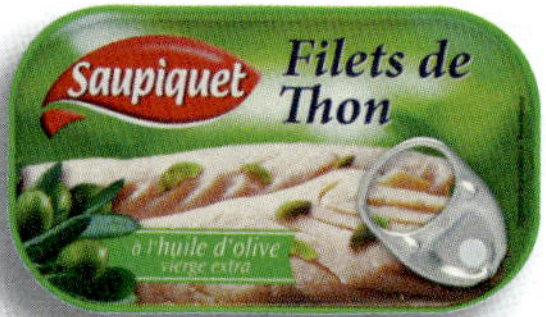

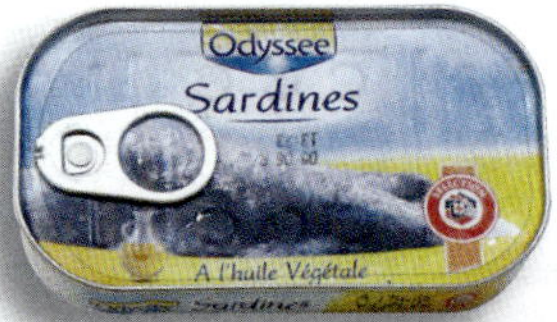

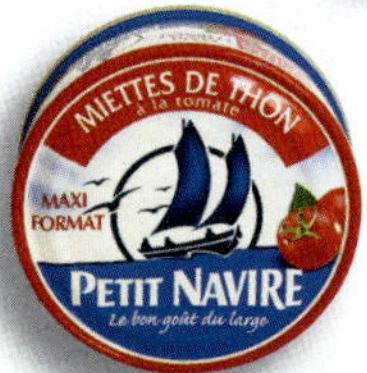

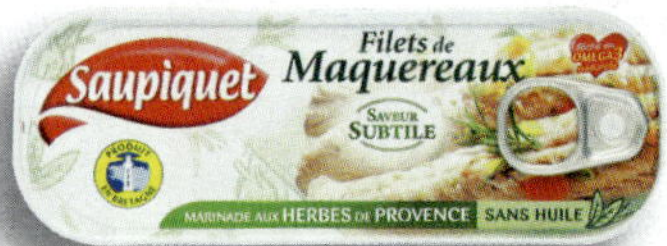

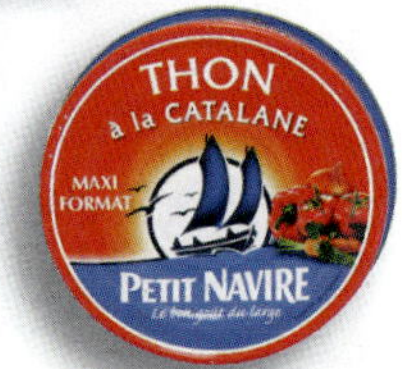

Miettes de thon à la tomate Petit Navire

- Huile : colza
- Épaississants : non

Du thon, du concentré de tomate, de l'eau et une matière grasse équilibrée favorable à la santé. Un produit tout ce qu'il y a de plus simple.

- Cal : 138
- Prot : 15 g
- Glu : 3.4 g
- Lip : 7.2 g

Filet de thon huile d'olive Saupiquet

- Huile : olive
- Épaississants : non

Une matière grasse de bonne qualité, du thon riche en oméga-3, pas d'additifs. Une très bonne manière de manger du poisson !

- Cal : 182
- Prot : 25.4 g
- Glu : 0 g
- Lip : 9 g

LE TOP

Maquereaux aux herbes Saupiquet

- Huile : aucune
- Épaississants : non

Du maquereau (60%), de l'eau, du vin blanc, des herbes de Provence pour un produit sans matière grasse ajoutée et sans additif. Nutritionnellement très correct.

- Cal : 163
- Prot : 11.6 g
- Glu : 1.2 g
- Lip : 12.3 g

Sardines à l'huile végétale Odyssee

- Huile : colza
- Épaississants : non

Moins cher que les sardines à l'huile d'olive et nutritionnellement très correct. Un produit très sain à petit prix.

- Cal : NC
- Prot : NC
- Glu : NC
- Lip : NC

Thon à la catalane Petit Navire

- Huile : colza
- Épaississants : oui

Thon (28%), concentré de tomates, légumes + huile de colza. C'est plutôt correct pour un thon à la catalane malgré les épaississants.

- Cal : NC
- Prot : NC
- Glu : NC
- Lip : NC

Filets de sardines à la tomate Saupiquet

- Huile : aucune
- Épaississants : oui

Seulement 50 % de sardines, une sauce à l'eau épaissie à coup d'amidon. Une goutte d'huile d'olive aurait été bienvenue. Pas d'arêtes donc moins riches en calcium.

- Cal : 132
- Prot : 10,4 g
- Glu : 2,5 g
- Lip : 9 g

Filets de maquereaux Petit Navire

- Huile : tournesol
- Épaississants : oui

56 % de poisson, des épaississants et de l'huile de tournesol pour un produit, au final, de moins bonne qualité que certains concurrents.

- Cal : 206
- Prot : 15.2 g
- Glu : 1 g
- Lip : 15.7 g

LE FLOP

Thon sauce à la mayonnaise Odyssee

- Huile : tournesol ou colza
- Épaississants : oui

Seulement 30 % de thon noyé dans une sauce contenant amidon transformé, sucre, colorant et épaississants. Malgré les légumes, c'est non !

- Cal : 229
- Prot : 9.5
- Glu : 1.7
- Lip : 20.4

Maquereaux tomate basilic Saupiquet

- Huile : tournesol
- Épaississants : oui

Du poisson dans de l'eau, du concentré de tomate, de l'huile de tournesol, du sucre, de l'amidon transformé de maïs et du lait écrémé. Il y a beaucoup mieux.

- Cal : 181
- Prot : 11.3 g
- Glu : 2.9 g
- Lip : 13.8 g

Filets de sardines Petit Navire

- Huile : tournesol, colza, pépins de raisin
- Épaississants : non

2 huiles très riches en oméga-6 donc un produit aux huiles déquilibrées ! Les filets sont plus chers que les sardines entières et moins riches en calcium.

- Cal : 231
- Prot : 20.9 g
- Glu : 0.6 g
- Lip : 16.2 g

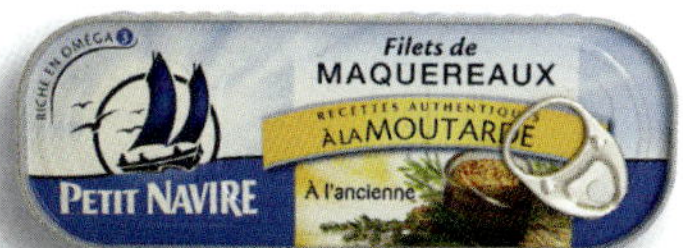

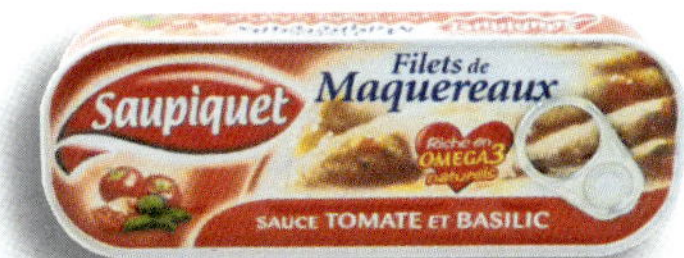

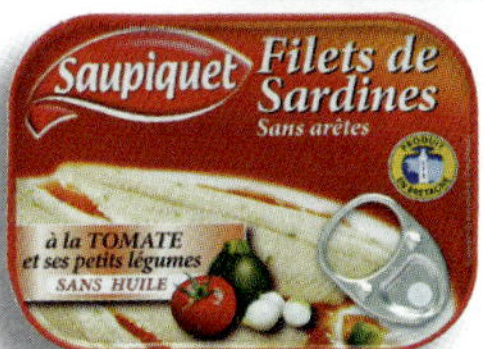

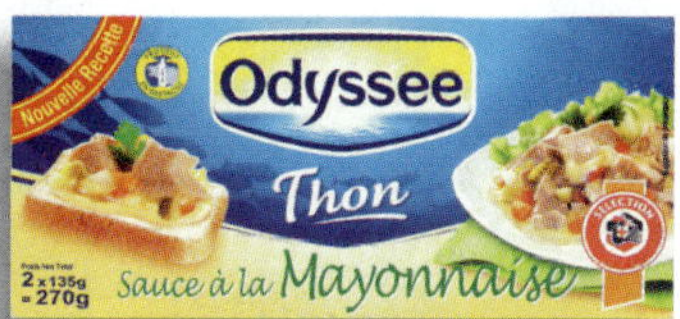

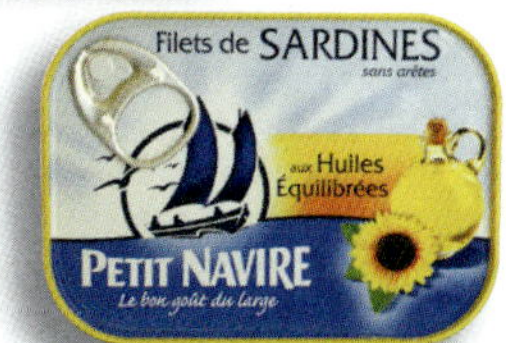

NON

RAYON POISSONNERIE

Plats cuisinés frais de poisson

OUI

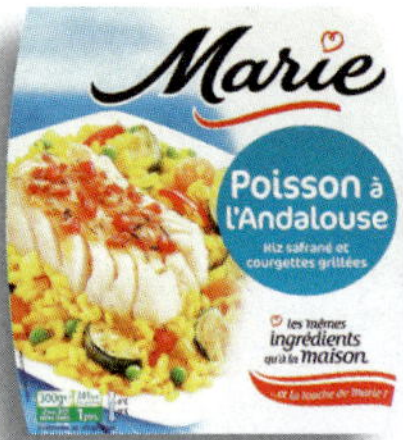

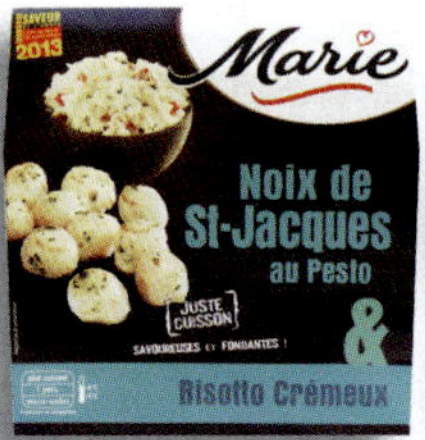

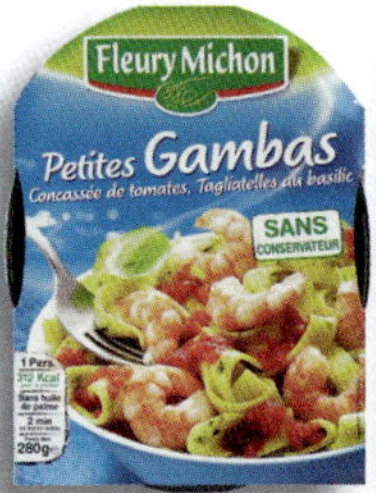

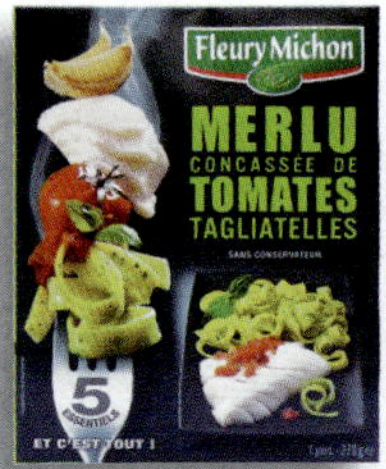

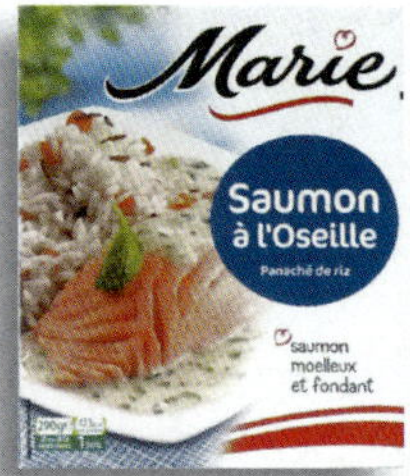

Poisson à l'andalouse Marie

- Poisson : 35 %
- Graisses : tournesol/olive
- Additifs : 0

Une teneur en poisson correcte, du riz, des légumes, aucun additif. Une pointe de sirop de glucose. Un produit plutôt bien équilibré.

- Cal : 114
- Prot : 8.2 g
- Glu : 9.9 g
- Lip : 4.3 g

Noix St jacques risotto crémeux Marie

- Poisson : 23.3 %
- Graisses : colza/crème/olive
- Additifs : 0

Hormis une teneur en Saint-Jacques un peu faible, la recette est simple même si elle aurait gagné à renfermer un peu plus de légumes.

- Cal : 142
- Prot : 7.3 g
- Glu : 8.7 g
- Lip : 8.5 g

Petites gambas Fleury Michon

- Poisson : 25 %
- Graisses : olive/colza/tournesol
- Additifs : 1

Un produit convenable. Dommage qu'il y ait un épaississant, du sucre et de l'amidon transformé de manioc.

- Cal : 112
- Prot : 6 g
- Glu : 12.1 g
- Lip : 4 g

Merlu tomates tagliatelles Fleury Michon

- Poisson : 27 %
- Graisses : olive
- Additifs : 0

Une recette simple : des tagliatelles, du merlu et des tomates cuisinés comme à la maison et à l'huile d'olive. Un bon point.

- Cal : 110
- Prot : 7.5 g
- Glu : 11.3 g
- Lip : 3.5 g

LE TOP

Saumon à l'oseille Marie

- Poisson : 24 %
- Graisses : crème/beurre/colza
- Additifs : 0

Une recette proche du fait maison. Du saumon, 45 % de riz dont 1% sauvage, de la crème fraîche, du vin blanc...

- Cal : 167
- Prot : 6.6 g
- Glu : 14.6 g
- Lip : 9 g

LE FLOP

Parmentier de poisson U

- Poisson : 24 %
- Graisses : crème/beurre/colza
- Additifs : 6

De la purée en flocons, de l'amidon transformé de riz, de nombreux additifs dont un potentiellement cancérigène. A fuir !

- Cal : 143
- Prot : 7.4 g
- Glu : 8.8 g
- Lip : 8.5 g

Penne saumon et épinards Marie

- Poisson : 17 %
- Graisses : crème fraîche
- Additifs : 7

Seulement 17 % d'un saumon préparé avec de l'amidon, des gélifiants, un antioxydant et un agent d'enrobage. 6 % d'épinards. Bof...

- Cal : 157
- Prot : 7.2 g
- Glu : 17.8 g
- Lip : 6.3 g

Pavé de lieu sauce citron Casino

- Poisson : 26 %
- Graisses : crème/tournesol/beurre
- Additifs : 13

Riz, poisson, légumes, un plat qui aurait pu être convenable sans cette sauce pleine d'épaississants, stabilisants, lactose... Dommage !

- Cal : 93
- Prot : 7.5 g
- Glu : 9.5 g
- Lip : 2.4 g

Lasagne au saumon Auchan

- Poisson : 29.2 %
- Graisses : crème légère/colza/palme/tournesol
- Additifs : 7

55 % de sauce + margarine, émulsifiant, acidifiant, colorant, sucre, amidon transformé... Non !

- Cal : 150
- Prot : 8.3 g
- Glu : 13.7 g
- Lip : 6.6 g

St-Jacques à la crème Weight Watchers

- Poisson : 21.5 %
- Graisses : tournesol/crème légère/olive
- Additifs : 4

Des noix de Saint-Jacques cuisinées avec des arômes, des légumes en poudre, de la gélatine de porc... Pas génial.

- Cal : 101
- Prot : 6.7 g
- Glu : 14.1 g
- Lip : 2 g

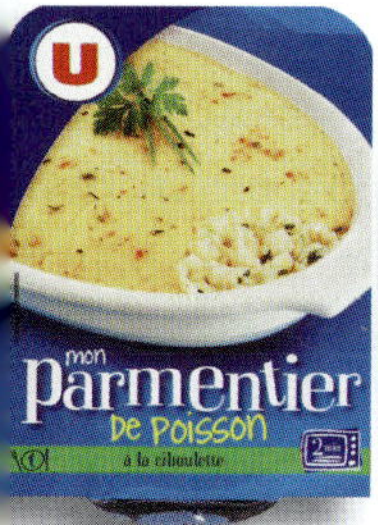

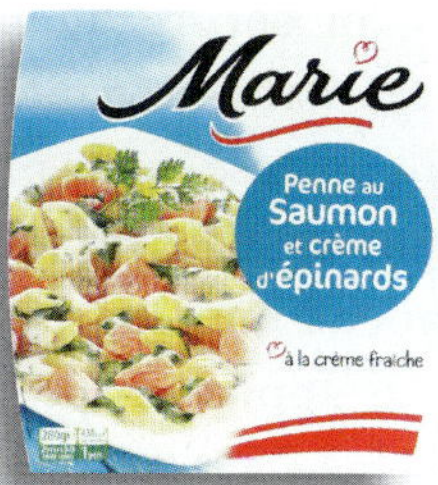

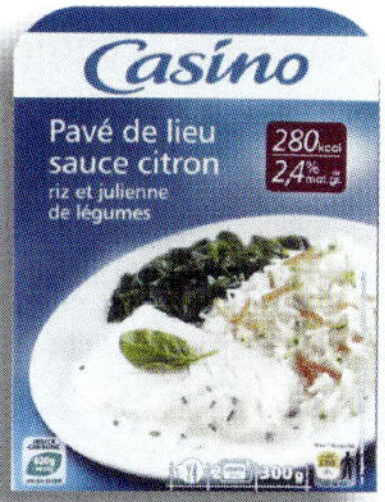

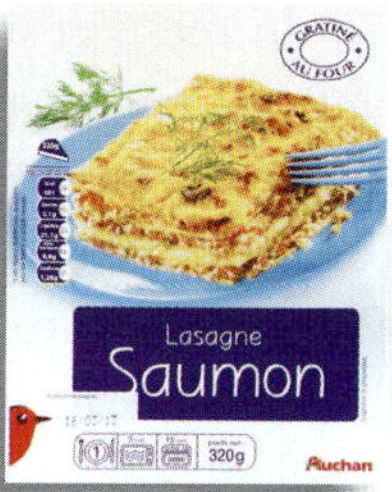

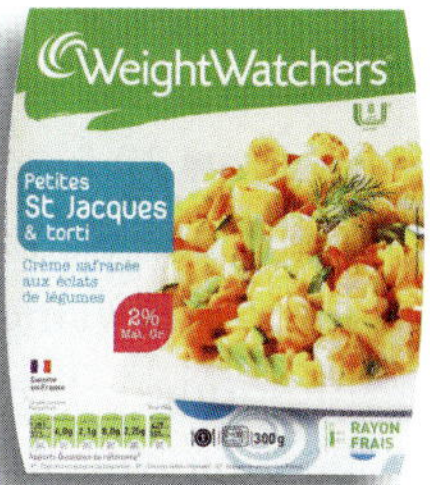

NON

Les viandes de boucherie

Au rayon boucherie, peu de marques et une liste d'ingrédients unique pour tous les produits : 100 % pur viande. Que faut-il donc savoir sur ces aliments ?

●●● Blanches, roses ou carrément rouges, les viandes de boucherie sont les reines des protéines, du fer… et des graisses saturées. Les Français en consomment environ 20 kg par an et par habitant. L'appellation viande de boucherie regroupe toutes les viandes issues des animaux domestiques : bœuf, veau, agneau, mouton, porc ou cheval. Les volailles et les lapins, le gibier, les abats et la charcuterie n'entrent pas dans cette catégorie.

La viande c'est quoi ?

Que ce soit du rumsteck, du gigot, des côtelettes ou encore du flanchet, ce que l'on mange dans la viande c'est du muscle (rouge ou rosé) avec plus ou moins de tissu conjonctif (blanc) autour. Sur le plan nutritionnel, l'intérêt principal des viandes tient à leur apport en protéines de bonne qualité : 16 à 25 g de protéines / 100 g de viande avant cuisson. Côté minéraux, la viande apporte du fer (3 à 5,5 mg / 100 g pour le bœuf contre 1-2 mg / 100 g pour le poulet) sous une forme facilement assimilable par l'organisme. 100 g de viande apportent ainsi en moyenne 15 % des apports conseillés en fer pour la femme et 30 % de ceux pour l'homme.

COMPOSITION MOYENNE DE LA VIANDE DE BOUCHERIE

CONSTITUANTS	TENEURS (G/100 G)
Eau	70
Protéines	18
Lipides	10
Glucides	traces

Les viandes sont aussi l'une des principales sources alimentaires de zinc et de vitamine B12.

Mais c'est la teneur en graisse des viandes qui fait couler le plus d'encre. D'abord parce que les viandes sont pointées du doigt du fait de leur teneur élevée en graisses saturées mauvaises pour le cœur. Ensuite, parce qu'il est plus difficile qu'on ne l'imagine de faire la différence entre une viande « maigre » et une viande « grasse » : l'équation viande grasse = viande rouge et viande blanche = viande maigre est-elle valide ? En fait la teneur en graisse des viandes dépend de plusieurs facteurs comme :

- l'alimentation de l'animal : plus il est engraissé et plus sa viande sera grasse (logique) ;
- l'espèce : le mouton est par exemple l'une des viandes les plus grasses ;
- le morceau choisi : la viande de l'épaule sera plus grasse qu'une escalope ;
- le mode de vie de l'animal : plus il est sédentaire et plus il est gras.

Globalement, les viandes de boucherie contiennent 40 % de graisses saturées, 42 % de graisses monoinsaturées (celles de l'huile d'olive) et seulement 18 % de graisses polyinsaturées. Par comparaison, un poisson renferme en moyenne 33 % de chaque type de graisses. En bref, la viande rouge n'est pas toujours grasse et la viande blanche pas toujours maigre (voir tableau page suivante).

VIANDES GRASSES ET VIANDES MAIGRES

MAIGRES (< 5 % DE GRAISSES)	MI-GRASSES (> 5 ET < 15 % DE GRAISSES)	GRASSES (> 15 % DE GRAISSES)
Agneau		
		côtelettes, gigot, épaule
Bœuf		
bifteck faux filet rosbif steack haché 5 %	flanchet « à bourguignon » « à pot au feu »	entrecôte, steack haché 15 %
Porc		
filet		côtelette, rôti, travers, échine
Veau		
escalope filet	côte, poitrine, rôti, épaule	

Source : *Connaissance des Aliments*, E. Fredot, Lavoisier 2005

Comment choisir votre viande

L'aspect de la viande est primordial. Ce sont la couleur et la présence de tissu conjonctif ou graisseux (le blanc) qui guident bien souvent l'achat. Les viandes de **1ère catégorie** (voir tableau page ci-contre) sont celles qui contiennent le plus de muscle et le moins de tissu blanc. Ce sont les viandes les plus rouges (ou rose) et les plus tendres pour le palais. Elles se cuisent rapidement, à la poêle ou au grill.

Celles de **3e catégorie**, en revanche, renferment beaucoup de tissu blanc, de tendons et d'os. Ce sont les morceaux les moins chers parce que les moins tendres, les plus longs à cuire (à l'eau) et ceux qui laissent le plus de déchets.

Pour la **couleur**, un beau rouge vif ou une belle couleur rosée sont prisés par le consommateur. C'est même pour cette raison que certaines grandes surfaces pratiquent « la remballe » : la viande dont la couleur a terni est découpée ; à nouveau rouge vif, elle est remise en barquette avec une nouvelle étiquette. En effet, la couleur de la viande exposée à l'air passe en quelques heures d'une couleur rouge vif à une couleur brune, peu ragoûtante. Totalement normal, ce phénomène est dû à une protéine proche de notre hémoglobine (cette molécule qui transporte l'oxygène dans le sang et lui confère sa couleur pourpre) qui possède la propriété de changer de forme (ce qui transforme la couleur de la viande) selon la teneur en oxygène. Dans les couches de la viande non en contact avec l'air, elle reste rouge. Une réfrigération longue ou une conservation sous vide peut également brunir la viande (qui redevient rouge vif après quelques minutes à l'air libre). Ce qu'il faut retenir c'est que la couleur rouge vif ne fait pas la fraîcheur et que la coloration brune n'est pas dangereuse sur le plan sanitaire. En revanche, si la viande vire vers le vert, ne l'achetez pas ou jetez-la.

L'œil du professionnel

- Chez le bœuf ou le mouton de qualité, la viande doit être rouge vif, brillante, ferme, élastique avec une odeur douce. Idem pour le veau sauf que la viande est blanche.
- La viande de porc doit être rosée, pâle et nacrée avec un grain serré et une graisse dense et bien blanche.
- La viande d'agneau doit être choisie d'une couleur qui va du rose pâle au rose soutenu selon l'âge et la provenance de l'animal. Son grain doit être fin et la graisse ferme et blanche, à peine rosée, abondante mais sans excès. Les gigots et les épaules doivent être charnus et ronds.

LES DIFFÉRENTES CATÉGORIES DE VIANDE

1ère CATÉGORIE	2e CATÉGORIE	3e CATÉGORIE
Qualité		
Peu de tissu conjonctif, beaucoup de muscle	Plus de tissu conjonctif, moins de muscle	Beaucoup de tissu conjonctif, tendons, os, petits muscles
Position anatomique sur l'animal		
Cuisses, régions fessières, dos	Épaules et régions costales	Extrémités collier, poitrine, muscles abdominaux
Cuisson		
Grillades ou rôtis (température ‹ 40 °C)	Cuisson à T > 80 °C en milieu aqueux	Cuisson à T > 80 °C en milieu aqueux

1ÈRE CATÉGORIE	2E CATÉGORIE	3E CATÉGORIE
Morceaux de bœuf		
Entrecôte et noix d'entrecôte Filet, faux-filet, onglet, hampe Rumsteck Tende de tranche, tranche, aiguillette Bavette d'aloyau	Gîte noix, rond de gîte Macreuse Paleron Collier Jumeau Basse côte	Gîte Plat de côte Poitrine Flachet Jarret Queue
Morceaux de veau		
Côte Longe, filet Noix	Côte découverte, bas de carré Épaule	Poitrine, tendron Flanchet Jarret, collier, pied
Morceaux d'agneau		
Côtelettes Côtes filet et filet Selle Gigot	Épaule Collier	Poitrine Haut de côte
Morceaux de porc		
Filet Côtelettes	Épaule	Poitrine Haut de côte

Source : *Connaissance des Aliments*, E. Fredot, Lavoisier 2005

POSITION ANATOMIQUE DES DIFFÉRENTS MORCEAUX

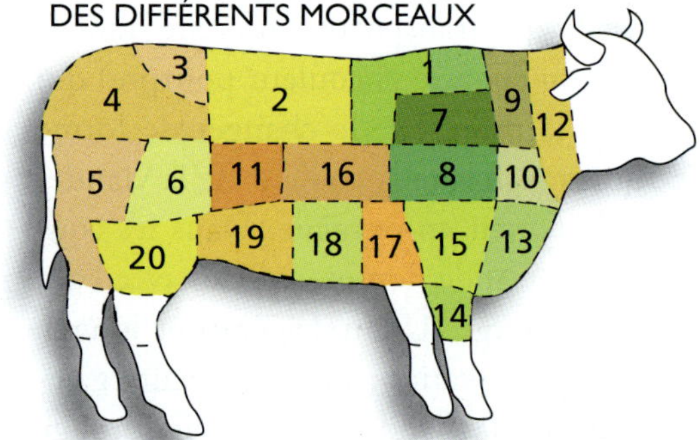

1. Entrecôte
2. Filet ou faux-filet
3. Rumsteak
4. Culotte
5. Gîte
6. Aiguillette
7. Paleron
8. Macreuse
9. Talon
10. Griffe
11. Bavette
12. Collier
13. Poitrine
14. Crosse
15. Gîte avant
16. Plat de côtes
17. Poitrine
18. Tendron
19. Flanchet
20. Gîte arrière

À qui profitent les marges ?

Vous achetez votre viande à 15 € le kilo mais savez-vous à combien elle se négocie tout au long de la filière entre l'éleveur et vous ?

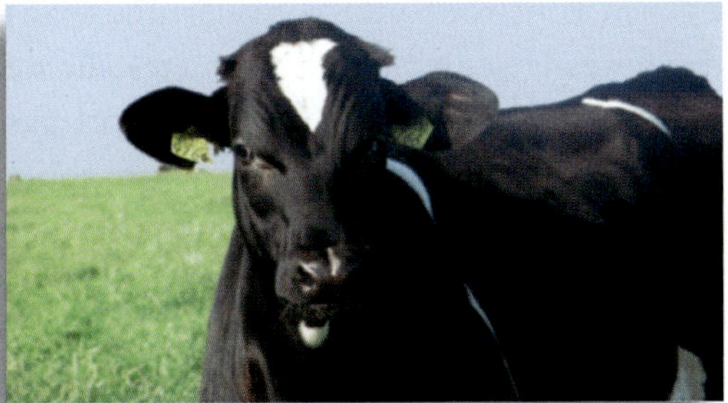

Eh bien, l'éleveur vend la viande à l'abattoir pour 2,70 € le kilo. Ce dernier la revend à une entreprise d'agroalimentaire au prix de 5,30 €. En tenant compte de son travail et de ses frais, l'abattoir dégage une marge de 12 %. L'entreprise, elle, revend la viande aux distributeurs au prix de 10,97 € le kilo, sa marge est de 10 %. Mais c'est le distributeur qui dégage la marge la plus élevée puisqu'une fois ses frais déduits, il empoche une marge de 30 % !

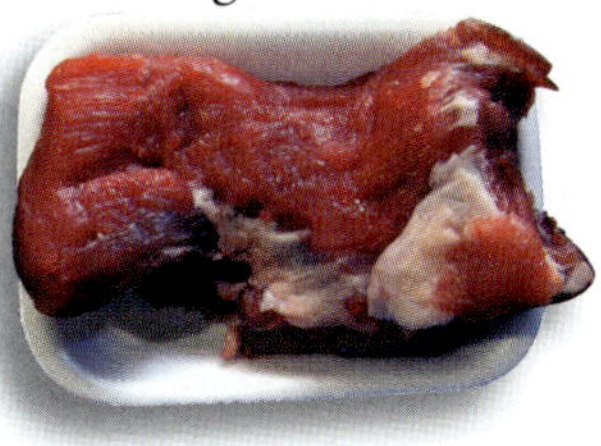

PORC	PRIX EN €/KG
Filet mignon	12.81
Echine	6.53
Côte	6.93
Rôti	11
Travers	7.90

BOEUF	PRIX EN €/KG
Steak haché	12.29
Faux filet	20.90
Entrecôte	21.54
Bifteck	18.29
Carpaccio	18.70
Bavette	22.98
Pavé	20.94

VEAU	PRIX EN €/KG
Epaule	17.00
Côtes à poêler	15.30
Escalope de veau	22.64

AGNEAU	PRIX EN €/KG
Gigot	17.32
Côtes	18.92

Prix moyens relevés en mars 2013 dans cinq enseignes de la grande distribution

Les règles de conservation

Pour conserver la viande fraîche de manière optimale, placez-la au réfrigérateur (0 à 4° C) dans son emballage d'origine (papier du boucher ou barquette filmée du libre-service). Elle pourra sans problème y rester 2-3 jours.

N'utilisez ni boîte hermétique ni papier d'aluminium (la couleur de la viande foncerait et elle risquerait d'y suinter). La viande hachée, elle, doit être consommée le plus rapidement possible.

Si vous souhaitez congeler une viande, faites-le seulement si vous êtes sûr de la fraîcheur du produit (donc a priori pas après l'y avoir laissé trois ou quatre jours au réfrigérateur). En effet, la congélation ne détruit pas les micro-organismes mais empêche juste leur prolifération. Sachez aussi que la décongélation modifie la couleur de la viande (qui évolue vers le rouge sombre), augmente sa tendreté (ce qui est une bonne nouvelle) et relâche un peu d'eau.

Faites LE BON CHOIX

- Côté santé : les viandes rouges ne devraient être consommées qu'une à deux fois par semaine car des études ont trouvé que les personnes qui en consomment beaucoup (plus de 500 g par semaine) ont un risque plus élevé de cancers digestifs.
- Astuce nutrition : pour manger un steak haché contenant des graisses bénéfiques pour le cœur c'est-à-dire un steak équilibré en oméga-6 et oméga-3 (ratio oméga-6/oméga-3 < 3), cherchez le logo bleu-blanc-cœur attestant que l'animal a été nourri avec des aliments à base de lin : marques Valtero, U, Bœuf d'Anvial.

Les volailles et les lapins

Après le scandale de la maladie de Creutzfeld-Jacob, les ventes de la volaille ont fortement augmenté. Mais pour le consommateur, la qualité de la volaille n'est pas toujours facile à évaluer. Petit tour d'horizon de ce qu'il faut savoir.

Les Français mangent en moyenne 22,8 kg de volaille par an et par habitant.

Le poulet reste la volaille la plus consommée, suivi de près par la dinde. Ces deux volailles sont en effet peu chères, faciles à consommer et se présentent sous de nombreuses formes.

Le lapin, lui, pâtit de son besoin d'une longue et délicate préparation. En effet sa chair contient beaucoup d'os de petite taille et s'assèche facilement.

Quant au canard, on consomme en général ses cuisses et ses magrets (filets de canards avec la peau).

Halte aux idées reçues

- **Les volailles sont élevées en batterie.**
  Faux

Élevé en batterie signifie en cage. Toutes les volailles françaises élevées pour leur viande sont élevées au sol, dans des bâtiments aux conditions d'hygiène contrôlées, où elles disposent d'un minimum d'espace pour circuler librement [cet espace varie selon les labels (voir tableau page suivante)]. Les volailles fermières Label Rouge et issues de l'Agriculture Biologique ont, par ailleurs, accès à des espaces en plein air.

Les poules picorent du pain dur.

Faux

C'était vrai avant mais les choses ont bien changé. Plus de pain dur, plus de vers de terre, plus de végétaux glanés ici ou là dans la cour de la ferme. Aujourd'hui les poules mangent hich tech. On leur sert un aliment tout prêt formulé par ordinateur pour une rentabilité maxi : un minimum d'aliment doit permettre d'obtenir un méga poulet en un minimum de temps. Cet aliment est constitué majoritairement de céréales (blé en Bretagne, maïs dans les Landes) et de tourteau de soja. On y ajoute des enzymes pour améliorer la digestibilité de l'aliment et des probiotiques pour doper ces enzymes. Le tout est complémenté en vitamines et minéraux.

Les volailles françaises ne consomment pas de farines animales.

Vrai

Les farines animales sont interdites en Europe depuis novembre 2000. Mais les volailles peuvent se manger les plumes ! Sous produits des industries d'abattage, les plumes sont constituées de protéines (kératine) qui peuvent être incorporées (après un traitement chimique) dans l'alimentation des volailles.

Les volailles sont systématiquement traitées aux antibiotiques.

Faux

Il fut un temps où les antibiotiques étaient largement utilisés comme facteur de croissance. Cependant, l'apparition de souches de bactéries résistantes ainsi que la présence de résidus dans la viande font qu'on leur préfère aujourd'hui les probiotiques (bactéries qui proviennent de la microflore digestive de l'animal). L'utilisation d'antibiotiques comme facteur de croissance a été interdite par l'Union Européenne en 2006.

Aujourd'hui, ils ne sont utilisés qu'à des fins thérapeutiques et les éleveurs ont l'obligation de respecter une période de retrait assurant que tout résidu est totalement éliminé par l'animal avant sa mise sur le marché.

Leur intérêt sur le plan nutritionnel

Comme les viandes de boucherie, les volailles et lapins se distinguent surtout par leurs teneurs en protéines de bonne qualité et en fer. Elles sont globalement moins grasses (mis à part l'oie, aucune volaille ne renferme plus de 15 % de graisses [5 % en moyenne]). La qualité de ces graisses diffère de celle des viandes de boucherie : moins de graisses saturées (35 % des graisses totales) mais beaucoup plus d'oméga-6 puisqu'elles sont nourries essentiellement de céréales riches en oméga-6. Les volailles élevées en plein air ou nourries aux graines de lin auront un profil en graisses plus équilibré (plus d'oméga-3). Et c'est l'oie la plus calorique : elle bat les records en protéines et graisses (voir tableau).

COMPOSITION NUTRITIONNELLE DE QUELQUES ANIMAUX DE BASSE-COUR

	KCAL /100 G	PROT. G/100 G	LIP. G/100 G	FER MG/100 G
Dinde	110	22	2,5	1
Canard	130	19,5	6	2
Lapin	130	20,5	5,5	1
Oie	280	29	17,5	3,5
Pintade	155	23,5	6,5	0,8
Poulet	125	22	4	1

Comment choisir une volaille

Premier prix, Label rouge, AOC ou biologique ? Y a-t-il vraiment une différence entre un poulet labellisé et un poulet standard ? Côté sanitaire, tout est contrôlé, pas de différence. La grande différence, c'est le goût (et le prix !). Et cette différence s'explique par la méthode d'élevage (voir tableau). Les poulets standard sont des poulets jeunes qui ont grandi rapidement et qui ont peu couru. Leur chair a une texture différente de celle des poulets labellisés qui eux, poussent plus lentement et disposent de

LES SIGNES OFFICIELS DE QUALITÉ DU POULET

CRITÈRES	POULET CLASSIQUE	CRITÈRES QUALITÉS CERTIFIÉS	LABEL ROUGE	AGRICULTURE BIOLOGIQUE
Objectif Principal	Recherche d'une production accessible avec un bon rapport qualité/prix	Conformités à des règles de production préalablement fixées par différents éleveurs. Cahier des charges contrôlé par un organisme officiel agréé par le ministère de l'Agriculture	Garantie d'un élevage fermier et d'une qualité supérieure	Garantie d'un élevage respectueux de l'environnement et sans produits chimiques de synthèse
Origine	Souches à croissance rapide	Souches à croissance intermédiaire	Souches rustiques à croissance lente	Souches rustiques à croissance lente
Densité d'animaux / m^2	23	18	11 maximum	10 maximum
Durée de l'élevage	environ 40 jours	56 jours minimum	de 81 à 110 jours	81 jours minimum
Alimentation	100 % végétale, minérale, vitaminique	100 % végétale (au moins 65 % de céréales)	100 % végétale (au moins 75 % de céréales)	100 % végétale (au moins 75 % de céréales et 90 % de matières premières certifiées AB)
Parcours extérieur	non	non	oui	oui

Source : Association Pour la Volaille Française.

plus d'espace pour évoluer : elle est moins ferme (moins de fibres musculaires) et renferme plus d'eau. Le must c'est évidemment les volailles fermières c'est-à-dire élevées en plein air (parcours limité) ou en liberté (complète). Elles sont soit Label Rouge, soit biologiques, soit AOC, soit issues d'unités de production de petite taille.

Les mentions obligatoires sur chaque emballage

- Les numéros de lot ou numéros individuels d'identification : ils permettent de remonter à la « fiche signalétique » des produits. Pour la volaille classique, ils aideront à identifier l'éleveur ; pour les labels, le « numéro individuel d'identification » permettra de connaître l'éleveur, l'âge de l'animal à l'abattage, le type d'alimentation... L'étiquette des produits certifiés porte également le nom de l'organisme indépendant qui a contrôlé le produit.
- L'estampille sanitaire : délivrée par la Direction Générale de l'Alimentation, elle indique que le produit satisfait aux exigences sanitaires en vigueur.
- La mention « 100 % végétaux, minéraux, vitamines » : présente sur toutes les volailles, elle signifie qu'aucune farine animale n'est administrée aux volailles.
- La fiche d'élevage : elle assure la traçabilité du lot. Elle est utilisée et remplie par l'éleveur, les techniciens et les vétérinaires.

Faites LE BON CHOIX

- Les volailles sont globalement moins grasses que les viandes de boucherie. Vous pouvez en consommer 2 à 3 fois par semaine.
- Choisissez toujours de préférence une volaille fermière : sa qualité – gustative et nutritionnelle – compense bien son coût plus élevé.
- Enlevez toujours la peau des volailles après cuisson.

OUI

Cordon bleu, volaille cuisinée ou panée

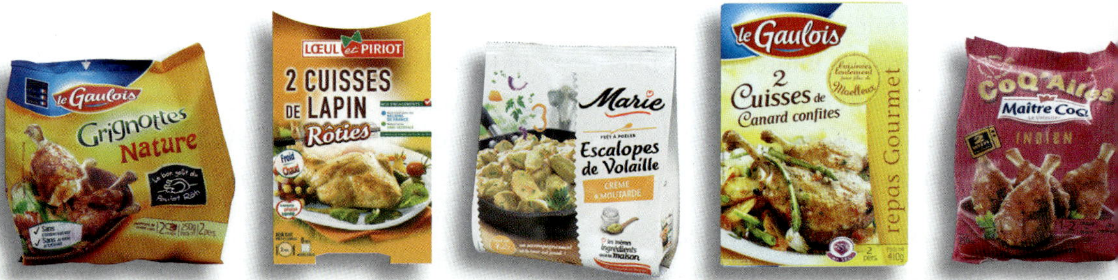

Grignottes Nature Le Gaulois

- **Viande : 87 %**
- **Additifs : peu nombreux**

87 % de viande, seulement 2 épaississants, pas d'ajout de graisses, un peu de glucose. Une liste d'ingrédients plus courte que la majorité des produits de cette gamme.

- **Cal : 198**
- **Prot : 21 g**
- **Glu : 2.9 g**
- **Lip : 9.7 g**

Cuisses de lapin rôties Loeul et Piriot

- **Viande : 85 %**
- **Pas d'additif**

Un lapin cuisiné comme à la maison avec de l'huile d'olive vierge extra, de la moutarde et des herbes. Un peu de sucre mais le produit est plus que correct.

- **Cal : NC**
- **Prot : NC**
- **Glu : NC**
- **Lip : NC**

Escalope de volaille crème moutarde Marie

- **Viande : 66%**
- **Additifs : aucun**

Une recette sans additif, presque comme à la maison. Dommage que l'on retrouve du sucre dans la préparation.

- **Cal : 121**
- **Prot : 17.7 g**
- **Glu : 1.2 g**
- **Lip : 5 g**

Cuisses de canard confites Le Gaulois

- **Viande : 80 %**
- **Additifs : peu nombreux**

4 ingrédients seulement (un record dans cette catégorie) et, mis à part l'arôme, rien que du naturel : cuisse, graisse, sel !

- **Cal : 190**
- **Prot : 23 g**
- **Glu : 0.6 g**
- **Lip : 11 g**

LE TOP

Coq'ailes indien Maître Coq

- **Viande : teneur élevée**
- **Additifs : peu nombreux**

Un produit peu transformé, une quantité de protéines élevée avec de bonnes épices (poivre, cannelle, cumin) et pas trop d'additifs. Correct.

- **Cal : 195**
- **Prot : 21 g**
- **Glu : 3 g**
- **Lip : 11 g**

LE FLOP

Panés façon tartiflette Le Gaulois

- Viande : 9 %
- Additifs : nombreux

Produit plus riche en panure et fromage qu'en viande, trop de graisses principalement apportées par le fromage et la crème. À éviter.

- Cal : 246
- Prot : 10 g
- Glu : 20 g
- Lip : 14 g

Escalopes normandes – Père Dodu

- Viande : 53%
- Additifs : très nombreux

Un produit contenant beaucoup d'additifs et notamment des nitrites, potentiellement cancérigènes.

- Cal : 185
- Prot : 14.6 g
- Glu : 13.6 g
- Lip : 8.1 g

Nuggets de poulet Père Dodu

- Viande : teneur convenable
- Additifs : très nombreux

Huiles de tournesol et de palme, amidon, dextrose, sirop de glucose-fructose, glutamate, bref des additifs à profusion !

- Cal : 205
- Prot : 14 g
- Glu : 15.9 g
- Lip : 9.5 g

Cordon bleu Monoprix

- Viande : 42 %
- Additifs : très nombreux

Peu de viande. Résultat autant de protéines que de graisses et de sucres. De la peau de dinde (miam), beaucoup d'additifs, dont le E250 potentiellement cancérigène.

- Cal : 229
- Prot : 13.5 g
- Glu : 14.5 g
- Lip : 13 g

Beignets de poulet Le Gaulois

- Viande : 52 %
- Additifs : nombreux

Seulement 52 % de viande, de l'huile de tournesol trop riche en oméga-6 et beaucoup d'additifs. On laisse en rayon.

- Cal : 238
- Prot : 11 g
- Glu : 17 g
- Lip : 14 g

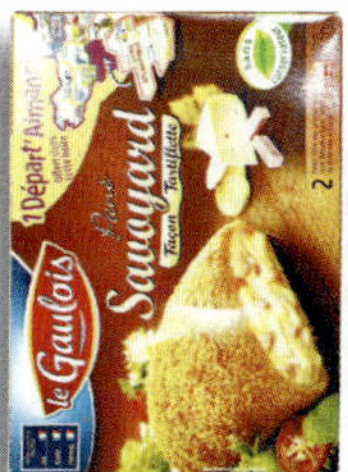

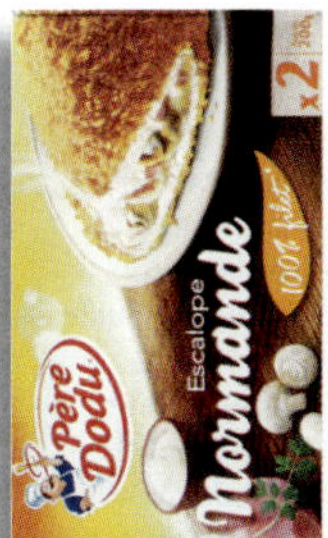

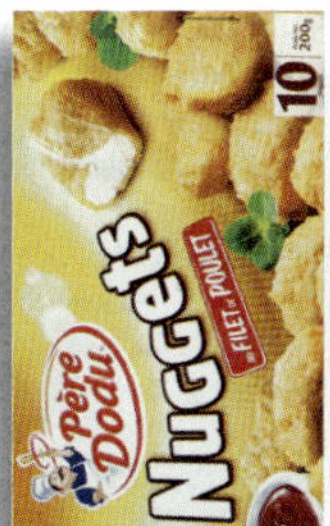

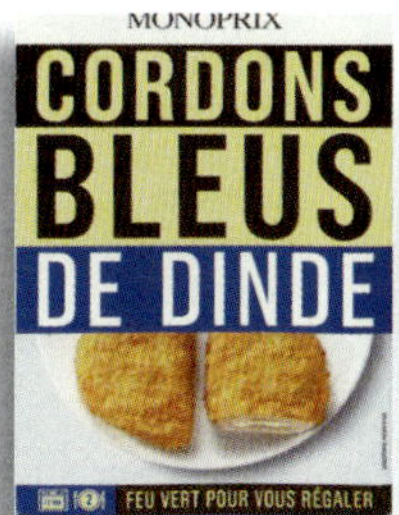

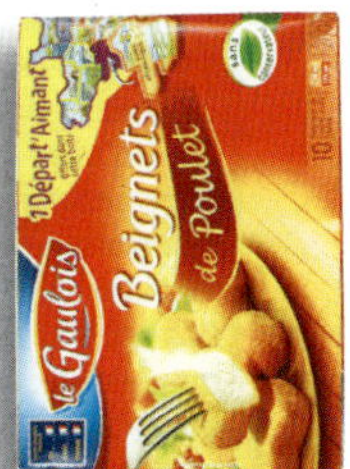

NON

RAYON **BOUCHERIE-CHARCUTERIE**

OUI

Plats cuisinés frais à base de viande

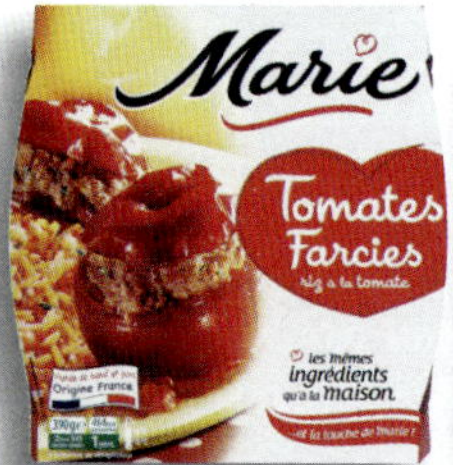

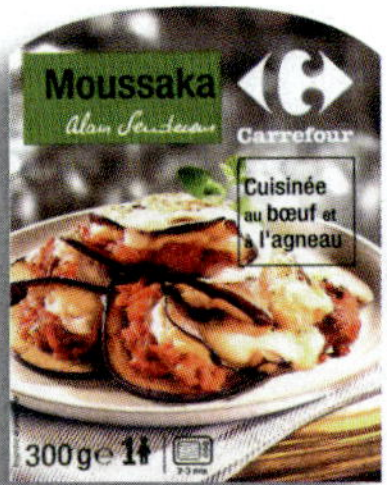

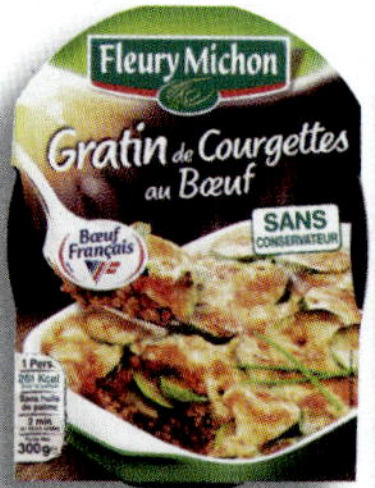

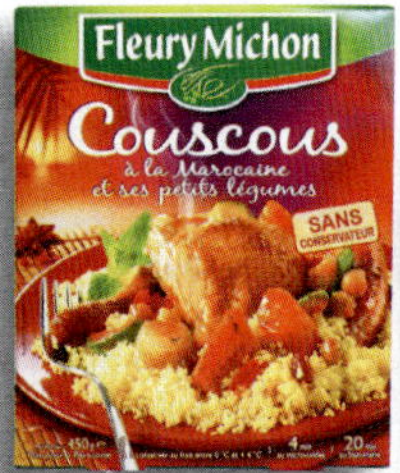

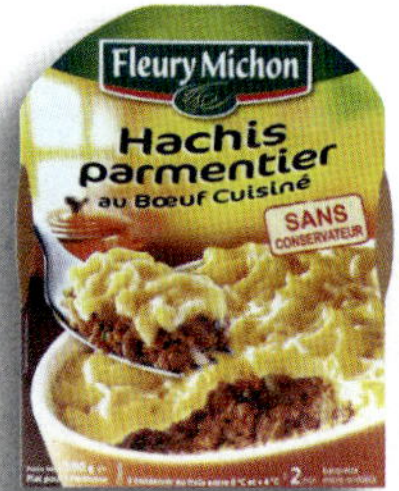

Tomates farcies riz à la tomate Marie

- Additifs : 1
- Viande : 18
- Graisses : +

33 % de tomate, 18 % d'une farce comme à la maison et 20 % de riz. Des arômes naturels comme seul additif. On applaudit.

- Cal : 119
- Prot : 4.5 g
- Glu : 12.8 g
- Lip : 5.4 g

LE TOP

Moussaka Carrefour

- Additifs : 3
- Viande : 40 %
- Graisses : +++

À la rigueur. De l'huile de tournesol et quelques additifs mais une bonne teneur en viande et des ingrédients simples.

- Cal : 135
- Prot : 5.5 g
- Glu : 8 g
- Lip : 9 g

Gratin de courgettes/bœuf Fleury Michon

- Additifs : 0
- Viande : 37 %
- Graisses : +

Malgré l'amidon et les flocons de pomme de terre, la teneur en légumes est correcte.

- Cal : 87
- Prot : 6 g
- Glu : 7.3 g
- Lip : 4.2 g

Couscous à la marocaine Fleury Michon

- Additifs : 4
- Viande : 45 %
- Graisses : ++

De la semoule, de la viande et des légumes cuisinés à l'huile de colza. Un plat complet de bonne qualité malgré l'ajout de sirop de glucose.

- Cal : 140
- Prot : 8 g
- Glu : 11.2 g
- Lip : 7.5 g

Hachis Parmentier Fleury Michon

- Additifs : 1
- Viande : 17 %
- Graisses : ++

Une recette assez simple et des ingrédients naturels. Bon produit. Seul hic, la purée de pomme de terre qui est une bombe en termes de charge glycémique.

- Cal : 135
- Prot : 8.5 g
- Glu : 6.7 g
- Lip : 8 g

LE FLOP

La choucroute Royale Stoeffler

- Additifs : 8
- Viande : 10.3 %
- Graisses : +++

Présence de charcuteries de mauvaise qualité (nitrite, polyphosphates, sirop de glucose et colorants). Dommage pour le chou (anti-cancer) !

- Cal : 130
- Prot : 4.5 g
- Glu : 5.5 g
- Lip : 10.5 g

Tagliatelles de poulet Weight Watchers

- Additifs : 5
- Viande : 20 %
- Graisses : +

Produit certes peu calorique, mais pour obtenir ce résultat, le fabricant a incorporé beaucoup d'eau retenue par des stabilisants. Dommage.

- Cal : 106
- Prot : 7.5 g
- Glu : 11.5 g
- Lip : 3.2 g

Blanquette de veau U les saveurs

- Additifs : 6
- Viande : 25%
- Graisses : ++

Une blanquette avec beaucoup d'additifs dont un exhausteur de goût pouvant entraîner des réactions allergiques chez les asthmatiques.

- Cal : 147
- Prot : 8.8 g
- Glu : 15.4 g
- Lip : 5.4 g

Saucisse purée Marie

- Additifs : 8
- Viande : 21 %
- Graisses : +++

Un produit très gras, bourré d'additifs en tous genres dont des nitrites... À fuir !

- Cal : 192
- Prot : 5.3 g
- Glu : 12.5 g
- Lip : 13.4 g

Lasagnes à la bolognaise Monoprix

- Additifs : 7
- Viande : 12 %
- Graisses : ++

Des lasagnes avec une cinquantaine d'ingrédients dont 7 additifs, des émulsifiants, du sucre, de la margarine et de l'amidon à tous les étages... ça vous tente ?

- Cal : 138
- Prot : 6.6 g
- Glu : 14 g
- Lip : 6.2 g

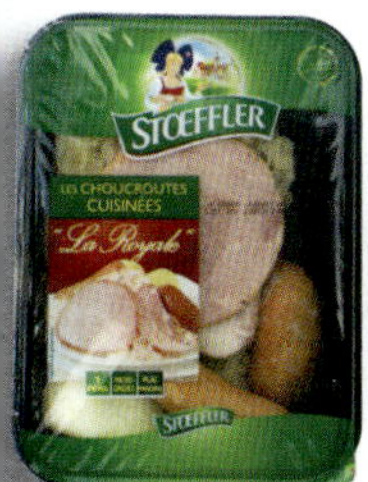

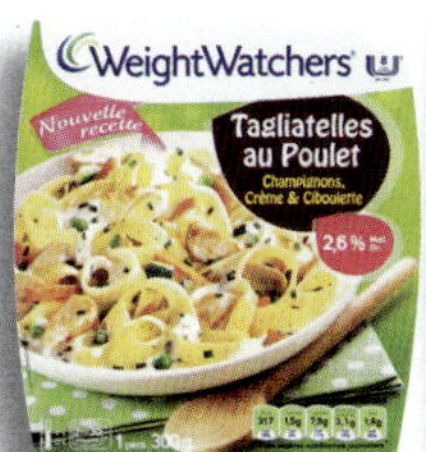

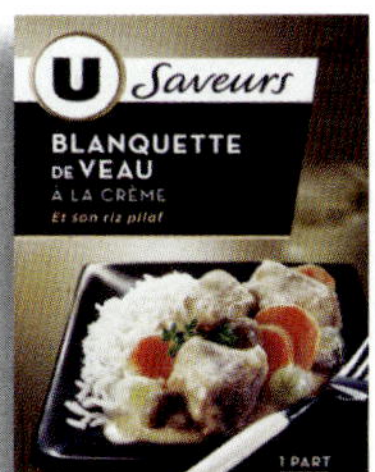

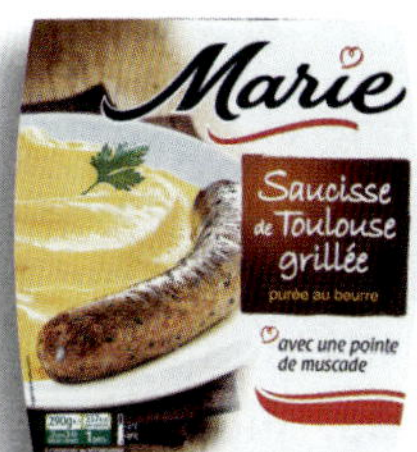

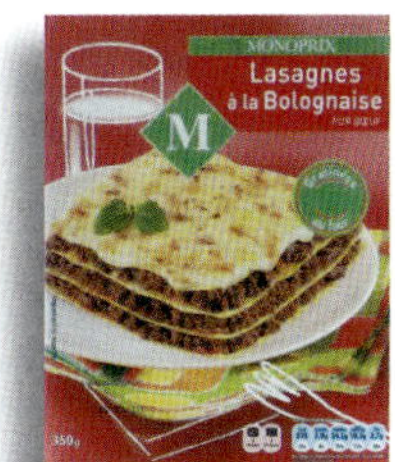

NON

Dans le cochon, tout est bon !

Ah, les charcuteries ! Patrimoine de la gastronomie française… et cauchemar des diététiciens ! Vraiment ? Tout dépend de quelle charcuterie on parle. Avec plus de 400 spécialités, elles ont, du point de vue nutritionnel, quelques différences.

●●● Le terme charcuterie désigne traditionnellement les préparations à base de viande de porc. Aujourd'hui il se réfère également à des produits à base de volaille, bœuf, veau, mouton (merguez, saucisse de volaille, jambon de dinde…). Quatre techniques sont à la disposition des charcutiers pour traiter la viande et la conserver : le salage (sel), la salaison (sel + sucre + nitrates et/ou sel nitrité), le séchage, la cuisson et le fumage. Outre la viande, les charcuteries peuvent contenir d'autres ingrédients selon les recettes tels que des aromates et épices, sucres, graisses, alcools, condiments et aussi des additifs.

On trouve dans les supermarchés quatre gammes de charcuterie :

- la charcuterie sèche (jambon cru, saucisson, saucisse sèche, lardons, copa, bacon…),
- le jambon cuit (de porc, de dinde, de poulet, fumé…),
- les pâtés (mousses de foie, rillettes, pâtés de campagne…),
- et les saucisses (saucisses de Strasbourg, chipolatas, Montbéliard, boudins, andouillettes...).

Quelques chiffres

1 220 000 tonnes de charcuteries sont produites en France chaque année. Un Français consomme chaque jour en moyenne 35 g de charcuteries (40.3 g pour les hommes, 29.9 g pour les femmes). Comme quoi, malgré une image diététique peu reluisante, la charcuterie maintient une bonne place dans l'assiette des Français. Est-ce une catastrophe sanitaire ? Pas vraiment. Lorsque l'on regarde les chiffres de plus près, on constate que le jambon blanc, qui est l'un des produits les plus fréquentables, représente plus d'un tiers des ventes de charcuteries en libre service (9 ménages sur 10 en achètent régu-

PRODUCTION FRANÇAISE DE CHARCUTERIES

Jambon cuit	20.9 %
Saucisses cuites	15.1 %
Jambon et saucissons secs	12.2%
Lardons	10.2 %
Pâtés en croûte, saucissons briochés…	9.8 %
Pâtés, rillettes	7.8%
Produits traiteur	5.9%
Autres	18.2 %

Source : infocharcuteries.fr

À qui profitent les marges ?

- L'éleveur vend son porc à l'abattoir au prix de 1.30 € / kg
- L'abattoir vend la carcasse au transformateur au prix de 2 € / kg
- L'industriel vend son produit fini au distributeur au prix de 5.50 € / kg
- Le supermarché vend son produit au client au prix de 11 € / kg
- D'un bout de la chaîne à l'autre, le prix du porc a été multiplié par 8.5

lièrement). Les saucisses, souvent beaucoup plus grasses et chargées en additifs, ne représentent, elles, que 15 % des ventes.

Nutritionnellement, ça donne quoi ?

Les charcuteries sont souvent mises à l'index et accusées de favoriser les maladies cardiovasculaires en raison de leurs teneurs excessives en graisse et en sel. Ce reproche n'est pas complètement infondé mais les charcuteries ont de quoi se défendre.

- **Côté graisses**, on constate de grandes variations d'un produit à l'autre. Le jambon blanc découenné par exemple présente des teneurs variant entre 1.5 et 5 g de lipides aux 100 g alors que certains produits comme le salami, les mousses de foie ou le foie gras flirtent avec les 50 g / 100 g (voir tableau). Sur le plan nutritionnel, ces graisses ne sont pas si inintéressantes que l'on pourrait le croire. Si la moitié d'entre-elles ne sont pas de très bonne qualité (40 % d'acides gras saturés connus pour leurs effets néfastes sur

TENEURS EN SEL ET EN GRAISSES

	TENEUR EN SEL (G / 100 G)	TENEUR EN GRAISSES (%)
Jambon cuit	2 1.5 pour l'allégé en sel	7 à 15 pour celui avec couenne 3 pour le dégraissé, découenné
Jambon sec	6	19
Lardons	3	20
Pâté de foie, pâté de campagne	1.8	29
Saucisson sec	5	33
Saucisse de Francfort, Strasbourg…	1.5	26

Source : *Connaissance des Aliments*, E. Fredot, Lavoisier 2005.

la santé cardiovasculaire et 10 % d'oméga-6), l'autre moitié est constituée de graisses monoinsaturées bénéfiques pour la santé (lire page 141).

- **Côté sel**, même constat, de grandes variations d'un produit à l'autre. Si le jambon cru, la saucisse sèche et le saucisson présentent des teneurs très élevées (5 à 6 g aux 100 g), les rillettes, les pâtés et toutes les charcuteries cuites (jambon, rôti de porc, épaules ou jambonneaux) ont des teneurs plus raisonnables (1.5 à 2 g).

Une bonne source de protéines

Les charcuteries sont riches en protéines de bonne qualité. Les jambons cuits, secs, les filets de bacon, les saucissons secs et saucisses sèches en contiennent plus de 20 %. Viennent ensuite les rillettes, andouilles et andouillettes dont la teneur se situe entre 15 et 20 %. Le boudin, la saucisse, les mousses, les pâtés et les terrines sont les produits qui en contiennent le moins (10 à 15 %).

Des ingrédients indésirables

À la différence des fromages traditionnels qui sont constitués uniquement de lait, de ferments et de sel, les charcuteries sont globalement des produits « complexes ». La grande majorité des charcuteries contiennent des ingrédients destinés à améliorer leur conservation, leur texture, leur cou-

Jambon cuit au bouillon de légumes

Jusqu'en 2009, on trouvait dans les supermarchés des jambons ne comportant pas de nitrites. En fait, les industriels utilisaient un bouillon riche en céleri et en carotte fournissant naturellement des nitrates. Ils rajoutaient à la cuisson des ferments capables de transformer ces nitrates en nitrites. Ce procédé totalement naturel permettait d'assurer une bonne conservation du jambon, le développement de la couleur rose appréciée des consommateurs et l'apparition de saveurs aromatiques. Cependant, depuis 2009, la DGCCRF impose la mention « nitrites » dans le cas de ce genre de fabrication. Devant ce flou réglementaire, les industriels ont préféré retourner à la fabrication classique, avec des sels nitrités.

leur ou leur goût : farine de blé, poudre de lait, huiles végétales, glucose... mais aussi de nombreux additifs tels que conservateurs, arômes, stabilisants, colorants. Trois d'entre eux méritent attention.

Les nitrites et les nitrates

Les sels nitrités (salpêtre, nitrite de sodium, nitrate de sodium ou de potassium), désignés sous les codes E249, E250, E251 ou E252, entrent très fréquemment dans la composition des charcuteries. Ils sont utilisés pour donner une couleur rose (plus appétissante que la couleur grise naturelle que prend la viande de porc lorsqu'elle est salée) mais également pour prévenir le développement de la bactérie *Clostridium botulinum* responsable du botulisme (maladie neurologique grave). Une Dose Journalière Admissible (DJA) a été déterminée pour les nitrites car ces composés sont susceptibles d'entraîner la formation de nitrosamines, des substances cancérigènes qu'il convient d'éviter. Une consommation raisonnable de charcuteries n'entraîne généralement pas de dépassement de la DJA. Cependant les études montrent que les gros consommateurs de charcuteries ont plus de risques de souffrir de cancer digestif que les autres.

La fumée

Un certain nombre de charcuteries sont fumées. C'est le cas des Knacki, de certains jambons, des lardons... Le problème, c'est que les procédés traditionnels utilisés pour fumer les aliments (combustion de copeaux de hêtres, de pin...) génèrent des composés cancérigènes appelés Hydrocarbures Aromatiques Polycycliques (HAP). Les études montrent que dans les régions du monde où l'on consomme beaucoup de produits fumés, les cancers digestifs sont plus fréquents. Ils convient donc de ne pas abuser des charcuteries fumées. En revanche, les charcuteries au « goût fumé » ne posent aucun problème ; celles-ci ne sont pas fumées mais aromatisées grâce à l'utilisation de fumées liquides débarrassées de leurs composés toxiques.

Les polyphosphates

Ils sont utilisés par les industriels pour augmenter les capacités d'hydratation des protéines de la viande ainsi que leur capacité de rétention de l'eau. Ils permettent d'obtenir une meilleure tenue des produits lors de la coupe et retardent le rancissement. Les polyphosphates ne posent en eux-mêmes aucun problème pour la santé. En revanche, ils « trompent » le consommateur car, à poids égal, un produit avec des polyphosphates renferme plus d'eau et donc moins de viande qu'un produit qui n'en contient pas. Un code des bonnes pratiques encourage les industriels à se passer de polyphosphates. Cependant, encore 58 % des charcuteries en contiennent (source : CICT).

Mais y a quoi dans les Knacki ?

Difficile de deviner les ingrédients qui se cachent derrière la texture fine et le goût uniforme des Knacki. Herta, Monique Ranou (Intermarché), Nos régions ont du talent (Leclerc), Carrefour… quelle que soit

Les différentes qualités de jambon

- Jambon « supérieur » : le produit a plus d'ingrédients nobles et moins d'additifs que les produits standards. Le jambon cuit supérieur ne contient ni polyphosphates, ni gélifiants. On trouve en revanche souvent du dextrose (glucose), des arômes, des nitrites et enfin des antioxydants (ascorbate de sodium) destinés à empêcher les graisses de rancir.
- Jambon « choix » : en plus de tous les additifs trouvés dans le jambon supérieur, il contient des polyphosphates mais pas de gélifiants.
- Jambon « standard » (1er prix) : il contient systématiquement en plus des polyphosphates et des gélifiants.

Ces différentes qualités sont également retrouvées dans les jambons de dinde ou de poulet qui peuvent contenir ou non des gélifiants et des polyphosphates. En revanche, les recettes n'intègrent pas systématiquement des antioxydants.

la marque, les compositions de ces saucisses sont peu ou prou les mêmes. En premier ingrédient : de la viande de porc. Après une brève salaison, cette viande est hachée puis malaxée avec du gras de porc. Les teneurs en viande indiquées varient de 34 à 80 % selon les marques (la viande contenant elle-même de la graisse, on ne connaît pas la quantité réelle de viande maigre dans le produit). Une chose est sûre, à l'arrivée, l'ensemble est gras (la teneur moyenne en graisses est d'environ 25 g / 100 g). Vous trouverez parfois mentionné « viande de porc séparée mécaniquement ». Cela signifie que la viande ne provient pas de morceaux nobles. Elle a été récupérée sur les carcasses par raclage, broyage et tamisage… à éviter !

L'eau arrive généralement en 2e ou 3e position dans la liste d'ingrédients (avant ou après le gras de porc), ce qui signifie qu'il y en a… beaucoup ! Comment faire pour la retenir et obtenir une pâte à texture fine et homogène ? Eh bien on y ajoute plusieurs ingrédients (selon les marques et les types de saucisse) :

- des protéines de lait : elles retiennent l'eau et émulsifient ;
- du plasma de porc : il permet de lier les différentes particules de viande et de gras dispersées ;
- des polyphosphates : ils retiennent l'eau et stabilisent l'ensemble lors de la cuisson ;
- plus surprenant, des fibres de blé ou des protéines de pois qui lient et remplacent le traditionnel plasma de porc ;
- du lactose : utilisé pour compléter l'apport en matière sèche, il « assèche » le produit.

Viennent ensuite les substances qui vont contribuer au goût : les arômes (dont la nature est rarement précisée), parfois des épices et des aromates et très souvent des exhausteurs de goût. Enfin viennent les substances destinées à la conservation : les nitrites bien sûr que l'on retrouve systématiquement dans toutes les marques, les antioxygènes (acide ascorbique, érythorbate de sodium) qui retardent le rancissement des graisses ou encore les fumées dont on ne sait pas toujours si elles ont été débarrassées de leurs composés toxiques (HAP). Bilan des courses : la knacki emballée, tout comme la saucisse de Strasbourg ou de Francfort, est loin d'être un produit naturel. Vous vous en doutiez ?

Faites LE BON CHOIX

- Roi du rayon : le jambon. Évitez les jambons bas de gamme. Ils sont bourrés de polyphosphates, de gélatine, de nitrites… et d'eau ! Autant que possible, consommez des jambons allégés en sel et enrichis en oméga-3.
- Préférez les pâtés en bocaux plutôt que les pâtés emballés sous plastique ; ils ont plus de chance de ne pas contenir de nitrites, surtout si leur couleur est plus grise que rose.
- Si vous aimez la rosette, le salami, le saucisson et la saucisse sèche, consommez-les avec parcimonie ; ces produits sont extrêmement gras. Idem pour les mousses de foie et de canard qui de plus contiennent beaucoup d'additifs.

Jambons

OUI

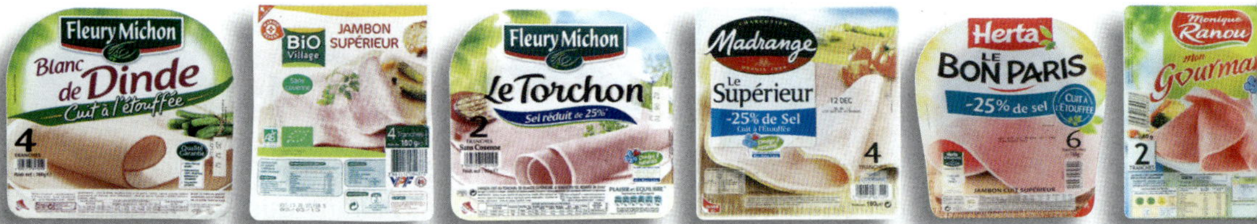

Blanc de dinde à l'étouffée Fleury Michon

- Additifs : 2
- Teneur en sel : 1.7 g

Du filet de dinde cuit dans un bouillon, une teneur en sel correcte, ce n'est pas mal.

- Cal : 102
- Prot : 21 g
- Glu : 1 g
- Lip : 1.5 g

Jambon supérieur Bio Village (Leclerc)

- Additifs : 3
- Teneur en sel : 1.65 g

Il ne contient pas trop de sel et le porc est bio. 3 additifs dont des nitrites pour la conservation, comme dans tous les jambons.

- Cal : 119
- Prot : 21.4 g
- Glu : 0.8 g
- Lip : 3.4 g

Le Torchon - 25 % de sel Fleury Michon

- Additifs : 2
- Teneur en sel : 1.5 g

Un jambon Label Bleu-Blanc-Cœur avec moins de sel et un peu plus d'oméga-3 qu'un jambon classique : 0.12 g/100 g, ce n'est pas énorme, mais c'est déjà ça !

- Cal : 123
- Prot : 21 g
- Glu : 0.8 g
- Lip : 4 g

LE TOP

Le supérieur - 25 % de sel Madrange

- Additifs : 3
- Teneur en sel : 1.5 g

Ce jambon est issu de la filière Bleu-Blanc-Cœur. Une faible teneur en sel, quelques oméga-3 (0.23 g/100 g) mais un additif de plus que l'équivalent Fleury-Michon.

- Cal : 137
- Prot : 20 g
- Glu : 0.8 g
- Lip : 6 g

Le Bon Paris - 25 % de sel Herta

- Additifs : 4
- Teneur en sel : 1.5 g

Un classique de la catégorie supérieure mais avec moins de sel : pas de polyphosphates, pas de gélifiants, des additifs en nombre limité et du dextrose. C'est correct.

- Cal : 108
- Prot : 21 g
- Glu : 0.4 g
- Lip : 2.5 g

Mon gourmand - 25 % de sel Monique Ranou

- Additifs : 2
- Teneur en sel : 1.5 g

Jambon de porc, sel, dextrose, conservateurs. Teneur en sel correcte mais n'attendez rien de ce jambon côté oméga-3 avec seulement 0.07 g/100 g.

- Cal : 117
- Prot : 22 g
- Glu : 1 g
- Lip : 2.8 g

Dès d'épaule Top budget

- Additifs : 5
- Teneur en sel : NC

2/3 de jambon, 1/3 d'eau, du glucose, des polyphosphates, des gélifiants, des nitrites et du dextrose. On comprend mieux pourquoi ce produit ne coûte pas cher !

- Cal : NC
- Prot : NC
- Glu : NC
- Lip : NC

LE FLOP

Râpé de jambon fumée Herta

- Additifs : 6
- Teneur en sel : 2.8 g

Un jambon contenant beaucoup d'additifs et de sel. De plus, il est fumé ; donc il contient des HAP, potentiellement cancérigènes. On laisse en rayon.

- Cal : 101
- Prot : 18
- Glu : 2
- Lip : 2.3

Dès de jambon Tradilège

- Additifs : 6
- Teneur en sel : 2.8 g

Même scénario que pour le jambon Top Budget : un produit riche en eau et bourré d'additifs. Il contient en plus du glutamate, un exhausteur de goût.

- Cal : 114
- Prot : 15.5
- Glu : 2.8
- Lip : 4.5

Allumettes de jambon Fleury Michon

- Additifs : 6
- Teneur en sel : 1.8 g

Seulement 86 % de jambon, le reste c'est de l'eau, du sel, du sucre et des additifs. Ces allumettes de jambon sont de mauvaise qualité.

- Cal : 84
- Prot : 17 g
- Glu : 2.5 g
- Lip : 4 g

Dés de jambon à l'étouffée Herta

- Additifs : 5
- Teneur en sel : 2.7 g

Une teneur en sel trop élevée, 86 % de jambon seulement, de l'eau en 2e ingrédient puis des polyphosphates, des conservateurs, des arômes, de la gélatine...

- Cal : 98
- Prot : 18 g
- Glu : 2 g
- Lip : 2 g

Blanc de poulet Tradilège (Leclerc)

- Additifs : 4
- Teneur en sel : 2 g

Du blanc de poulet avec 88 % de poulet, de l'eau, une teneur élevée en sel pour ce type de produit et 5 additifs. Il y a vraiment mieux.

- Cal : 98
- Prot : 19.7 g
- Glu : 0.9 g
- Lip : 1.5 g

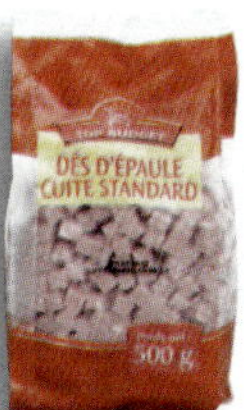

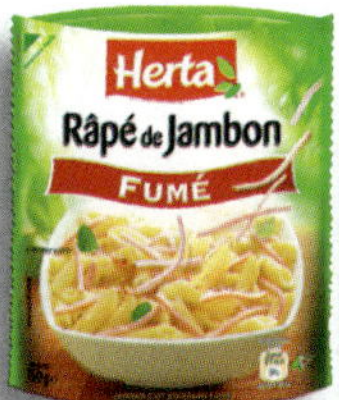

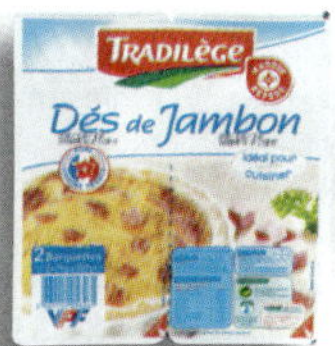

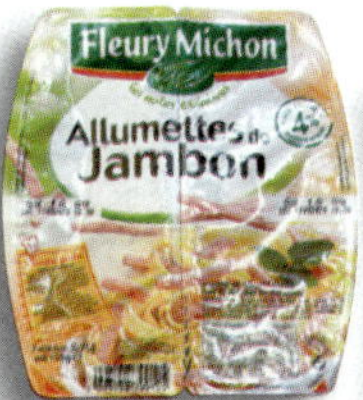

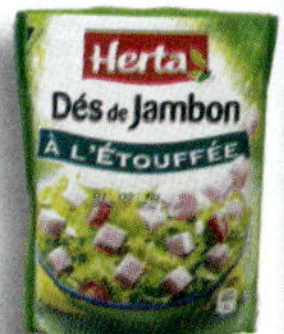

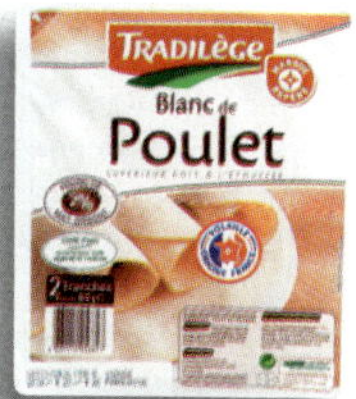

NON

OUI

Pâtés et rillettes

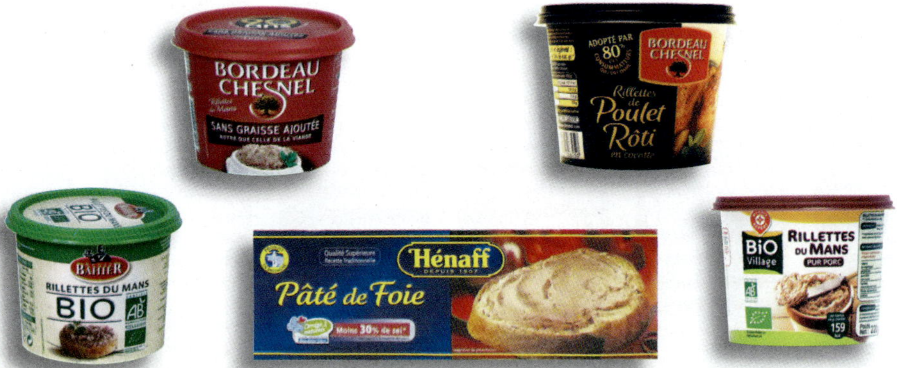

Rillette du Mans Régis Bahier

- Additifs : absence
- Nitrites : non

Une recette simple, contenant plus de viande que ses concurrentes et sans additif. Un bon produit.

- Cal : 378
- Prot : 15 g
- Glu : 0.5 g
- Lip : 35 g

Rillette sans graisse ajoutée Bordeau Chesnel

- Additifs : absence
- Nitrites : non

Pas d'additif, des ingrédients connus et peu nombreux (porc, sel, poivre). Sans hésitation, un bon produit moins gras que la version « Véritable ».

- Cal : 341 g
- Prot : 17.9 g
- Glu : <0.5 g
- Lip : 29.9 g

Pâté de foie Hénaff

- Additifs : peu nombreux
- Nitrites : oui

Du porc riche en oméga-3 (filière Bleu-Blanc-Cœur), une liste d'ingrédients courte, peu de sel. C'est pas mal malgré la présence de nitrites.

- Cal : 347
- Prot : 11 g
- Glu : 1.5 g
- Lip : 33 g

Rillettes de poulet rôti Bordeau Chesnel

- Additifs : absence
- Nitrites : non

Viande de poulet (90 %), graisse de canard, carottes, sel et poivre. Une recette simple et sans additif, comportant moins de graisses que les autres rillettes.

- Cal : 332
- Prot : 16.3 g
- Glu : 0.5 g
- Lip : 29 g

LE TOP

Rillette du Mans Bio Village

- Additifs : absence
- Nitrites : non

Une recette extra simple : viande et gras de porc, sel, poivre. Le tout issu de l'agriculture biologique. Pas d'additifs, pas de nitrites.

- Cal : 397
- Prot : 15.5
- Glu : 0.5
- Lip : 37

LE FLOP

Pâté de campagne Weight Watchers

- Additifs : nombreux
- Nitrites : oui

Moins de graisses, c'est sûr, mais manger de la gorge, de l'épaule et de la couenne de porc, non merci ! Sans compter les nitrites ! On laisse...

- Cal : 205
- Prot : 14.5 g
- Glu : 4.7 g
- Lip : 14.2 g

Rillettes du Mans Onno

- Additifs : peu nombreux
- Nitrites : oui

Une recette « traditionnelle » et simple certes, mais qui comporte des nitrites ! Les autres rillettes s'en passent donc laissez celle-ci en rayon.

- Cal : 436
- Prot : 14.4 g
- Glu : 0.05 g
- Lip : 42 g

Mousse au cèpe Madrange

- Additifs : nombreux
- Nitrites : oui

Teneur en viande faible. Présence de lait, d'amidon de maïs, de sucre, de dextrose et de nitrites. On laisse en rayon !

- Cal : NC
- Prot : NC
- Glu : NC
- Lip : NC

Rillettes de Canard Bordeau Chesnel

- Additifs : peu nombreux
- Nitrites : oui

Pourquoi ces rillettes, constituées comme ses concurrentes de viande cuite dans la graisse, contiennent des nitrites ? *That is the question...*

- Cal : 422
- Prot : 16.5 g
- Glu : 0.2 g
- Lip : 40.1 g

Le Mousson Paul Prédault

- Additifs : nombreux
- Nitrites : oui

Mousse de canard avec gras de porc, foie de poulet et seulement 15 % de foie de canard, des nitrites et un colorant. À fuir !

- Cal : NC
- Prot : NC
- Glu : NC
- Lip : NC

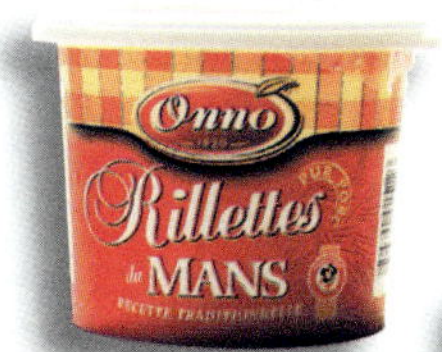

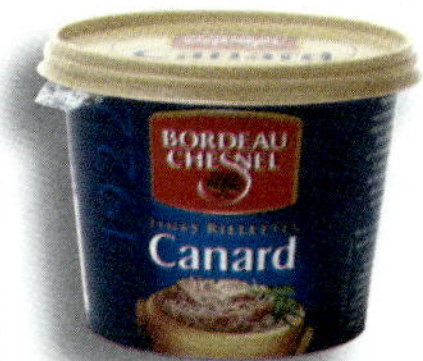

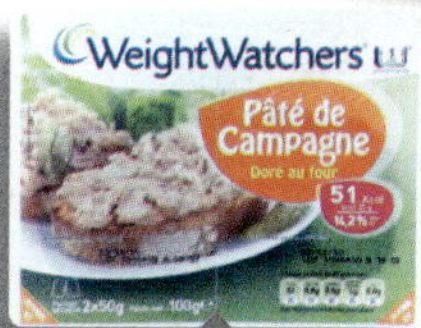

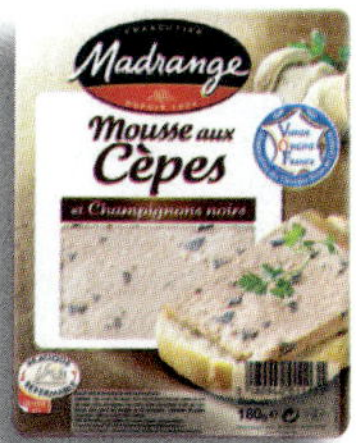

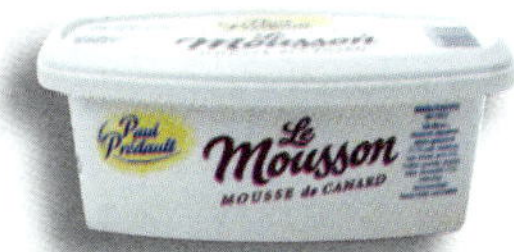

NON

OUI

Saucissons et jambons secs

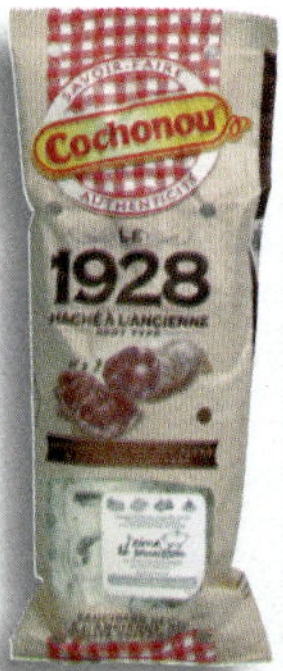

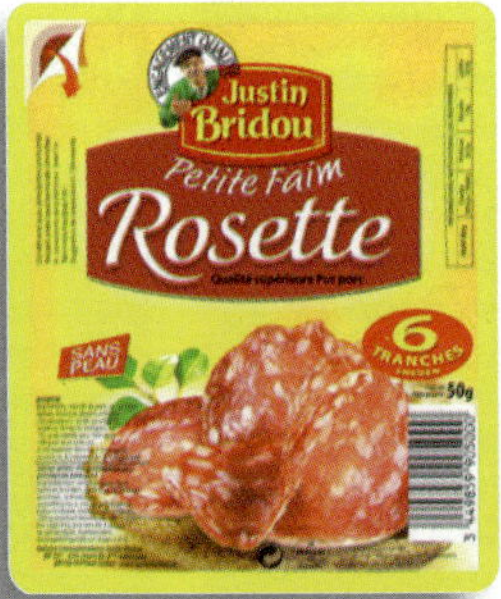

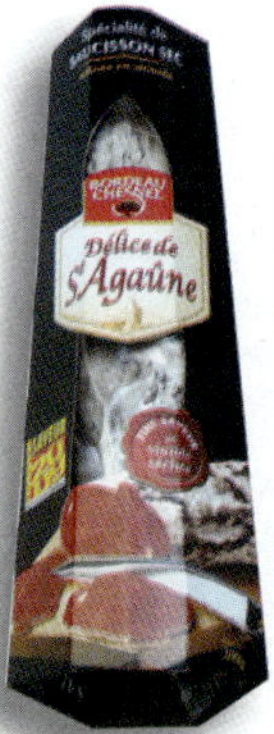

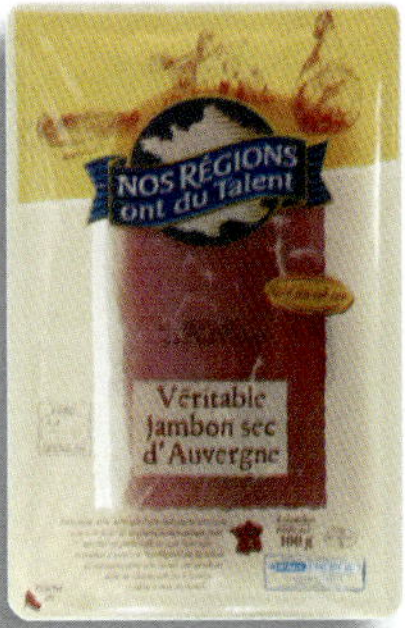

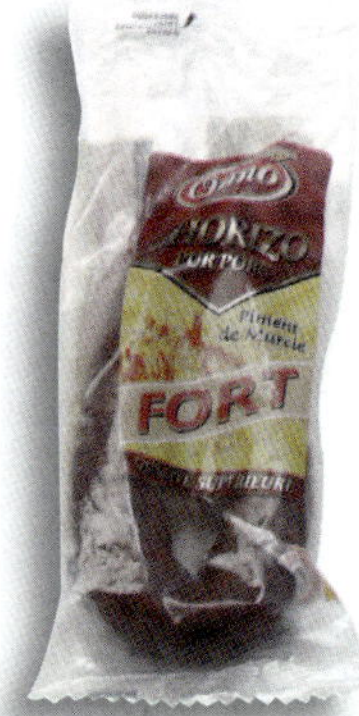

« Le 1928 » Cochonou

- Additifs : peu nombreux
- Sel : 5.2 g

Teneur en graisse très raisonnable, viande hachée gros (ce qui favorise la mastication), quelques épices et un conservateur. C'est pas mal.

- Cal : 373
- Prot : 28 g
- Glu : 1.4 g
- Lip : 28 g

Rosette Justin Bridou

- Additifs : peu nombreux
- Sel : NC

Une liste d'ingrédients courte comme la majorité des rosettes. Dommage qu'on y trouve des nitrates mais c'est systématique dans les charcuteries industrielles.

- Cal : 401
- Prot : 24.5 g
- Glu : 1.5 g
- Lip : 33 g

Délice de St Agaûne Bordeau Chesnel

- Additifs : nombreux
- Sel : 4.8 g

Un saucisson maigre (100 % jambon) qui se distingue, malgré quelques additifs, par son faible apport calorique et sa très bonne teneur en protéines.

- Cal : 273.4
- Prot : 40.1 g
- Glu : 0.8 g
- Lip : 12.2 g

Jambon sec d'Auvergne Nos régions ont du talent

- Additifs : peu nombreux
- Sel : 3.5 g

On apprécie la teneur en sel plus que correcte pour cette catégorie de produit (3.5 g/100 g). Dommage que les valeurs nutritionnelles ne soient pas communiquées.

- Cal : NC
- Prot : NC
- Glu : NC
- Lip : NC

LE TOP

Chorizo pur porc Onno

- Additifs : nombreux
- Sel : NC

Viande et gras de porc. 3 % de piment. Une liste d'ingrédients courte pour du chorizo. Pas de colorant mais du sucre et trois conservateurs. À la rigueur...

- Cal : 392
- Prot : 23 g
- Glu : 3 g
- Lip : 32 g

LE FLOP

Cervelas pur porc Alsace Herta

- Additifs : très nombreux
- Sel : 1.77 g

Eau en 2e position, exhausteurs de goût, colorants, arômes, nitrites, polyphosphates, lactose... Peut-on encore parler de charcuterie ?

- Cal : 275
- Prot : 12 g
- Glu : 0.8 g
- Lip : 25 g

Jambon cru Aoste

- Additifs : peu nombreux
- Sel : 6.5 g

Ce jambon contient des nitrates (dont se passent certains fabricants de jambon cru) et il est extrêmement salé (6.5 g/100 g). À éviter.

- Cal : 268
- Prot : 28 g
- Glu : 0.7 g
- Lip : 17 g

Bâton de berger à croquer Justin Bridou

- Additifs : peu nombreux
- Sel : NC

Pas si mal quand on regarde la teneur, plutôt élevée en viande au départ (190 g/100 g) mais de la viande visiblement grasse car saucisson très calorique.

- Cal : 515
- Prot : 30 g
- Glu : 2 g
- Lip : 43 g

Mini saucisson sec Monoprix

- Additifs : nombreux
- Sel : NC

Des minis saucissons constitués pour moitié de gras et contenant un colorant et des nitrites. À laisser en rayon.

- Cal : 534
- Prot : 28 g
- Glu : 2.1 g
- Lip : 46.8 g

Croc'sec Nature Cochonou

- Additifs : peu nombreux
- Sel : NC

48 % de graisse, c'est plus que certaines margarines allégées ! Ces petits saucissons sont également assez sucrés. Surprenant !

- Cal : 516
- Prot : 28 g
- Glu : 2 g
- Lip : 44 g

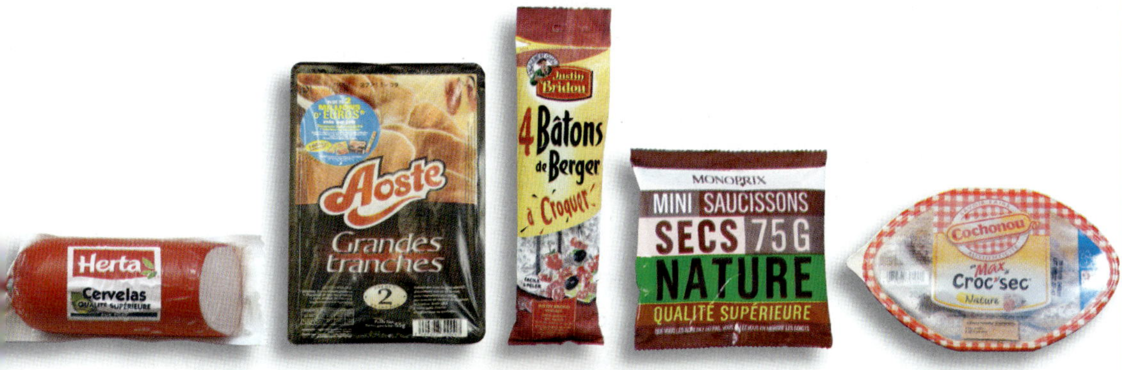

NON

Saucisses à chauffer ou à cuire

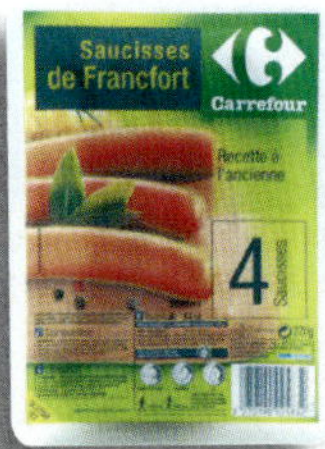

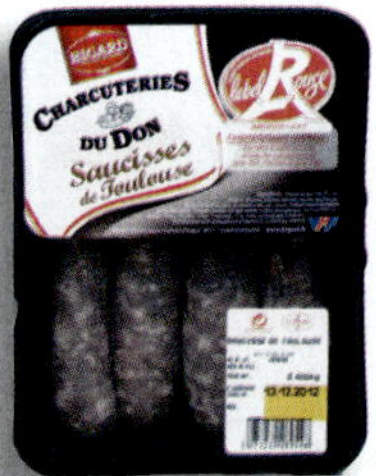

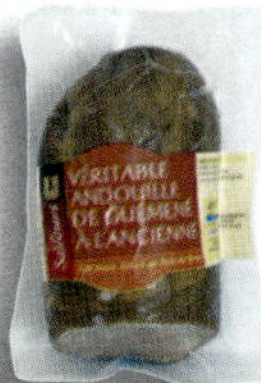

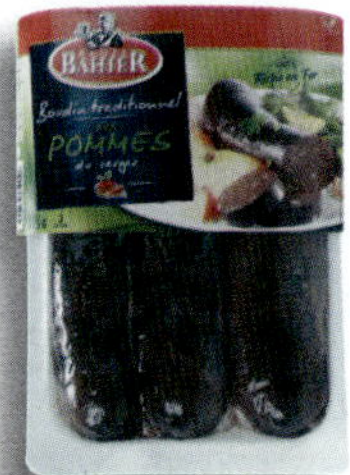

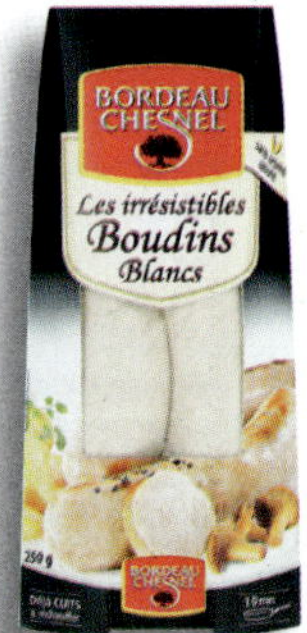

Saucisses de Francfort Carrefour

- Additifs : peu nombreux
- Nitrites : oui

Une bonne teneur en viande de porc (80 %), quelques additifs et une teneur en sel correcte. C'est mieux que beaucoup de ses concurrentes.

- Cal : 228.2
- Prot : 13.4 g
- Glu : 1.8 g
- Lip : 18.6 g

Saucisse de Toulouse Label Rouge Bigard

- Additifs : aucun
- Nitrites : non

97 % de viande labellisée, pas de colorant, ni de conservateur, ni d'arôme artificiel. Un bon produit en dépit de la présence de sucre.

- Cal : 222.5
- Prot : 18.1
- Glu : 0.4
- Lip : 16.5

Andouille de Guéméné Les saveurs U

- Additifs : aucun
- Nitrites : non

Une andouillette de Guéméné constituée uniquement d'ingrédients naturels et en petit nombre (tripes, sel, poivre). On lui pardonne d'être fumée !

- Cal : NC
- Prot : NC
- Glu : NC
- Lip : NC

Boudin noir aux pommes Régis Bahier

- Additifs : aucun
- Nitrites : non

Un boudin 100 % naturel : sang (riche en fer), pommes et oignons, gras et couenne de porc, sel et épices. Un sans faute !

- Cal : 226
- Prot : 10 g
- Glu : 4.8 g
- Lip : 20.9 g

LE TOP

Boudin blanc Bordeaux Chesnel

- Additifs : peu nombreux
- Nitrites : non

Un produit assez calorique mais ne contenant qu'un conservateur comme additif. A la rigueur.

- Cal : 298
- Prot : 10.6 g
- Glu : 1.7 g
- Lip : 27.6 g

Boudins noirs aux pommes Onno

- Additifs : peu nombreux
- Nitrites : non

Un boudin fabriqué avec une compote à base de purée de pomme concentrée, de sirop de glucose fructose et de sucre. Pas terrible...

- Cal : 252
- Prot : 10
- Glu : 4.8
- Lip : 20.9

Knacki original Herta

- Additifs : nombreux
- Nitrites : oui

Moins de viande que chez ses concurrentes en page de gauche. Des saucisses fumées au bois de hêtre donc elles contiennent probablement des HAP. Autant éviter !

- Cal : 277.9
- Prot : 12 g
- Glu : 2 g
- Lip : 25 g

Boudins blancs de volaille Monique Ranou

- Additifs : nombreux
- Nitrites : non

Un produit contenant seulement 31,5% de poulet, mélangé à des ingrédients déshydratés et de l'amidon. Pas terrible.

- Cal : 311
- Prot : 9.4 g
- Glu : 5 g
- Lip : 27.9 g

LE FLOP

Saucisses de Francfort Stoeffler

- Additifs : très nombreux
- Nitrites : oui

Pas moins de 7 additifs dont des polyphosphates, un exhausteur de goût (le glutamate) et du nitrite de sodium. Des saucisses très (trop !) chargées en additifs.

- Cal : 267
- Prot : 12.7
- Glu : 0.8
- Lip : 23.7

Saucisses de volaille Le Gaulois

- Additifs : très nombreux
- Nitrites : oui

Un bon point pour les valeurs nutritionnelles mais un cocktail d'additifs dont des nitrites et un colorant provoquant des allergies. A éviter.

- Cal : 161
- Prot : 16 g
- Glu : 2.5 g
- Lip : 9.7 g

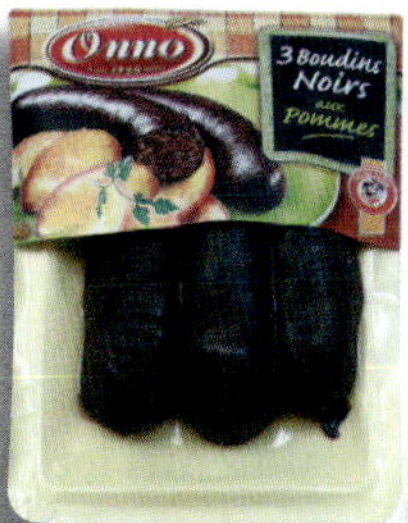

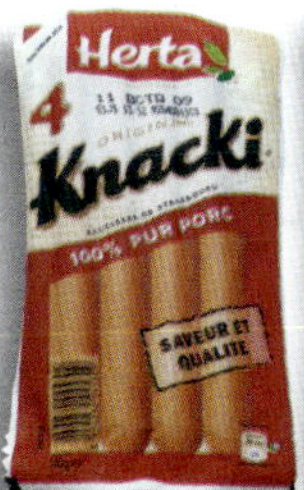

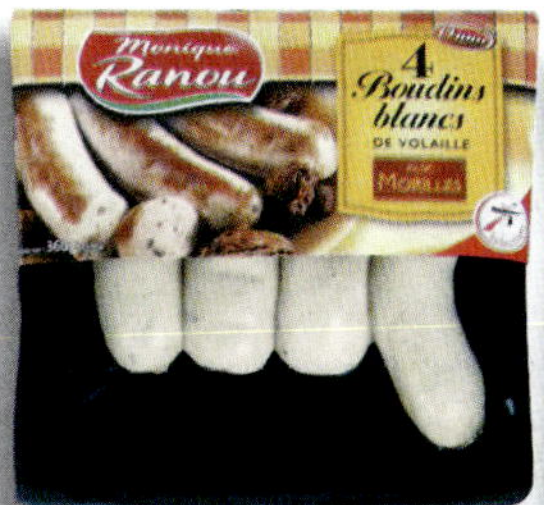

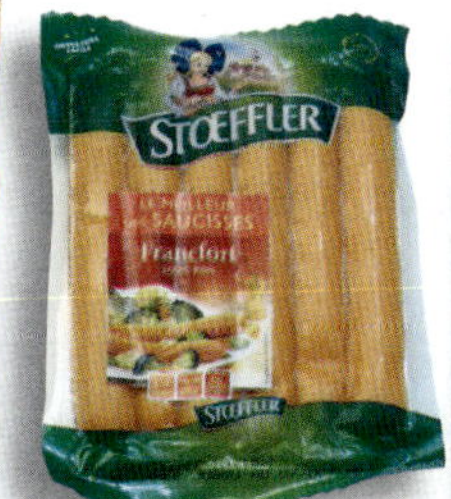

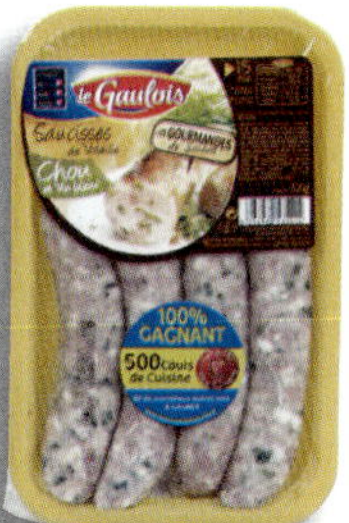

NON

Papa, c'est quoi cette bouteille de lait ?

Qui aurait pu parier il y a dix ans que le rayon lait se diversifierait autant ? Sans lactose, enrichi en fibres, en vitamines, l'offre est en passe de devenir aussi pléthorique que celle des desserts lactés. Souvent nettement plus chers que les laits classiques, ces laits sont des purs produits marketing. Les grandes marques sont Lactel et Candia mais elles sont fortement concurrencées par les marques de distributeurs.

●●● Au rayon lait liquide, les deux grandes marques nationales sont Lactel et Candia – elles occupent à elles deux 30 % du marché, le reste étant occupé par les marques de distributeurs (MDD) et les marques régionales. Pour maintenir leur leadership et occuper le devant de la scène, Lactel et Candia ont diversifié l'offre en développant le créneau des laits spécifiques : sans lactose, enrichi en fibres, en vitamines, en magnésium ou en oméga-3, bio, lait de chèvre, etc. Le créneau des laits « classiques » (UHT, demi-écrémé…) est lui, majoritairement occupé par les MDD même si celles-ci commencent à diversifier leurs gammes.

Nutritionnellement, ça donne quoi ?

Le lait commercialisé provient de grands mélanges. Sa composition est à peu près constante. Composé à 87 % d'eau, le lait entier contient 5 % de sucre (le lactose), 3.6 % de graisses (principalement des graisses saturées) et 3.5 % de protéines de bonne qualité. Le lait entier apporte quelques vitamines du groupe B (B2 et B12) et des vitamines A et D (les laits demi-écrémé et écrémé en sont dépourvus). Le lait est généralement présenté comme un aliment santé idéal, incontournable et en particulier un aliment favorable à la santé des os en raison de sa richesse en calcium.

Pour des os en bonne santé

Il ne suffit pas de se procurer suffisamment de calcium pour avoir des os solides. Il faut aussi retenir ce calcium. Pour cela, il faut des vitamines D et K et consommer beaucoup de fruits et légumes. Les fruits et légumes permettent de conserver le calcium dans l'organisme contrairement aux laitages qui paradoxalement le laisse échapper. C'est pour cette raison que la consommation de laitages doit rester modérée.

C'est abusif. Avec 120 mg pour 100 g, le lait est effectivement riche en calcium mais d'autres aliments en renferment bien plus (sardines, amandes, figues séchées, noix du Brésil, épinards…). Ainsi le lait n'est nullement indispensable. Tout est affaire de goût. Si on le tolère, on peut en boire modérément (lire encadré) pour le plaisir. C'est à dire un à deux laitages par jour tout au plus.

Du pis au bol, parcours du lait UHT

Vous pensiez que le lait de votre brique de lait UHT avait simplement été porté à ébullition après la traite puis conditionné ? Détrompez-vous. Avant d'arriver dans votre bol, votre lait a subi trois traitements.

- Une homogénéisation qui consiste à faire éclater les globules de matière grasse en très fines particules afin d'éviter le dépôt de la crème le long des parois de l'emballage et la formation de « peau » dans votre bol.
- Une standardisation destinée à harmoniser la composition du lait afin qu'il contienne, pour du lait demi-écrémé, entre 15.45 et 18.45 g de graisse par litre (36 g/L pour du lait entier, 3.09 g/L pour du lait écrémé).
- Enfin une stérilisation qui consiste à injecter de la vapeur sous pression dans le lait afin de le porter à 145°C pendant quelques secondes avant refroidissement.

Que penser des laits spécifiques ?

Les laits spécifiques sont généralement nettement plus chers que les laits classiques pour un service rendu, avouons-le, très modeste.

Les laits à teneur réduite en lactose (0,5 g/L au lieu de 5 g/L dans un lait standard) sont obtenus grâce à l'ajout d'une enzyme qui digère ce sucre. Ils sont utiles aux personnes intolérantes au lactose. Leur prix est nettement plus élevé que celui des laits standards (entre 1.5 et 2 fois plus élevé).

Les laits enrichis (magnésium, calcium, vitamine D, protéines, fibres…) n'ont pas d'intérêt majeur si ce n'est encore une fois celui d'alléger votre porte-monnaie.

En effet les quantités de nutriments apportées ne sont pas significatives hormis peut-être pour les laits enrichis en oméga-3. Les laits enrichis en vitamine D par exemple n'ont aucun impact sur le taux de vitamine D dans le sang.

Silhouette Candia Bio

Vitamine D : 1 µg

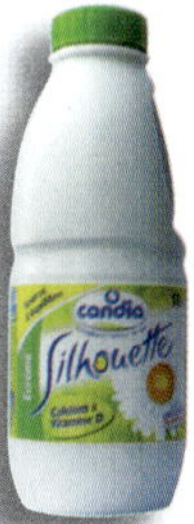

Calcium : 120 mg

Prix : 1.50 €/L

Un lait écrémé avec un tout petit peu de vitamine D et autant de calcium qu'un lait classique. N'importe quel lait écrémé de base bio ferait aussi bien l'affaire !

Lait Viva de Candia

Vitamine D : 1 µg

Calcium : 120 mg

Prix : 1.12 €/L

Un lait appauvri en lactose (2,8 g

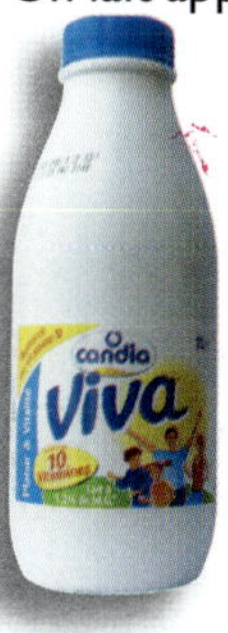

contre 4,8 g) et enrichi en vitamines (en quantités modestes), notamment en vitamine D. Un prix raisonnable pour un avantage nutritionnel probablement modéré.

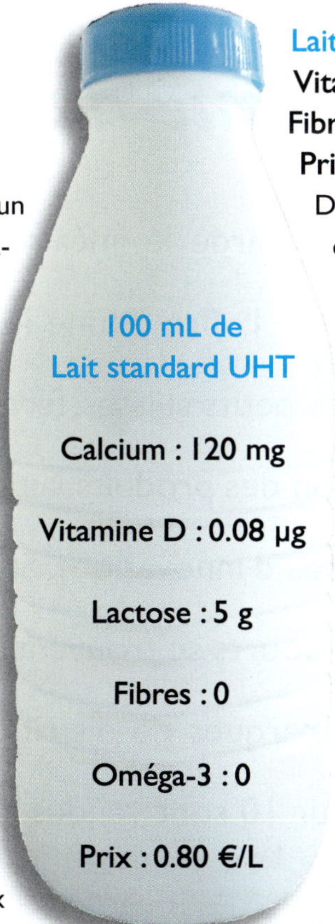

100 mL de
Lait standard UHT

Calcium : 120 mg

Vitamine D : 0.08 µg

Lactose : 5 g

Fibres : 0

Oméga-3 : 0

Prix : 0.80 €/L

Lait Jour après Jour Lactel

Vitamine D : 1.2 µg

Fibres : 0.95 g

Prix : 1.40 €/L

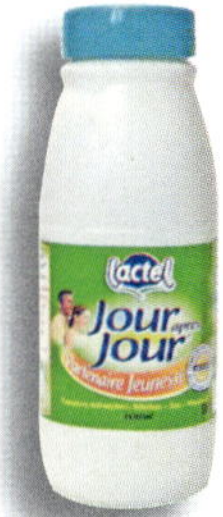

Des vitamines, du zinc et des fibres pour un lait spécial seniors. Les taux de fibres et de vitamine D sont faibles. Pour lutter contre le vieillissement, mieux vaut manger des fruits et des légumes !

Matin Léger de Lactel

Vitamine D : 0.75 µg

Calcium : 120 mg

Prix : 1.70 €/l

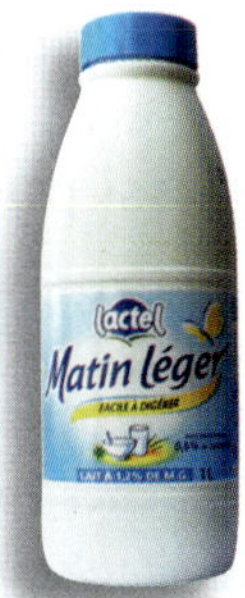

Seulement 0,5 g de lactose contre 4.8 g habituellement. Pour le reste, c'est un lait UHT de base très légèrement enrichi en vitamine D. Pourquoi pas si vous digérez mal le lait.

Au royaume de Danone

Quand on regarde le linéaire des produits laitiers, la diversité de l'offre donne le vertige. Yaourts, fromages blancs, petits suisses, fermiers, gourmands, allégés, crèmes desserts… le rayon des produits laitiers frais est particulièrement dynamique en termes d'innovations. Surfant sans complexe sur la vague santé (20 % des yaourts se trouvent sur ce créneau), Danone mène la danse. Mais les marques de distributeurs s'en sortent bien aussi puisque 4 yaourts sur 10 sont vendus sous leurs noms.

Un yaourt c'est quoi ?

Le **yaourt** est un lait fermenté par deux souches bactériennes bien précises : le *Lactobacillus bulgaricus* et le *Streptococcus thermophilus*. Qu'il soit ferme, brassé, nature, aux fruits ou aromatisé, pour recevoir la dénomination yaourt, il doit avoir été fermenté exclusivement par ces deux bactéries que l'on doit retrouver vivantes dans le pot. Le yaourt est donc un produit **vivant**.

À partir du moment où le lait a été ensemencé avec d'autres ferments, on parle de **laits fermentés**. Par exemple Activia de Danone est un lait fermenté avec des bifidobactéries, des bactéries d'origine intestinale (*Bifidobacterium bifidum*...). Même chose pour Actimel qui est un lait fermenté au *Lactobacillus casei*.

Le **fromage blanc** est un fromage frais non affiné (le lait est caillé en présence de ferments lactiques et de présure puis égoutté). Le caillé est ensuite mis en pot (faisselle) ou battu (fromages blancs lisses). Le fromage blanc ne contient pas les bactéries lactiques vivantes du yaourt.

Les **crèmes desserts**, les laits emprésurés, les riz au lait et les gâteaux de semoule ne sont pas fermentés et ne contiennent pas non plus de bactéries vivantes.

Les produits laitiers se portent bien

Dopé par le dynamisme de Danone (28,1 % des parts de marché en volume) et de Yoplait (11,5 %), le marché des produits laitiers est en pleine croissance depuis 2009 : + 1,2 % en volume, malgré le recul des marques de distributeurs.

Nutritionnellement, ça donne quoi ?

Fermes ou brassés, les yaourts et les laits fermentés nature ont les qualités nutritionnelles du lait (lire page 105) à ceci près qu'ils contiennent moins de lactose (il est digéré par les bactéries dans le pot). La teneur en matières grasses dépend du lait utilisé et s'il est enrichi en crème ou pas. Elle varie de 0 % à 5 %.

L'intérêt des yaourts tient principalement à la présence de bactéries qui sont bénéfiques à l'équilibre intestinal. Leur intérêt tient aussi à la qualité de leurs protéines (3 à 4 g/100 g dans les yaourts, 5 à 8 g dans le fromage blanc). Comme le lait, on peut en consommer mais sans excès.

Les yaourts sont également vendus allégés, sucrés, édulcorés, aromatisés ou additionnés de fruits… Il n'y a alors qu'à se pencher sur les étiquettes pour voir fleurir les additifs…

Nature n'est pas synonyme de naturel

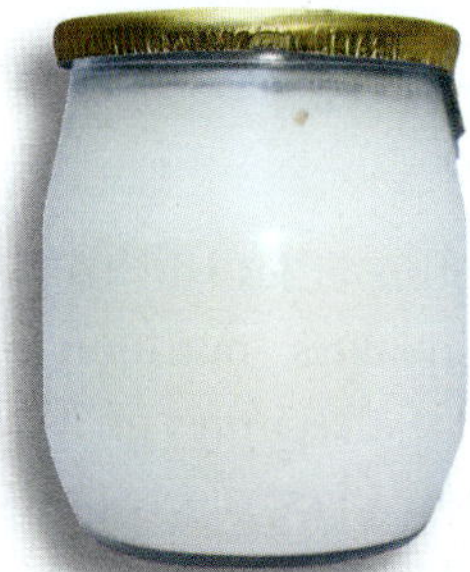

Mis à part dans les yaourts, les laits fermentés nature et les petits suisses, on trouve dans certains produits nature des additifs destinés à améliorer la texture et le goût. Fjord de Danone, contient en plus des ingrédients habituels (lait, crème, ferments), des protéines de lait qui servent d'épaississant. Objectif : rendre le yaourt plus onctueux, plus plaisant aux papilles. Même chose dans Bulle de yaourt de Danone et Yoplait Perle de lait qui contiennent en plus, de l'amidon transformé, un autre épaississant.

Ferme, brassé ou à boire

Les yaourts brassés sont mis en pot après avoir été fermentés puis brassés dans des cuves alors que pour les yaourts fermes, la fermentation a lieu directement dans le pot. Les yaourts liquides sont fabriqués comme les yaourts brassés mais après le brassage, ils sont battus. Généralement, les yaourts brassés trouvés en supermarchés sont enrichis en crème et sont donc nettement plus caloriques.

Des fruits… donc des additifs !

À croire qu'il est impossible de faire un yaourt aux fruits appétissant sans avoir massivement recours aux additifs et au sucre. Chaque yaourt aux fruits est une symphonie d'arômes, de colorants, d'épaississants et de conservateurs. En effet, les fruits sont un produit instable : à l'état naturel, ils s'abîment, perdent de l'eau et brunissent.

Allégés mais chargés en épaississants

En débarrassant le yaourt de ses matières grasses, il perd de son onctuosité. Pour leurrer nos papilles, les fabricants jonglent avec les épaississants et les émulsifiants. Parmi les épaississants, il est courant de trouver des amidons modifiés (blé, maïs), des algues (carraghénanes), des gommes (guar, xanthane) et même de la gélatine de porc.

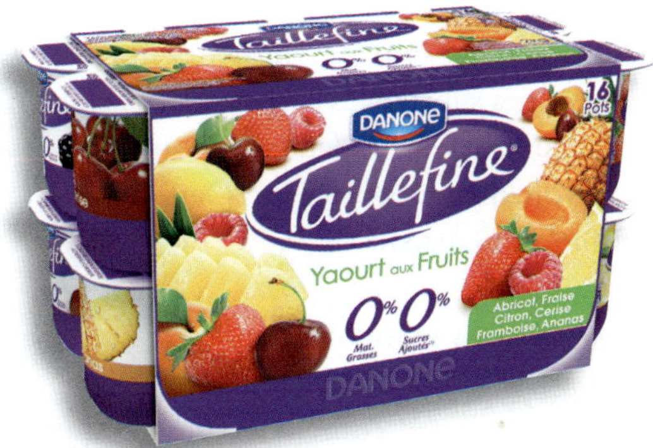

CE QU'ON TROUVE DANS UN TAILLEFINE (EN PLUS DU LAIT, DES FRUITS ET DES FERMENTS)

agent de charge : E 1200

augmente le volume du yaourt sans en modifier la valeur énergétique

arômes

donnent du goût et/ou une odeur

édulcorants : E 951, E 950

sucre le yaourt sans apporter de calories

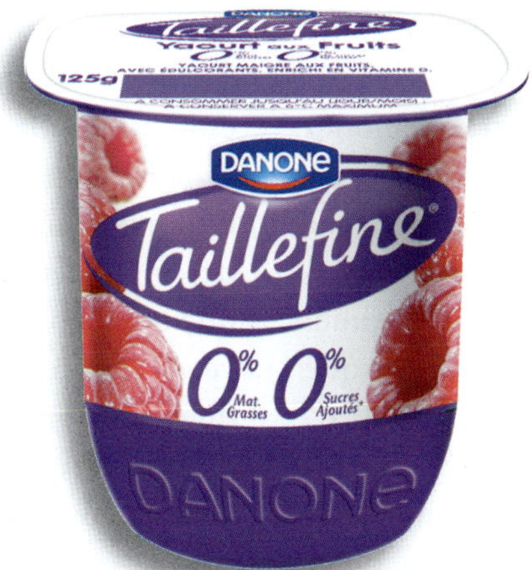

colorant : E 120

ajoute ou redonne de la couleur. Le carmin peut provoquer des éruptions cutanées chez certaines personnes.

épaississants : E 1422, E 440, E 412

augmente la viscosité

Quid des alicaments ?

Les alicaments sont des aliments qui renferment des substances ayant certains effets thérapeutiques. Les deux produits phare du rayon mis au point par Danone sont Actimel et Danacol.

Actimel s'essouffle

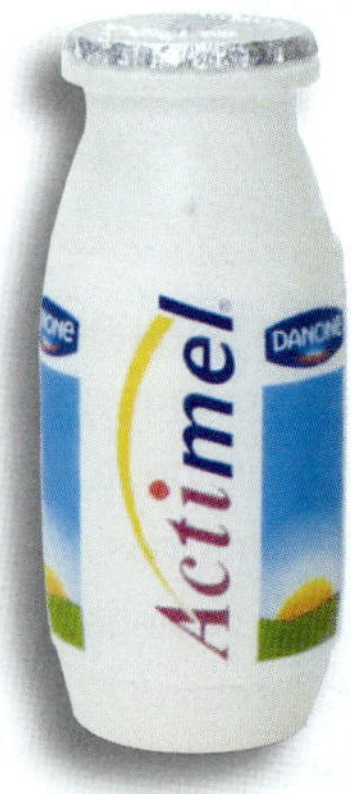

Actimel est un lait fermenté contenant des bonnes bactéries (les probiotiques, lire page 114) censées participer « *à renforcer les défenses de notre corps* ». Faut-il y croire ? Plusieurs études (financées par Danone) ont, c'est vrai, montré un léger effet bénéfique sur le système immunitaire. Il semble néanmoins que le succès d'Actimel provient davantage de son marketing que de ses vertus. D'ailleurs, depuis que l'entreprise ne peut plus communiquer sur ses effets santé, les ventes s'effondrent. Trop cher, trop sucré, trompeur sur ses bienfaits : Actimel ne séduit plus. Pour relancer son blockbuster, Danone a revu sa copie mais les produits de la gamme contiennent encore un ou plusieurs ingrédients que l'on préférerait ne pas trouver dans un aliment estampillé « bon pour la santé ».

Passe encore : Actimel « classique » qui, malgré la présence de sucre, comporte des ingrédients simples et vous apportera quelques bonnes bactéries. Le petit nouveau, Actimel vitamine C qui, malgré quelques épaississants et seulement 12 mg de vitamine C, contient de vrais fruits et aucun conservateur. Actimel multi-fruit ne contient ni colorant, ni arôme.

> *Arômes : décodez les étiquettes*
>
> « Arôme » signifie qu'il est synthétique.
> « Arôme naturel » signifie qu'il est extrait de végétaux mais pas de celui dont il donne le goût.
> « Arôme naturel de » (fraise, citron…) signifie que l'arôme est extrait du fruit.

À éviter : Actimel 0 % qui cumule dextrose, épaississants, édulcorant… et eau en deuxième ingrédient, mais aussi Actimel fraise (dextrose, épaississant, arôme, colorant).

Danacol contre le grand méchant cholestérol

Ce yaourt à boire qui renferme 1,6 g de phytostérols (soit 5 fois plus que ce qu'apporte l'alimentation) prétend réduire le cholestérol de 10 %. Sur le principe, c'est vrai, les phytostérols font baisser le cholestérol, plusieurs études en attestent. Mais des doutes subsistent quant à leur innocuité. De fortes doses de ces substances empêchent en effet l'absorption digestive de certains antioxydants impliqués dans la prévention des cancers. On sait aussi que, paradoxalement,

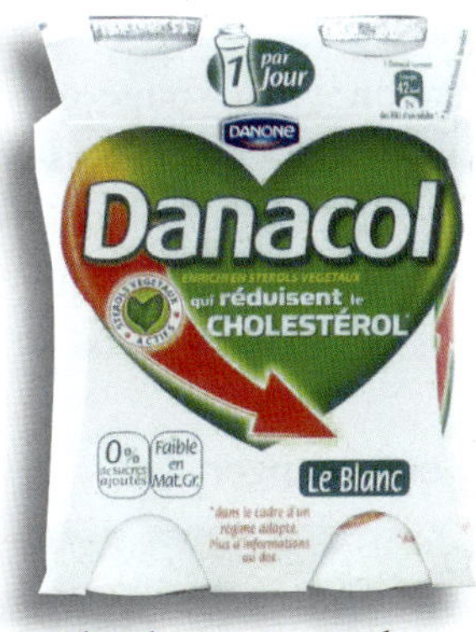

Danone supprime ses allégations santé

Depuis le début de l'année 2010, Danone ne communique plus sur les vertus santé de ses produits laitiers (excepté Danacol). Retoquée à plusieurs reprises par l'Autorité européenne de sécurité des aliments (EFSA), l'entreprise a en effet décidé de jeter l'éponge prétextant un « *manque de lisibilité dans l'application du règlement européen sur les allégations santé* ». La direction a annoncé que c'est sur « *la variété et le goût* » qu'elle allait désormais travailler. Peut-être une manière de prendre acte du scepticisme croissant des consommateurs à l'égard des alicaments…

Danone, qui possédait en 2012 42 % des parts du marché des yaourts, avait fait des allégations santé l'un de ses principaux axes de communication, notamment avec Actimel (défenses immunitaires), Danacol (cholestérol) et Activia (transit intestinal).

Probiotiques : pas que chez Danone

Les « probiotiques » sont des bactéries vivantes ou des levures qui, selon la définition officielle, « *rééquilibrent la flore intestinale et exercent un effet positif sur la santé* ». Les études montrent que c'est sur les diarrhées, l'intestin irritable, les complications liées à la prise d'antibiotiques, les gastrites, les ulcères et les infections vaginales que les probiotiques ont le plus d'effets. On trouve des probiotiques dans les yaourts « classiques » (*Lactobacillus bulgaricus* et *Streptococcus thermophilus*) et dans certains laits fermentés (Actimel, Activia, Yakult...). Mais aussi en pharmacie avec la levure de bière « active » et les probiotiques sous forme de capsules ou de sachets. Ces derniers constituent une bonne option car ils ne sont associés ni à du sucre, ni à des additifs (arômes, colorants, édulcorants...).

de fortes doses de phytostérols augmentent le risque d'infarctus ! Si Danone rassure, de nombreux médecins contestent l'utilité de Danacol, voire le déconseillent. D'autant que de plus en plus de voix s'élèvent pour dire que le cholestérol n'est peut-être pas l'ennemi que l'on croyait.

Passe encore : Danacol nature dont la composition est simple et ne comporte ni sucre, ni édulcorant.

À éviter : la version Fruit rouge ou Pêche-abricot, qui contient 4 épaississants, 3 édulcorants et 2 colorants, mais également Le blanc (nature, édulcoré) qui contient 3 épaississants et 2 édulcorants.

Activia : à boire et à manger

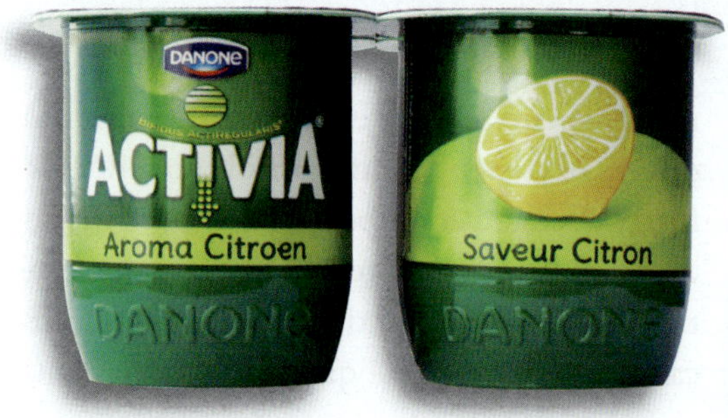

Activia, comme Actimel, contient un probiotique, ici bénéfique pour l'équilibre intestinal. C'est « LE » blockbuster de Danone : 1 yaourt sur 10 consommés en France serait un Activia ! L'entreprise a profité de la bonne image et du succès de ce produit pour le décliner à l'infini. Yaourts brassés, fermes, crémeux ou liquides, sucrés, édulcorés ou allégés, aromatisés, aux fruits mixés, sur lit de fruits, aux fruits entiers ou aux céréales : l'offre est pléthorique ! Comme pour n'importe quel autre produit, plus le yaourt est sophistiqué, plus on y trouve d'additifs (édulcorants, épaississants, arômes, colorants)… pas forcément bons pour la santé intestinale.

Vous pouvez y aller : Activia « fermes » (Nature, Nature 0 %, Saveur framboise, vanille, citron, coco ou fraise), Crémeux nature, Activia Les matins (nature ou vanille), Le dessert nature, Fromage blanc nature.

Passe encore : Activia Müesli, Figue, Pruneaux, Mangue, Le dessert (citron ou coco).

À éviter : Activia Fruits panachés, Fruits mixés, 0 % Saveur citron, cerise ou fraise, Ananas (avec morceaux), Cerise (avec morceaux), Fromage blanc fraise, Fromage blanc pêche, Brassé sur lit de framboise.

Faites LE BON CHOIX

- Privilégiez toujours les produits laitiers les plus simples. Un yaourt nature vaut mieux qu'un yaourt aromatisé qui vaut mieux qu'un yaourt aux fruits ou qu'une crème dessert bourrés d'épaississants, de sucre, de conservateurs et de colorants.
- Évitez les produits allégés qui contiennent aussi beaucoup d'additifs.
- Les produits à base de soja sont une alternative intéressante du point de vue nutritionnel. Sans lactose, certains contiennent peu d'additifs.

OUI

Produits laitiers nature

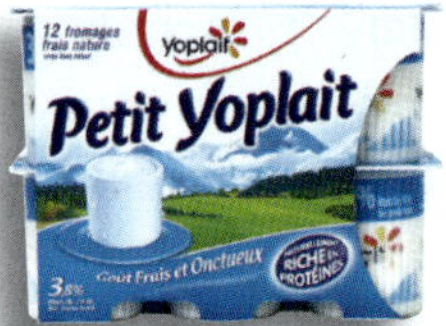

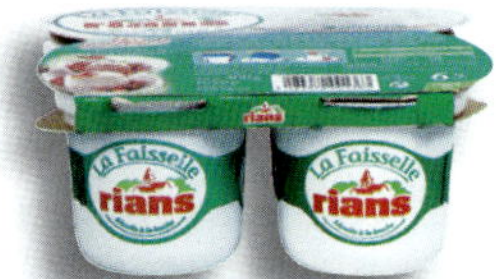

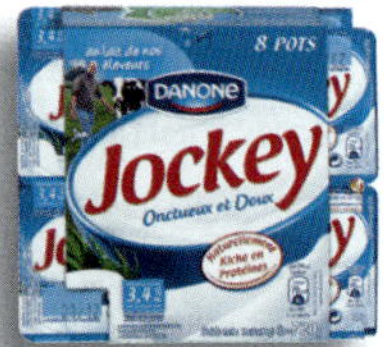

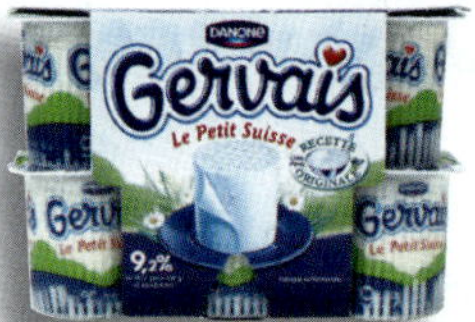

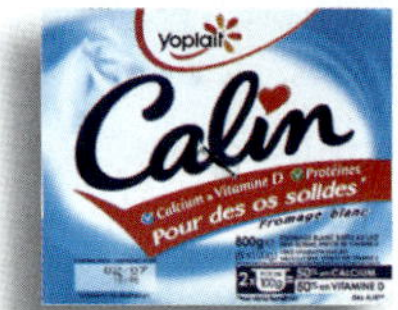

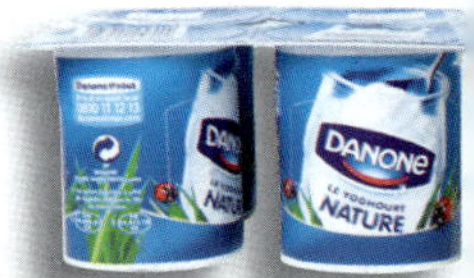

Fromage frais nature Petit Yoplait

Du lait écrémé avec un peu de crème et des ferments. Une bonne dose de protéines pour une teneur en graisses pas trop élevée.

- Cal : 84
- Prot : 9.7 g
- Glu : 3.1 g
- Lip : 3.6 g

Petit Suisse Gervais Danone

Petit suisse à 40 % de matière grasse (ajout de crème). Un peu plus gras et calorique que ses concurrents mais riche en protéines.

- Cal : 135
- Prot : 8.8 g
- Glu : 3.5 g
- Lip : 9.5 g

Faisselle Rians

Une faisselle préparée à base de fromage frais, de lait et de crème. Par rapport à un yaourt nature, c'est la même teneur en protéine mais avec plus de crème et des ferments différents.

- Cal : 84
- Prot : 4 g
- Glu : 3.5 g
- Lip : 6 g

Câlin Yoplait

Du lait écrémé, un peu de crème, des protéines et minéraux du lait, de la vitamine D (1,25 µg/100 g) pour améliorer l'absorption du calcium et des ferments lactiques. Un fromage blanc pas trop calorique.

- Cal : 78
- Prot : 6.9 g
- Glu : 5.4 g
- Lip : 3.2 g

Jockey Danone

Fromage blanc issu de la filière Bleu-Blanc-Cœur. La teneur en oméga-3 est plus importante que dans d'autres produits laitiers mais 20 fois plus faible que dans le maquereau !

- Cal : 77
- Prot : 7.7 g
- Glu : 3.8 g
- Lip : 3.4 g

Le yaourt nature Danone

Du lait partiellement écrémé, du lait en poudre, des ferments + du lactose et des protéines de lait. Un peu moins gras que la moyenne. C'est le yaourt ferme de base.

- Cal : 53
- Prot : 3.9 g
- Glu : 7.1 g
- Lip : 1 g

OUI

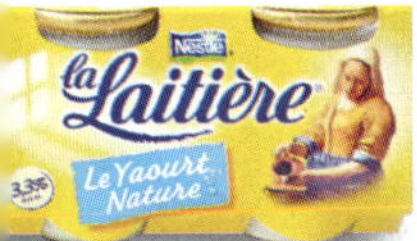

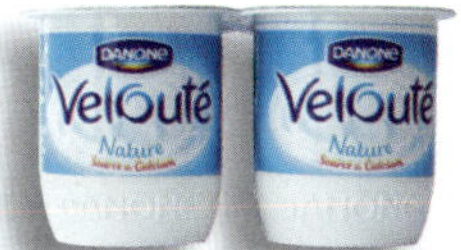

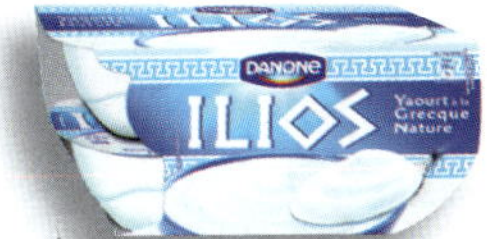

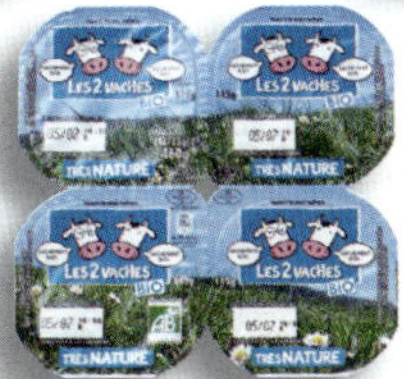

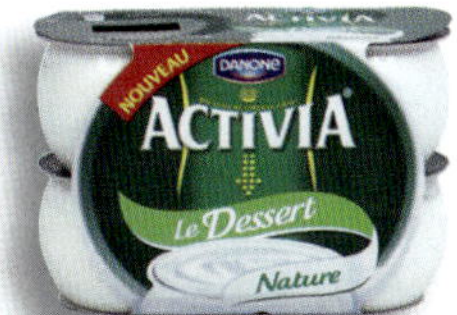

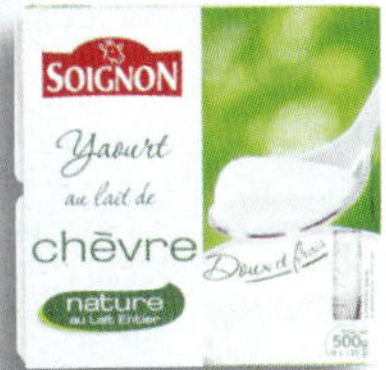

La Laitière Nestlé

Yaourt au lait entier donc un peu plus calorique que le yaourt ferme de base. Du lait écrémé en poudre a été ajouté pour la texture. Produit tout à fait acceptable.

- Cal : 67
- Prot : 3.9 g
- Glu : 4.7 g
- Lip : 3.3 g

Le très nature Les 2 Vaches

Quasiment la même recette que le yaourt La Laitière mais brassé et bio. Un bon yaourt de base. Méfiez-vous des apparences : ce yaourt n'est pas fabriqué par des petits producteurs bio mais par Danone !

- Cal : 69
- Prot : 4.1 g
- Glu : 5.2 g
- Lip : 3.5 g

Velouté nature Danone

Un classique. Même si la teneur en graisses est 3 fois plus élevée que pour le yaourt ferme, ce velouté reste peu calorique.

- Cal : 76
- Prot : 4.5 g
- Glu : 6.6 g
- Lip : 3.5 g

Activia le dessert nature Danone

Une texture plus onctueuse et un produit plus riche en protéine que l'Activia classique. Les bons ferments sont toujours là et la teneur en lipides reste faible.

- Cal : 78
- Prot : 5.6 g
- Glu : 6 g
- Lip : 3.5 g

Ilios Danone

Comme le yaourt à la grecque de Nestlé, Ilios contient du lait entier (74.4 %), de la crème, du lait en poudre et de protéines de lait. Un des yaourts les plus gras de la sélection.

- Cal : 120
- Prot : 3.8 g
- Glu : 3.6 g
- Lip : 10 g

Yaourt au lait de chèvre Soignon

Un yaourt au lait entier de chèvre moins gras qu'un yaourt au lait entier de vache et plus riche en calcium, magnésium, potassium, vitamines A et B3.

- Cal : 80
- Prot : 2.9 g
- Glu : 5.8 g
- Lip : 5 g

Yaourts aux fruits

OUI

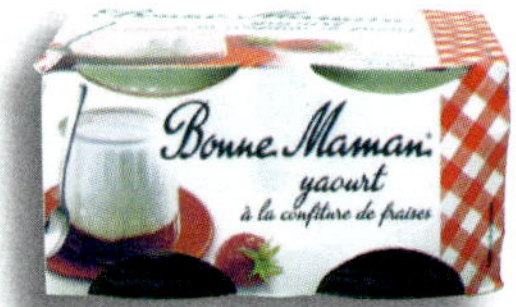

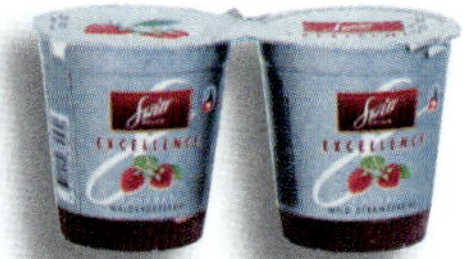

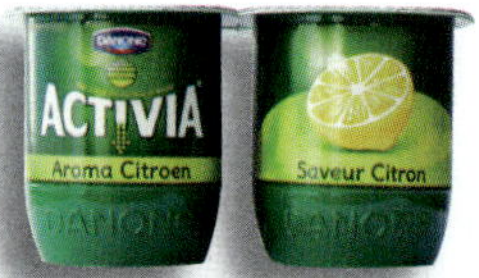

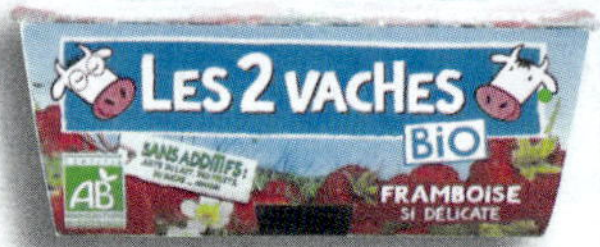

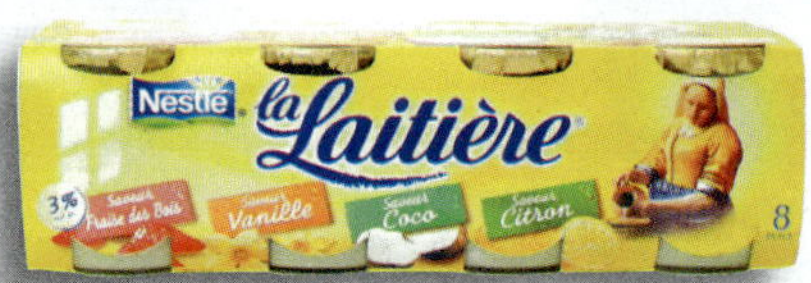

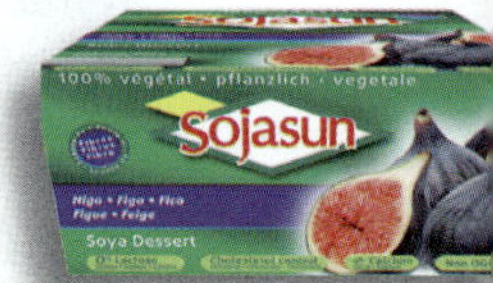

Yaourt à la fraise Bonne Maman

- Fruits : 16.8 %
- Additif : 1
- Épaississants : non

De la pectine comme seul additif, de la confiture allégée en sucre, un yaourt constitué de lait, de crème, de sucre et de ferments. Que du naturel !

- Cal : 183
- Prot : 2.5 g
- Glu : 35.5 g
- Lip : 3.5 g

Les 2 vaches framboise

- Fruits : 7.2 %
- Additif : 1
- Épaississants : non

Du lait, du sucre, des framboises et des ferments. Pas d'épaississant et un arôme naturel comme seul additif. Ce yaourt bio est de très bonne qualité.

- Cal : 94
- Prot : 3.7 g
- Glu : 12.8 g
- Lip : 3.1 g

Yaourt fraise Swiss Délice

- Fruits : 11.5 %
- Additif : 2
- Épaississants : non

Un yaourt qui ne contient pas d'épaississant et peu d'additifs c'est bien. Petit bémol : c'est un peu riche en crème !

- Cal : 141
- Prot : 2.5 g
- Glu : 15 g
- Lip : 8 g

Yaourts aromatisés La Laitière

- Fruits : 0 %
- Additifs : 2
- Épaississants : non

Légèrement plus sucré et moins gras que le yaourt au citron d'Activia. La recette reste d'une simplicité à toute épreuve.

- Cal : 96
- Prot : 3.1 g
- Glu : 13.4 g
- Lip : 3 g

Activia saveur citron Danone

- Fruits : 0 %
- Additif : 1
- Épaississants : non

Un yaourt au lait entier aromatisé ultra simple, sucré avec du vrai sucre. Pas d'épaississant. Mieux que la plupart des yaourts aux « vrais » fruits.

- Cal : 96
- Prot : 3.7 g
- Glu : 13.2 g
- Lip : 3.1 g

LE TOP

Sojasun figue

- Fruits : 10 %
- Additifs : 4
- Épaississants : oui

Du jus de soja, des figues, du sucre. Peu de calories et quatre additifs, cela reste correct.

- Cal : 76
- Prot : 3.6 g
- Glu : 11 g
- Lip : 2 g

LE FLOP

Yaourt framboise Mamie Nova

- Fruits : 18 %
- Additifs : 6
- Épaississants : oui

Des arômes, des épaississants (dont amidon modifié), un conservateur, un colorant... Avec 18 % de fruits, ce yaourt méritait mieux !

- Cal : 101
- Prot : 3.7 g
- Glu : 15.7 g
- Lip : 2.4 g

Nature sur fruits Panier de Yoplait

- Fruits : 8.6 à 13 %
- Additifs : 10
- Épaississants : oui

Conservateur, épaississants, colorants, glucose pur... On pourrait penser à première vue que c'est un produit simple. C'est loin d'être le cas...

- Cal : 96
- Prot : 2.7 g
- Glu : 18.3 g
- Lip : 1.3 g

Yaourts aux fruits Weight Watchers

- Fruits : 5 à 11 %
- Additifs : 11
- Épaississants : oui

Peu de calories mais beaucoup d'additifs dans ce yaourt. Préférez-lui un des concurrents de la page de gauche.

- Cal : 40
- Prot : 4 g
- Glu : 5.1 g
- Lip : 0.1 g

Taillefine aux fruits Danone

- Fruits : 3.5 à 13 %
- Additifs : 11
- Épaississants : oui

Du lait écrémé et des fruits mais vraiment trop d'additifs (épaississants, agent de charge, arômes, édulcorant).

- Cal : 47
- Prot : 4.6 g
- Glu : 7 g
- Lip : 0.1 g

Gervita fraise melba Danone

- Fruits : 14.6 %
- Additifs : 7
- Épaississants : oui

Du fromage blanc, de la crème, des fraises et du sucre. Mais aussi du sirop de glucose, 4 épaississants, des arômes et 2 colorants dont un allergène. On laisse.

- Cal : 94
- Prot : 4.1 g
- Glu : 14.4 g
- Lip : 2.2 g

Activia fruits panaché Danone

- Fruits : 10 %
- Additifs : 5
- Épaississants : oui

Yaourt au lait entier et aux fruits bourrés d'épaississants. Produit loin d'être naturel. On laisse. Tant pis pour les bons ferments.

- Cal : 94
- Prot : 3.4 g
- Glu : 12.9 g
- Lip : 3.2 g

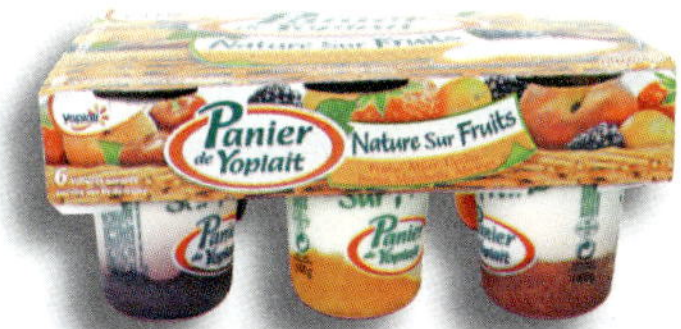

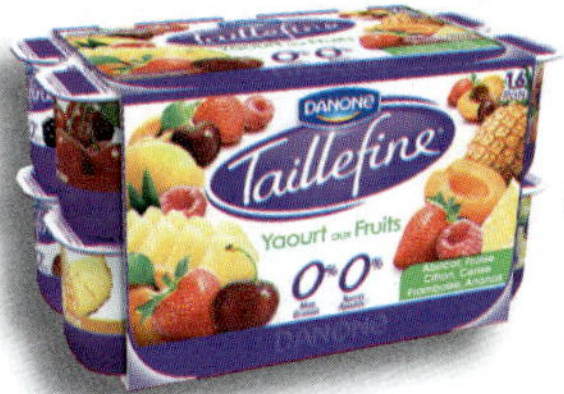

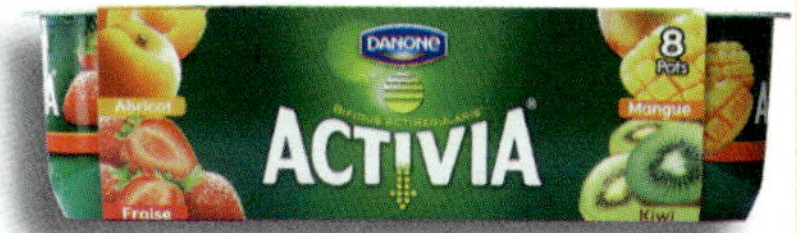

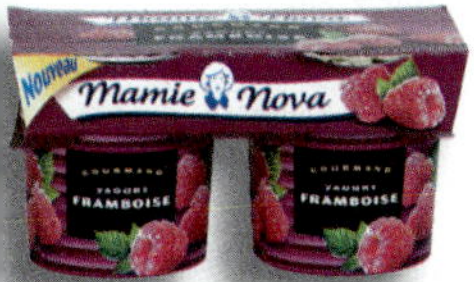

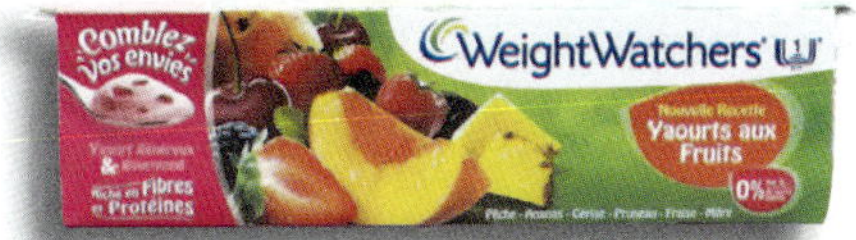

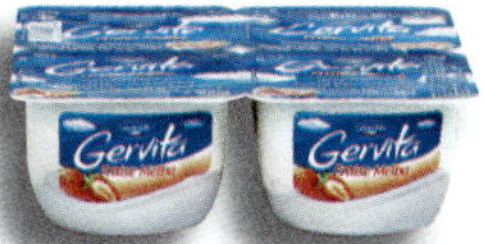

NON

Laits et yaourts à boire

OUI

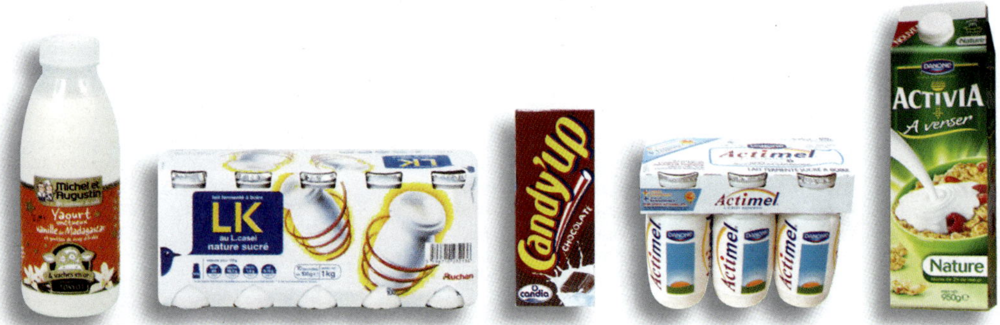

Yaourt à boire vanille Michel et Augustin

- Additifs : 0
- Sucres : 11.5 g

Un yaourt à boire dont la recette est simple : du lait, du sucre, de l'infusion de vanille, du sirop d'érable et des ferments lactiques.

- Cal : 88
- Prot : 3 g
- Glu : 11.5 g
- Lip : 3.4 g

Lait fermenté à boire LK Auchan

- Additifs : 0
- Sucres : 10.5 g

Deux bons ferments, des minéraux du lait, du sucre et des calories en quantité raisonnable. C'est aussi bien qu'Actimel...en moins cher !

- Cal : 69
- Prot : 3.1 g
- Glu : 10.5 g
- Lip : 1.6 g

Candy'up chocolat Candia

- Additifs : 1
- Sucres : 10.7 g

Du lait, du chocolat en poudre, du sucre, un épaississant, de la vitamine D et c'est tout. Pas trop calorique. C'est très correct.

- Cal : 61
- Prot : 2.4 g
- Glu : 10.7 g
- Lip : 1 g

Actimel nature Danone

- Additifs : 0
- Sucres : 10.5 g

De bons ferments lactiques, du sucre, aucun additif. C'est pas mal même si vous payez aussi le marketing en l'achetant.

- Cal : 71
- Prot : 2.8 g
- Glu : 10.5 g
- Lip : 1.6 g

Activia nature à verser Danone

- Additifs : 0
- Sucres : 5.1 g

Du lait écrémé, de la crème et des ferments lactiques bénéfiques pour la flore intestinale. Un peu plus liquide que le yaourt ferme. Un cousin du kefir.

- Cal : 51
- Prot : 3.9 g
- Glu : 5.1 g
- Lip : 1.7 g

LE TOP

Yop framboise Yoplait

- Additifs : 3
- Sucres : 13.4 g

Cette boisson contient du sirop de glucose fructose et est donc plus sucrée que ses concurrents. Présence du colorant E120 qui est peu recommandable.

- Cal : 78
- Prot : 2.8 g
- Glu : 13.4 g
- Lip : 1.3 g

Danacol 0 % Danone

- Additifs : 6
- Sucres : 4.4 g

Un yaourt à boire bourré d'additifs et enrichi en phytostérols pour faire baisser le cholestérol. Un prix très élevé pour des vertus santé contestables.

- Cal : 42
- Prot : 3.3 g
- Glu : 4.4 g
- Lip : 1.1 g

LE FLOP

Yakult

- Additifs : 0
- Sucres : 14,2 g

De l'eau en premier ingrédient, seulement 40 % de lait, de la maltodextrine... et beaucoup de sucre ! Il y a mieux pour se procurer des ferments lactiques.

- Cal : 66
- Prot : 1.3 g
- Glu : 14.7 g
- Lip : <0.1 g

Actimel fraises 0 % Danone

- Additifs : 5
- Sucres : 3.7 g

Yaourt à boire avec très peu de fruits, sucré avec des édulcorants, beaucoup d'additifs dont de l'amidon transformé. Sans intérêt. Tant pis pour les ferments lactiques !

- Cal : 31
- Prot : 2.7 g
- Glu : 3.7 g
- Lip : 0.1 g

Yaourt aux fruits goût tropical Oasis

- Additifs : 2
- Sucres : 11.1 g

Ce yaourt à boire est parmi les plus sucré du rayon. Contient certes 6% de fruits mais également de l'amidon modifié.

- Cal : 70
- Prot : 2.8 g
- Glu : 11.1 g
- Lip : 1.5 g

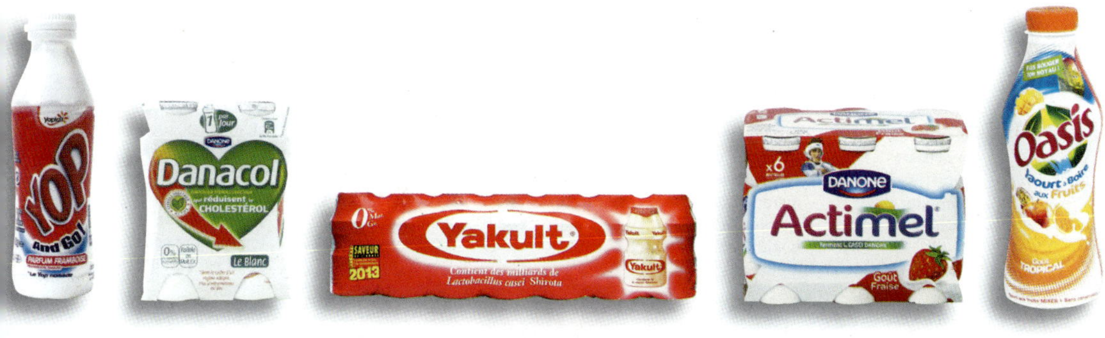

NON

Desserts lactés

OUI

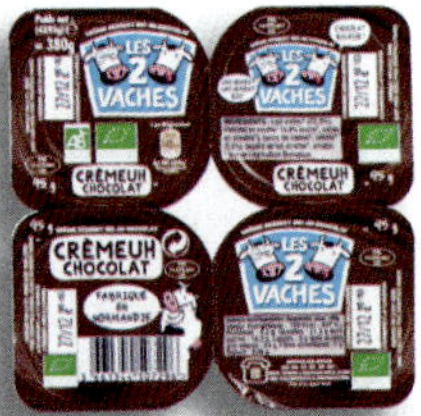

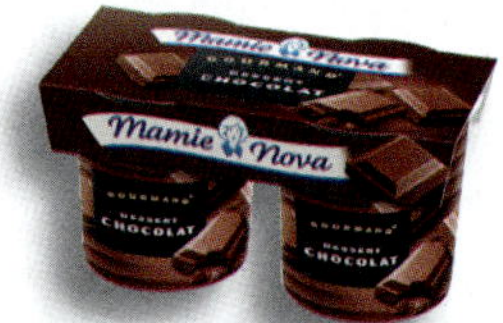

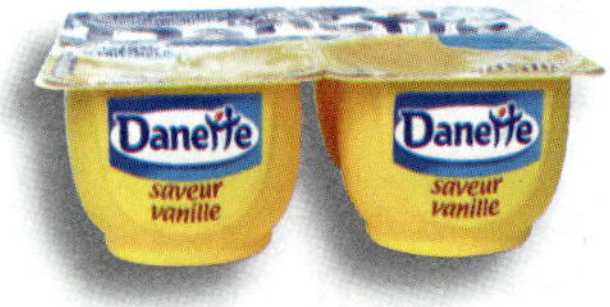

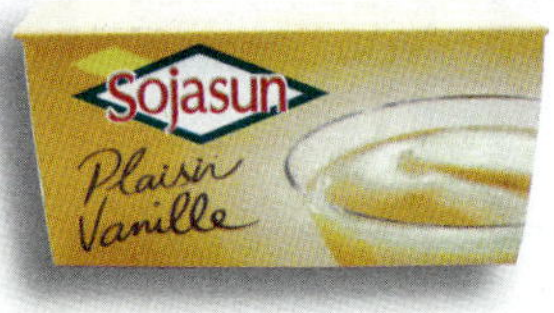

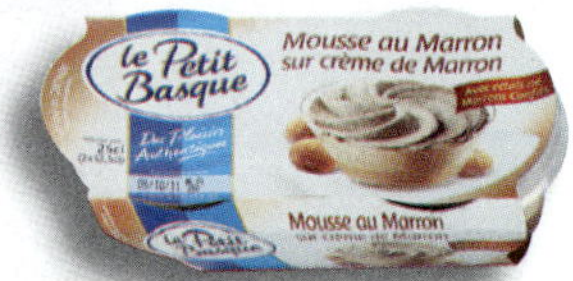

Danette saveur vanille Danone

- Calories : ++
- Sucres : 17.2 g

Du lait, un peu de crème, un peu de sucre et de la vanille. Quelques épaississants. Un dessert relativement peu calorique. À la rigueur.

- Cal : 112
- Prot : 3.2 g
- Glu : 17.9 g
- Lip : 3 g

Crème chocolat Les 2 vaches

- Calories : ++
- Sucres : 21.3 g

Du lait, du chocolat en poudre, de la crème, du lait écrémé et du sucre. Ce dessert contient des ingrédients simples et de qualité, en petit nombre.

Cal : 144
Prot : 3.5 g
Glu : 21.3 g
Lip : 5 g

Plaisir Vanille Sojasun

- Calories : +
- Sucres : 11.2 g

Un dessert au soja sucré et aromatisé à la vanille 100 % végétal. Plus sain que les desserts lactés car basifiant. Pas de lactose et peu d'additifs.

- Cal : 86
- Prot : 3.2 g
- Glu : 14.2 g
- Lip : 1.8 g

LE TOP

Gourmand au chocolat Mamie Nova

- Calories : +++
- Sucres : 16.3 g

Du lait, de la crème, du sucre et du chocolat. Ce dessert contient des ingrédients simples et de qualité, en petit nombre.

- Cal : 153
- Prot : 3.6
- Glu : 16.3
- Lip : 8.1

Mousse de marron Le petit basque

Calories : ++++
Sucres : 25 g

Une recette simple avec des ingrédients de qualité : crème, châtaignes, sucre, extrait naturel de vanille. Un bon produit pour se faire plaisir de temps en temps car il est plutôt calorique.

Cal : 261
Prot : 2 g
Glu : 25 g
Lip : 17 g

Flanby Nestlé

- Calories : ++
- Sucres : 20.2 g

Un flan sans œufs ! Du lait, du sucre, du caramel et forcément beaucoup d'additifs (amidon modifié, gélifiant, épaississants...).

- Cal : 100
- Prot : 3 g
- Glu : 20.2 g
- Lip : 0.8 g

Danette mousse liégoise chocolat Danone

- Calories : +
- Sucres : 12.5 g

Produit certes peu calorique mais c'est un condensé de sirop de glucose, d'émulsifiants, d'épaississants, de gélatine et d'arôme.

- Cal : 89
- Prot : 3.3 g
- Glu : 12.5 g
- Lip : 2.9 g

LE FLOP

Yaourt Kit Kat Nestlé

- Calories : +++
- Sucres : 19 g

Un produit ultra industriel bourré d'épaississants, de correcteurs d'acidité, d'arômes, d'émulsifiants, d'agents d'enrobage... LE dessert à fuir du rayon !

- Cal : 155
- Prot : 4.5 g
- Glu : 19 g
- Lip : 6.7 g

Duetto chocolat Weight Watchers

- Calories : ++
- Sucres : 18.4 g

Yaourt qui reste riche en glucides (avec du sucre, de l'amidon modifié et du lactose) et très pauvre en lipides. L'IG doit donc être élevé... À éviter !

- Cal : 117
- Prot : 4.4 g
- Glu : 18.4 g
- Lip : 2.8 g

Secret de mousse chocolat La Laitière

- Calories : +++
- Sucres : 24.6 g

Du lait entier (52 %), du sucre, du chocolat au lait, de la crème et une sauce chocolat pleine d'additifs, de sirop de glucose et d'amidon. On laisse.

- Cal : 179
- Prot : 4.6 g
- Glu : 24.6 g
- Lip : 6.8 g

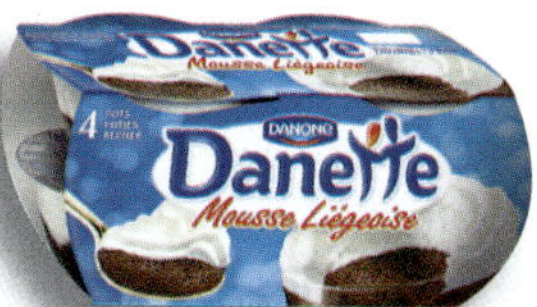

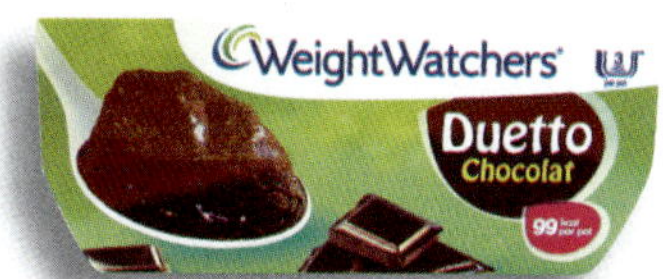

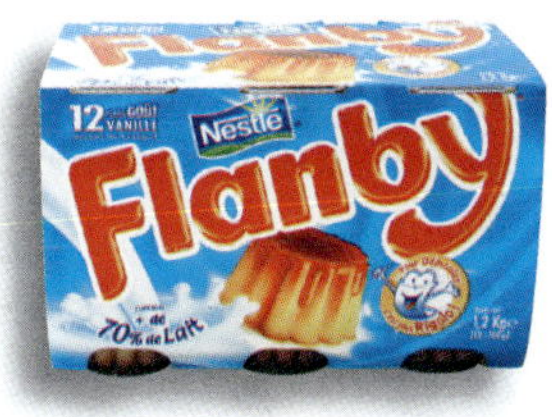

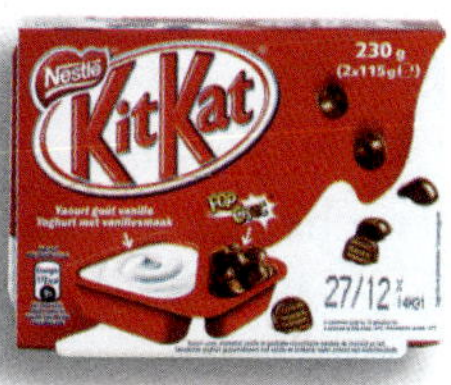

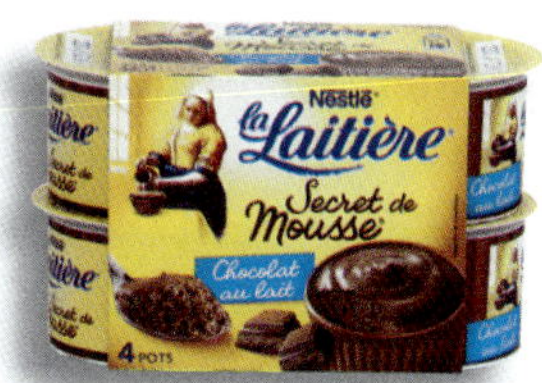

NON

Fromage ou dessert ?

Pointé du doigt en raison de sa teneur en matières grasses élevée, le fromage a souvent mauvaise presse auprès de ceux qui se soucient de leur ligne et de leur santé. Il est pourtant intéressant nutritionnellement, à condition de savoir raison garder.

●●● Pour faire un fromage, il faut trois ingrédients : du lait, des ferments, du sel. Comment avec seulement trois ingrédients fabriquer 400 fromages différents ? Tout dépend de l'origine du lait c'est-à-dire de l'espèce laitière (vache, chèvre, brebis) et de la région (donc du type de pâturage), des ferments utilisés qui développent différents arômes et du mode de fabrication (cuisson ou pas, affinage plus ou moins long...). Pâte molle, cuite, pressée ou persillée, frais ou sec, au lait de vache, de chèvre ou de brebis, cru ou pasteurisé... Le plateau de fromages français présente une grande diversité de forme, d'aspect, de goût...

Comment se fabrique un fromage

Il faut six étapes pour fabriquer un fromage.

1. On prend du lait plus ou moins écrémé et on **l'ensemence**, c'est-à-dire qu'on lui ajoute un levain spécifique, un mélange de bactéries et/ou de moisissures. Ce sont ces micro-organismes qui sont à l'origine de la typicité du fromage.
2. Ensuite, on **caille** le lait c'est-à-dire qu'on le fait coaguler : on le fait chauffer légèrement (30 °C) et on lui ajoute de la présure (enzyme digestive du veau) ou des bactéries lactiques. Les protéines du lait, les caséines, précipitent et le lait devient solide. Le caillé peut également être porté à une température plus élevée, de l'ordre de 50 °C, on parle alors de **cuisson**.
3. On **égoutte** le caillé : on le sépare du petit lait, le lactosérum, qui est éliminé.
4. On le **moule** : le caillé est placé dans des moules de taille et de forme différentes selon les fromages. Il continue de s'égoutter et peut éventuellement être pressé à cette étape.

L'industrie met la main à la pâte…

Les fromages industriels frais comme le Boursin, le Rondelé ou le Saint-Môret ont des compositions assez simples et contiennent peu d'additifs. Ils sont tout à fait acceptables. Les fromages fondus comme la Vache qui rit, les Apéricubes mais également les crèmes de Camembert, les fondants à l'Emmental ou les cancoillottes en pot sont en revanche moins recommandables. Pour fabriquer de La Vache qui rit, vous prenez du lait, vous y ajoutez des bouts de Gouda, Comté, Emmental, du beurre, des protéines de lait et des sels émulsifiants : les sels de fonte (polyphosphates-citrates-diphosphates et phosphate de sodium). Vous chauffez, vous remuez et c'est prêt ! Miam. À noter qu'il n'y a pas de porc dans La Vache qui rit. Dans La Vache qui rit saveur jambon, le goût du jambon est apporté par un arôme à base de viande de bœuf. Magique, non ?

5. On **sale** le fromage. Le sel complète l'égouttage et régule le développement des micro-organismes.

6. On **l'affine**. Les fromages sont placés dans des caves d'affinage où tout est rigoureusement contrôlé (la température, l'humidité de l'air). On laisse les micro-organismes œuvrer et développer une croûte, une couleur, une texture et des arômes spécifiques. Cette étape est plus ou moins longue selon les fromages. Elle est de une à deux semaines pour le Brillat Savarin et de plus d'un an pour le Beaufort.

Appellations et labels

- **Fromage fermier** : fabriqué dans l'exploitation avec uniquement du lait de l'exploitation.
- **Fromage au lait cru** : obtenu avec du lait qui n'a pas été chauffé à une température supérieure à 40 °C.
- **AOC** (Appellation d'Origine Contrôlée) : fromage de terroir, qui tire son authenticité et sa typicité de son origine géographique. En France, 44 fromages sont des AOC (Roquefort, Comté, Cantal, Pélardon...).
- **Label rouge** : label de qualité. Fromage qui répond à des exigences définies dans un cahier des charges.

Classification des fromages affinés

- **Les pâtes molles**

À croûte moisie : Camembert, Brie, Coulommiers, Saint Marcellin, Saint Félicien
À croûte lavée : Munster, Pont l'Evêque, Livarot, Epoisses, Rouy

- **Les pâtes persillées**

Bleu, Roquefort, Gorgonzola, Fourme d'Ambert

- **Les pâtes pressées non cuites**

À croûte moisie : Saint Nectaire, Tomme de Savoie
À croûte lavée : Morbier, Cantal, Gouda, Port Salut

- **Les pâtes pressées cuites**

Emmental, Comté, Gruyère, Beaufort

Nutritionnellement, ça donne quoi ?

Le fromage est riche en protéines de bonne qualité et en calcium (le Parmesan et l'Emmental en contiennent plus de 1 000 mg/100 g). Est-ce une raison pour en consommer à volonté ? Hélas non. Les fromages sont aussi riches en sel et en graisses saturées. Ensuite, ils sont acidifiants pour l'organisme c'est-à-dire, et c'est très paradoxal, qu'ils perturbent la fixation du calcium sur les os. Les scientifiques quantifient ce caractère acidifiant des fromages par une valeur nommée indice PRAL. Plus l'indice PRAL est élevé, plus le fromage est acidifiant. Ainsi, le Comté, l'Emmental ont des indices PRAL particulièrement élevés (de l'ordre de 25 à 30).

Les fromages allégés ont-il un intérêt ?

Oui. Fabriqués comme leurs homologues « gras » avec du lait et des ferments, ils ne contiennent généralement pas d'additifs. Ils constituent donc une bonne alternative pour les personnes qui suivent un régime hypocalorique. Allégé signifie que le fromage contient entre 20 et 30 % de matières grasses sur **l'extrait sec**. Attention, certains fromages affichent leur teneur en graisses en pourcentage du produit fini et ça fait une sacrée différence. Ainsi, un camembert à 20 % de matières grasses (dans le produit fini) est un camembert à 45 % de matières grasses dans l'extrait sec : il n'est pas allégé !

Faites LE BON CHOIX

Les fromages sont des aliments plaisir et non un passage obligé pour couvrir ses besoins en calcium. Alors faites-vous plaisir de temps en temps, les fromages de terroir font partie du patrimoine gastronomique français. Ce serait dommage de s'en priver.

8 fromages à

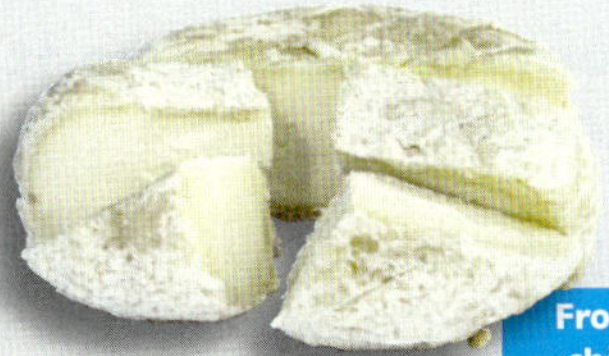

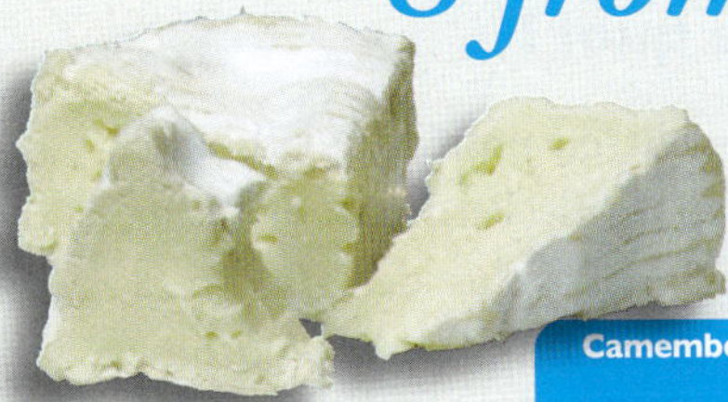

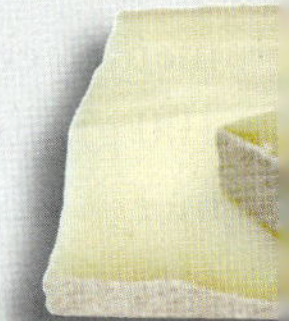

Munster

- Pâte molle à croûte lavée
- PRAL : 16
- Prot : 23 %
- MG : 30 %

Pour 100 g
- Cal : 368
- Sel : 1.6 g
- Calcium : 717 mg

Moyennement calorique et pas trop salé.

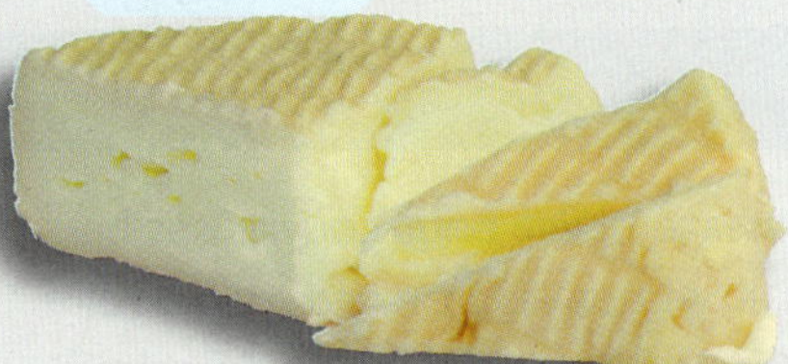

Fromage de chèvre sec

- Pâte molle à croûte moisie
- PRAL : 28
- Prot : 30.5 %
- MG : 35 %

Pour 100 g
- Cal : 452
- Sel : 0.9 g
- Calcium : 900 mg

Très acidifiant en raison d'une teneur élevée en protéines. Calorique en raison d'une teneur élevée en graisses.

Saint Nectaire

- Pâte pressée non cuite à croûte moisie
- PRAL : 13.7
- Prot : 23 %
- MG : 28 %

Pour 100 g
- Cal : 341
- Sel : 1.5 g
- Calcium : 590 mg

Pas trop calorique, pas trop salé.

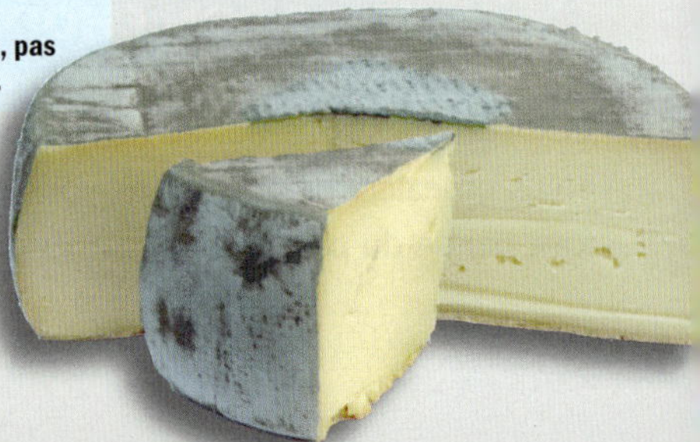

Camembert

- Pâte molle à croûte moisie
- PRAL : 13
- Prot : 20 %
- MG : 24 %

Pour 100 g
- Cal : 300
- Sel : 2.1 g
- Calcium : 388 mg

Le moins calorique en raison d'une teneur élevée en eau.

la loupe

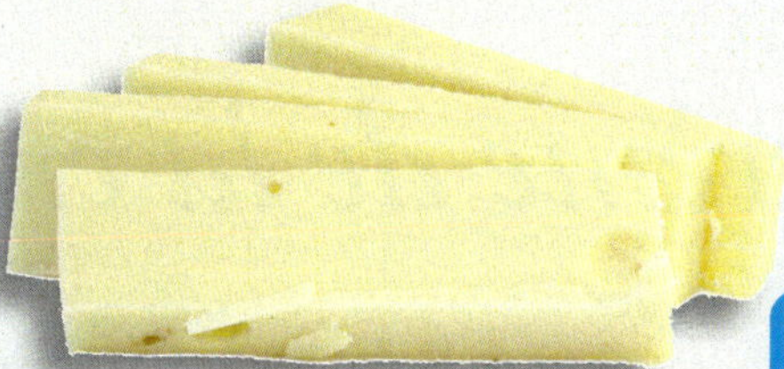

Roquefort

- Pâte persillée
- PRAL : 13
- Prot : 21.5 %
- MG : 30 %

Pour 100 g
- Cal : 369
- Sel : 4.5 g
- Calcium : 662 mg

Extrêmement salé, comme souvent le sont les bleus et les fromages de brebis.

Comté

- Pâte pressée cuite
- PRAL : 24
- Prot : 29 %
- MG : 31 %

Pour 100 g
- Cal : 398
- Sel : 0.8 g
- Calcium : 980 mg

Peu salé. Un des fromages les plus riches en calcium.

Emmental

- Pâte pressée cuite
- PRAL : 24
- Prot : 27 %
- MG : 28 %

Pour 100 g
- Cal : 380
- Sel : 0.75 g
- Calcium : 791 mg

Très peu salé. Riche en calcium.

Reblochon

- Pâte pressée non cuite à croûte lavée
- PRAL : 11
- Prot : 20 %
- MG : 27 %

Pour 100 g
- Cal : 322
- Sel : 2.1 g
- Calcium : 625 mg

Fromage le moins acidifiant.

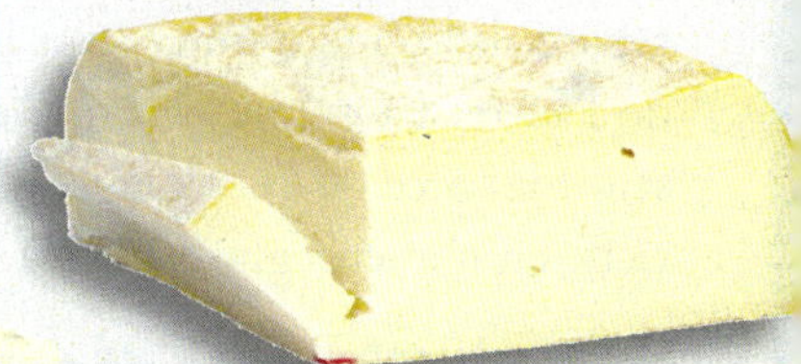

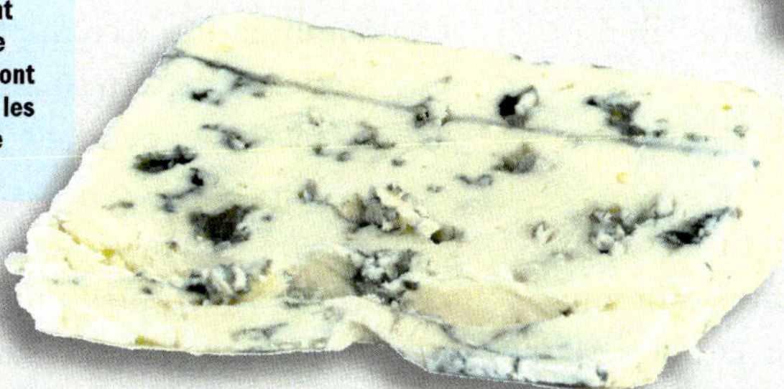

La crème de la crème !

Une chose est sûre : la crème fraîche est fabriquée à partir de lait de vache. Mais par quel procédé ? Quelle est la différence entre une crème liquide et une épaisse ? Quelles alternatives végétales en cuisine ? Quelques explications.

●●● La crème est obtenue grâce à une écrémeuse centrifuge qui permet de séparer la crème d'un côté et le lait écrémé de l'autre. La crème obtenue est liquide et selon la force de l'écrémage, plus ou moins riche en matières grasses (12 à 40 %).

Les différentes dénominations

La crème crue

C'est la crème que l'on obtient juste après l'écrémage. Elle ne subit aucun traitement thermique. Elle est liquide et de saveur douce. La mention « crue » est obligatoire sur l'étiquetage. Sa teneur en matières grasses est généralement supérieure à celle des autres crèmes (30 à 40 %).

La crème fraîche épaisse

La dénomination « crème fraîche » signifie que la crème a été pasteurisée c'est-à-dire chauffée à 95 °C pendant 30 secondes (les crèmes stérilisées n'ont pas droit à cette appellation). La crème est ensuite ensemencée en ferments lactiques puis subit une maturation à température ambiante pendant

TENEURS EN MATIÈRES GRASSES DES DIFFÉRENTES CRÈMES

CRÈME CRUE	CRÈME FRAÎCHE ÉPAISSE	CRÈME UHT LIQUIDE	CRÈME LÉGÈRE
30 à 40 %	30 % au minimum	30 % au minimum	12 à 29 % maximum

une quinzaine d'heures. Par ce procédé la crème s'acidifie, **s'épaissit** et développe de nouveaux arômes. Le terme « épaisse » ne signifie donc pas qu'elle est plus grasse qu'une crème liquide.

La crème UHT liquide

Elle est stérilisée à 150 °C pendant 2 secondes puis est refroidie rapidement.

La crème légère

La force de l'écrémage détermine son taux de matières grasses. La crème légère contient au minimum 12 % de matières grasses et au maximum 30 %. Ce taux doit être précisé sur l'emballage. La crème légère peut être épaisse ou liquide mais elle doit être obligatoirement pasteurisée ou stérilisée. Ne pas confondre crème légère et *préparation laitière à base de crème fraîche légère à teneur en lipides réduite* (moins de 12 % de matières grasses) comme Bridélight 4 % par exemple dont la consistance est assurée par l'ajout d'amidon modifié, de maltodextrine, de gélatine et de pectine.

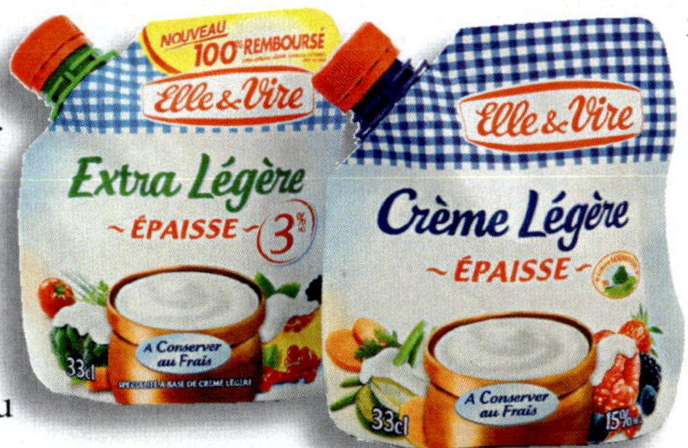

La crème fouettée

Elle se compose de crème ou de crème légère, à raison de 75 % minimum. En sus, est autorisée l'addition de sucre (15 % maximum), de ferments lactiques, matières aromatiques naturelles, stabilisateurs ou protéines du lait. La **« crème chantilly »** est une crème fouettée contenant au moins 30 % de matières grasses, à laquelle on a ajouté seulement du saccharose (lire page 240).

- **La crème d'Isigny**

C'est la seule crème à bénéficier aujourd'hui d'une Appellation d'Origine Contrôlée (AOC). C'est une crème fraîche épaisse pasteurisée caractérisée par une très grande finesse.

Nutritionnellement, ça donne quoi ?

La crème contient de la matière grasse (30 à 40 % en moyenne), de l'eau (59 %) et 6 % d'éléments non gras : protéines, lactose et minéraux. Plus riche en eau que le beurre, la crème est donc moins calorique : 200 à 300 kcal aux 100 g contre 730 pour le beurre et 900 pour l'huile.

- **Les graisses** se répartissent de la façon suivante :
- 65 % de graisses saturées,
- 30 % de graisses monoinsaturées,
- 5 % de graisses polyinsaturées (oméga-6 et oméga-3, lire page 142).

L'apport en cholestérol moyen est de 110 mg/100 g avec des valeurs extrêmes de 53 à 70 mg/100 g pour la crème légère et de 140 mg/100 g pour une crème très riche en matières grasses.

- **La vitamine A** est présente en quantité appréciable (teneur de l'ordre de 213 µg/100 g). La crème allégée est moins riche en matières grasses et de ce fait en vitamine A.

Une crème fraîche aux oméga-3 ?

À l'instar de Yoplait ou Casino, certaines marques proposent des crèmes fraîches portant le label Bleu-blanc-cœur donc provenant de vaches dont l'alimentation a été enrichie en graines de lin. Ces produits sont-ils vraiment utiles pour améliorer ses apports en oméga-3 ? Dans la mesure où les crèmes fraîches renferment au mieux 5 % de graisses polyinsaturées, on peut raisonnablement répondre que non. La preuve par l'exemple : 10 g de crème fraîche allégée Bleu Blanc Cœur Yoplait apportent royalement 0.012 g d'oméga-3.

- **Les minéraux :** 100 g de crème apportent 80 à 90 mg de calcium.

Quid de la crème de soja ?

La crème de soja liquide pour cuisine est une préparation culinaire non fermentée à base de fèves de soja. 100 % végétale, on l'utilise en remplacement de la crème fraîche aussi bien à froid qu'à chaud pour une sauce, la cuisson d'un plat ou d'un dessert. Selon les fabricants et selon les utilisations culinaires, les ingrédients qui la composent diffèrent. Pour une crème épaisse par exemple (sauce gratin, sauce béchamel), de la farine de blé, des huiles végétales, de la lécithine, et des épaississants seront employés.

- **Ses avantages :** elle ne contient pas de lactose, ni de graisses saturées et s'utilise comme la crème fraîche (sauf pour la chantilly, fouettée, elle reste liquide).
- **Ses inconvénients :** elle est le plus souvent fabriquée à partir d'huile de tournesol, une huile déséquilibrée sur le plan des acides gras (lire page 143) et peut contenir, suivant les marques, de nombreux additifs.

À noter que cette dernière remarque vaut pour les crèmes de riz ou d'avoine. Seule la crème d'amande tire son épingle du jeu grâce à sa richesse naturelle en graisses : aucune huile végétale n'entre en général dans sa composition.

Faites LE BON CHOIX

- Qu'elle soit épaisse, liquide, à 15 % ou à 30 % de matières grasses, le choix de la crème à utiliser dépend du type de préparation envisagée et de vos goûts. Cependant, sa consommation doit rester raisonnée.
- Les crèmes végétales sont des alternatives nutritionnellement intéressantes à condition d'être élaborées avec de l'huile de colza.

Mimosa, au plat ou en omelette ?

Présents dans de nombreux produits industriels sous forme liquide, concentrée ou en poudre, les œufs – entiers – se trouvent en boîtes en supermarchés. Et quand on parle d'œuf on veut évidemment dire œuf de poule. Léger, peu coûteux et nourrissant, l'œuf a tout pour nous séduire. En plus il se cuisine de multiples façons. Mais attention, certaines précautions sont de mise…

Question d'étiquette

Un œuf pèse de 45 à 75 g environ. En moyenne, il pèse 60 g (dont 50 g sont comestibles). Les œufs sont classés selon leur poids et cette catégorie de poids doit obligatoirement figurer sur l'emballage : très gros (pour les œufs pesant plus de 73 g), gros (63-73 g), moyen (53-63 g) ou petit (43-53 g). Le calibre de l'œuf dépend de l'âge de la poule et de la race. Côté qualité, vous ne trouverez en magasin que des œufs de classe A, satisfaisant à des critères déterminés par la loi (œuf frais, coquille intacte...). Les œufs qui ne répondent pas à ces exigences se retrouvent dans la catégorie B (œufs conservés, coquille fêlée...), destinée à l'industrie agroalimentaire.

L'emballage des œufs doit aussi comporter obligatoirement un code permettant la traçabilité. Ce code commence par un chiffre (0 = œuf bio ; 1 = œuf de poules élevées en plein air ; 2 = œuf d'élevage au sol et 3 = œuf de poules élevées en cage) puis comporte le code du pays d'origine (FR pour la France) et enfin le numéro d'enregistrement du producteur. La date limite de conservation ou la date de ponte figurent parfois également sur la coquille.

Peut figurer aussi sur l'emballage la mention « extra-frais jusqu'au ... », la date indiquée correspondant normalement à 9 jours après la ponte. Au-delà, ils ne sont plus « extra-frais » mais frais . Les œufs extra sont destinés tout particulièrement aux préparations sans cuisson (mayonnaises, mousses, tartares, etc.) et aux œufs cuits à la coque.

Le premier chiffre correspond
au mode d'élevage de la poule,
0 - pour l'œuf biologique
1 - pour la poule élevée en plein air
2 - pour la poule élevée au sol
3 - pour la poule élevée en cage

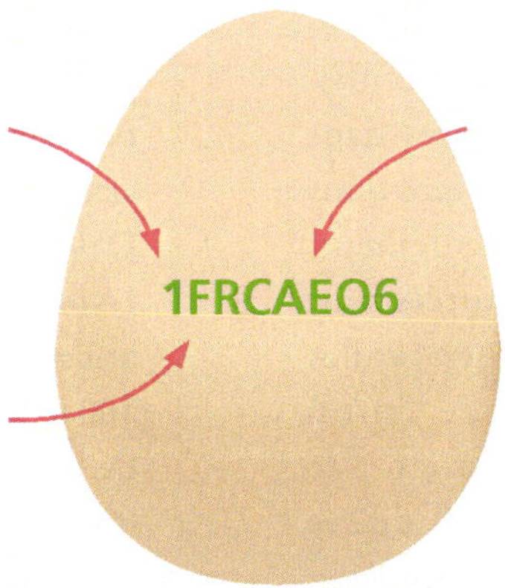

Le code final CAEO6
permet d'identifier l'élevage d'origine.

Les deux lettres correspondent
au pays d'origine (FR signifie France).

Nutritionnellement, ça donne quoi ?

L'œuf est avant tout une très bonne source de protéines d'excellente qualité. À tel point que ses protéines servent de référence pour évaluer celles des autres aliments. Ainsi, si on attribue la valeur 100 aux protéines de l'œuf, celles de la viande – pourtant réputées – n'atteignent « que » le score de 84 !

- La totalité des **graisses** de l'œuf se retrouve dans son jaune. Parmi elles, du **cholestérol** (environ 200 mg) qui n'a que très peu (voire pas du tout) d'impact sur le cholestérol sanguin (seules les personnes souffrant d'hypercholestérolémie familiale doivent surveiller leur consommation d'œufs). Les **graisses saturées** sont présentes dans l'œuf en moins grande quantité que dans la viande : 35 % des graisses seulement. Les teneurs en graisses polyinsaturées sont elles aussi plus faibles. Certaines poules sont nourries avec des graines de lin ou des huiles de poissons afin d'enrichir le jaune d'œuf en oméga-3. Les œufs de ces poules, repérables notamment par le label Bleu-Blanc-Cœur, présentent un rapport oméga-6/oméga-3 optimal (lire encadré).

Le jaune d'œuf est aussi très riche en **phospholipides**, une autre forme de graisse. 70 % des phospholipides de l'œuf sont représentés par la choline, considé-

“ Source de ” ou “ riche en ” oméga-3

Les œufs issus de la filière lin tradition Bleu-Blanc-Cœur sont des aliments « source d'acides gras oméga-3 », allégation qui figure sur la boîte. Cela signifie que 100 g de cet aliment contiennent plus de 15 % de l'apport nutritionnel conseillé (ANC) en oméga-3 pour un homme adulte (2 g pour l'ALA, acide alpha linolénique, et 0,12 g pour le DHA, acide docosahexaénoïque).
Le maquereau est, quant à lui, « riche en acides gras oméga-3 ». Cela signifie que 100 g de cet aliment contiennent plus de 30 % de l'ANC en oméga-3 pour un homme adulte.

rée par certains comme une vitamine. La choline est le précurseur de l'acétylcholine, un messager chimique du cerveau très important puisqu'il sert de support à la mémoire. La choline aide également le foie à se débarrasser de graisses néfastes. Elle est ainsi préconisée dans le traitement des cirrhoses et des hépatites. Enfin, la choline aurait aussi des vertus protectrices contre certains cancers.

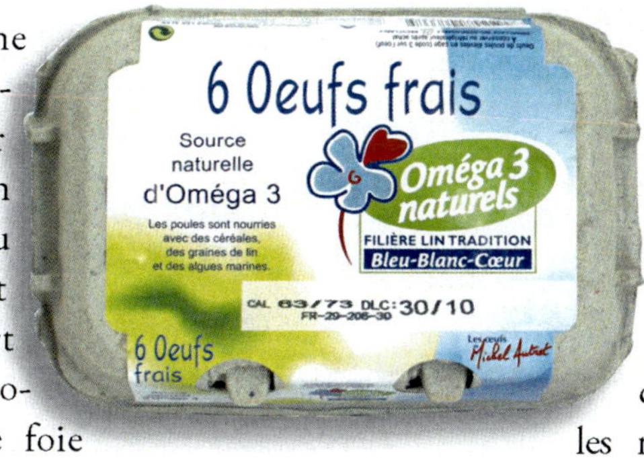

Côté **oligo-éléments**, les œufs sont riches en phosphore et en fer, comme la viande. Mais ils possèdent un atout de taille par rapport à la viande : des antioxydants qui protègent contre les maladies oculaires liées à l'âge. Le jaune d'œuf tire en effet sa belle couleur de pigments végétaux ingérés par la poule, la lutéine et la zéaxanthine. 100 g de jaune contiennent ainsi 1 274 à 2 478 µg de lutéine et 775 à 1288 µg de zéaxanthine. Or

	ŒUF TRADITIONNEL	ŒUF BLEU-BLANC-CŒUR	MAQUEREAU
Lipides pour 100 g (2 œufs)	10.5 g	10.5 g	14.2 g
Graisses saturées	3.3 g	2.7 g	3.2 g
Graisses monoinsaturées	4.1 g	3.9 g	4 g
Graisses polyinsaturées	1.4 g	1.9 g	3.5 g
Oméga-6	1.3 g	1.5 g	0.375 g
Oméga-3	0.08 g	0.435 g	3.089 g
Rapport Om6/Om3	16	3.4	0.12

COMPOSITION NUTRITIONNELLE DE L'ŒUF

POUR 100 G	ŒUF ENTIER
Énergie (kcal)	154
Protéines (g)	12,3
Glucides (g)	0,7
Lipides totaux (g)	11,9
Cholestérol (g)	0,42
Lécithine (g)	2,3
Calcium (mg)	50
Phosphore (mg)	193
Fer (mg)	1,7
Magnésium (mg)	12
Vitamine A (eq. Rétinol)	150
Vitamine D (µg)	1,5
Vitamine E (µg)	1 300
Vitamine C (µg)	0
Vitamine B2 (µg)	447
Vitamine B5 (µg)	1 700
Vitamine B6 (µg)	138
Vitamine B9 (µg)	60

(Source : Y. Nys, Valeur nutritionnelle des œufs, INRA Prod. Anim., 2004, 17(5), 385-393)

ces deux caroténoïdes jouent un rôle protecteur contre deux maladies ophtalmiques : la cataracte et la dégénérescence maculaire liée à l'âge (DMLA). Des taux élevés de ces deux pigments diminueraient le risque de DMLA de 79 % et la zéaxanthine à elle seule réduit le risque de cataracte de 47 %.

Des précautions importantes

Difficile de trouver des défauts à l'œuf tellement ses qualités sont grandes. Mais force est de constater que ses protéines pour excellentes qu'elles soient, provoquent chez certaines personnes des allergies alimentaires (surtout celles du blanc). Et comme il est difficile de séparer à 100 % le blanc du jaune, la seule solution pour les allergiques à l'œuf reste de l'éviter. Cette éviction est assez facile lorsqu'on ne mange que ce que l'on cuisine soi-même. Elle est beaucoup plus difficile dès lors que l'on consomme aussi des aliments industriels. La lecture de la liste des ingrédients devient alors indispensable. Heureusement, cette allergie disparaît en général après l'âge de 5 ans (hormis dans les cas graves). Il est aussi conseillé aux parents de ne pas introduire le blanc d'œuf dans l'alimenta-

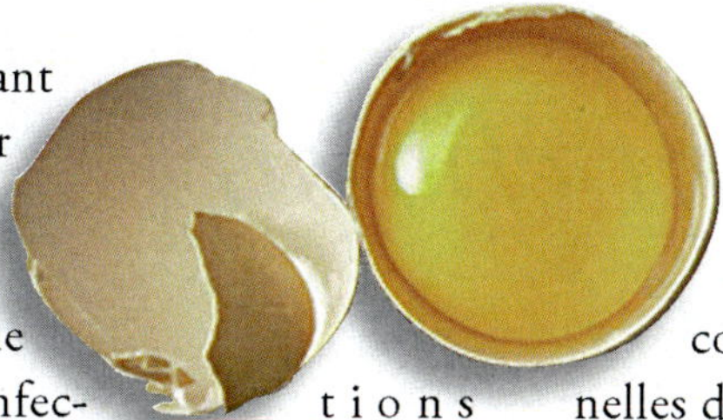

tion de bébé avant l'âge d'un an pour limiter ce risque d'allergie.

Autre risque lié aux œufs : les infections alimentaires. Si l'œuf est la seule source de protéines qui peut se conserver pendant des semaines à température ambiante non excessive (< 20 °C), il est néanmoins responsable chaque année en France d'environ 10 salmonelloses pour 100 000 habitants.

La moitié de ces toxi-infections dues aux bactéries du genre *Salmonella* proviendraient de la consommation d'œufs de basse-cour. La multiplication des salmonelles dans l'œuf est minime à faible température mais rapide à température élevée si elles pénètrent dans le jaune. Pour éviter tout risque (en particulier pour les femmes enceintes), il est important de n'utiliser que des œufs extra-frais dans les préparations à base d'œuf cru et de faire cuire longtemps les œufs les plus vieux.

Faites LE BON CHOIX

- Préférez les œufs fermiers pondus par des poules élevées en plein air (code 0 ou 1) ou nourries aux graines de lin (label Bleu-Blanc-Cœur). U, Carrefour, Monoprix, Grand Jury, Matines, Casino proposent des œufs labellisés Bleu-Blanc-Cœur.
- Si vous ne souffrez pas d'hypercholestérolémie familiale, vous pouvez manger jusqu'à 7 œufs par semaine.
- N'utilisez que des œufs extra pour vos préparations à base d'œufs sans cuisson.

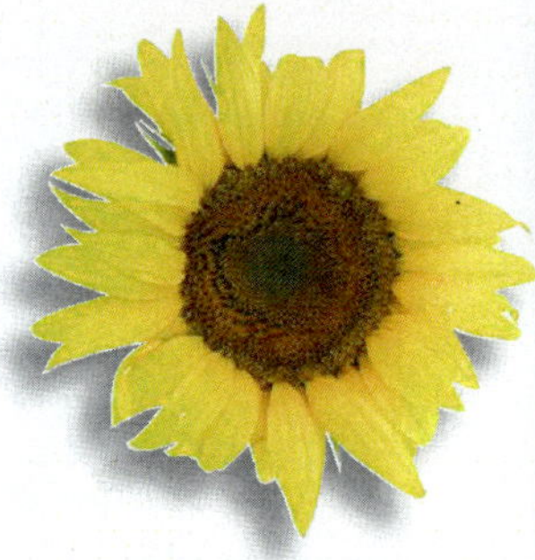

Comment choisir une huile ?

Olive, colza, tournesol, maïs ou pépin de raisin, toutes les huiles sont composées à plus de 99 % de lipides c'est-à-dire de graisses. Pas de glucides, ni de protéines, pas de cholestérol non plus. Toutes aussi caloriques les unes que les autres, les huiles diffèrent par la nature des graisses qui les composent.

Les graisses sont fondamentales pour l'organisme. Elles lui apportent de l'énergie, du carburant, mais pas seulement :

- elles jouent un rôle essentiel au niveau de chacune de nos cellules : les graisses entrent dans la composition de leur membrane et par là conditionnent leur bon fonctionnement ;
- elles donnent naissance dans le corps à des messagers chimiques qui jouent un rôle dans le rythme cardiaque, la circulation du sang, l'inflammation, l'immunité.

Il existe trois types de graisses qui se distinguent par leur forme. Elles ont de ce fait des propriétés différentes en cuisine et aussi des effets différents sur la santé.

Les graisses saturées

Les molécules sont rectilignes et rigides.

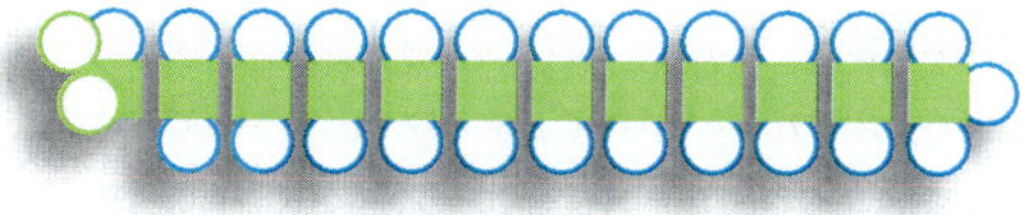

Les graisses saturées sont majoritaires dans les graisses animales (beurre, lard). Parmi les graisses végétales, ce sont l'huile de palme et l'huile de noix de coco qui en sont riches.

En cuisine

La plupart des graisses saturées sont solides ou semi-solides à température ambiante. Elles résistent bien à la chaleur et peuvent être utilisées pour la cuisson et la friture.

Côté santé

Les graisses saturées sont nécessaires à l'organisme : elles servent de carburant, constituent une réserve d'énergie et entrent dans la composition des membranes cellulaires. Consommées en excès, elles augmentent le risque cardiovasculaire. Elles favorisent les dépôts dans les artères et la formation de caillots.

Les graisses monoinsaturées

Les molécules présentent une courbure.

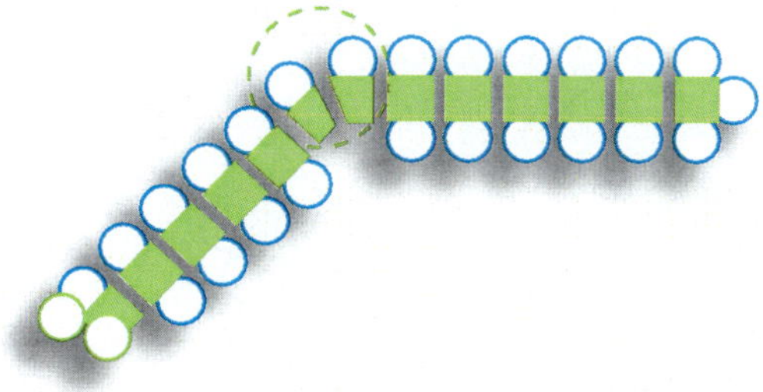

Ces graisses sont majoritaires dans l'huile d'olive, de colza, d'arachide et de noisette. On les appelle aussi oméga-9.

En cuisine

Elles sont liquides à température ambiante mais se figent au réfrigérateur. Ces huiles supportent bien la chaleur (210-220 °C pour olive et arachide qui peuvent être utilisées pour la cuisson et la friture).

Côté santé

Ces graisses sont neutres vis-à-vis du risque cardiovasculaire.

L'huile d'olive a en outre l'avantage de renfermer des polyphénols qui sont de puissants composés antioxydants.

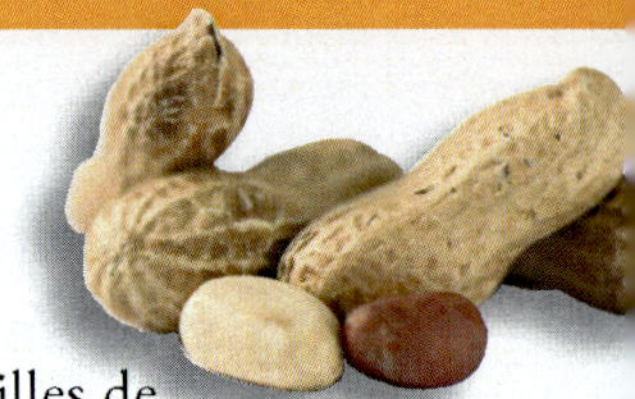

Les graisses polyinsaturées

Les molécules sont incurvées et très souples.

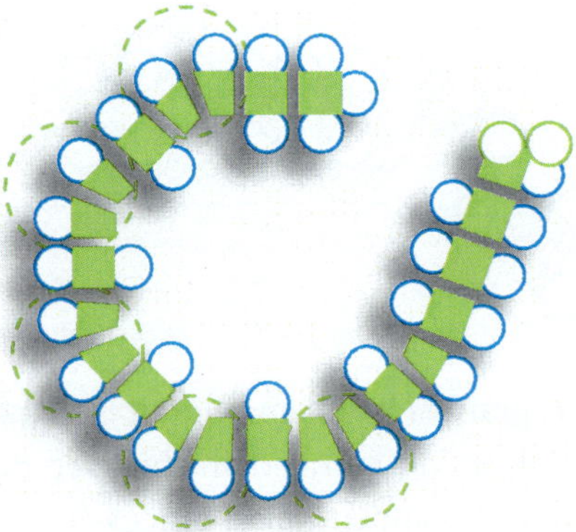

Ces graisses sont majoritaires dans l'huile de tournesol, maïs, pépins de raisin, soja, noix, lin, carthame. Elles sont minoritaires dans l'huile de colza, d'olive et d'arachide.

En cuisine

Ces huiles restent liquides au réfrigérateur. Elles sont fragiles. Elles s'altèrent à la lumière et à la chaleur (140 à 160 °C maxi). Elles s'utilisent surtout pour l'assaisonnement.

Côté santé

Il existe deux familles de graisses polyinsaturées : les **oméga-6** et les **oméga-3**. Toutes deux sont indispensables à l'organisme comme les vitamines et doivent être apportées par l'alimentation. Les oméga-6 favorisent l'inflammation, la formation de caillots et la contraction des vaisseaux tandis que les oméga-3 ont des effets exactement opposés. Le corps a besoin des deux familles pour bien fonctionner mais ce qui compte, c'est l'équilibre entre elles. Il faut, pour être en bonne santé, au maximum 5 fois plus d'oméga-6 que d'oméga-3. Pas plus (idéalement 2 à 3 fois plus).

Vous trouverez dans le tableau ci-contre le rapport oméga-6/oméga-3 des huiles polyinsaturées couramment consommées. Un rapide coup d'œil sur ce tableau et on comprend que l'huile de tournesol ne doit pas trôner seule dans la cuisine. Pourtant, elle est l'huile la plus consommée en France. L'huile d'olive arrive en deuxième position. Elle représente ¼ des ventes. En troisième position…

RAPPORT OMÉGA-6/OMÉGA-3 IDÉAL : < 5/1

COLZA	NOIX	SOJA	MAÏS	PÉPINS DE RAISIN	TOURNESOL
2/1	5/1	7/1	115/1	180/1	420/1

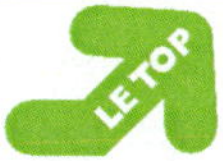

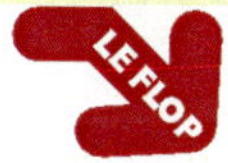

EFFETS DES HUILES SUR LA SANTÉ

	MALADIES CARDIOVASCULAIRES	CANCER	STOCKAGE DES GRAISSES	MALADIES ARTICULAIRES
OLIVE	↘	-	-	-
TOURNESOL, PÉPINS DE RAISIN, MAÏS	↗	↗	↗	↗
COLZA	↘	↘	↘	↘

↗ : plus de risque. ↘ : moins de risque.

(toujours pas d'huile de colza à l'horizon)… arrivent les huiles combinées. Les huiles de mélange sont apparues au début des années 1990 pour répondre aux besoins du consommateur qui ne souhaitait pour l'assaisonnement et la cuisson qu'une seule bouteille dans sa cuisine. À la différence des huiles à tout faire issues d'une seule variété (tournesol, maïs, olive), les huiles de mélange font appel à plusieurs oléagineux : tournesol oléique (variété de tournesol dont l'huile est proche de l'huile d'olive), colza, pépins de raisin, voire soja. Un pari réussi pour les industriels puisque les huiles combinées ont du succès en supermarchés. Cependant certaines sont loin d'être aussi équilibrées qu'elles le prétendent mais elles sont toutes plus chères.

Friture ou pas friture ?

Vierge ou raffinée ?

Les huiles végétales sont extraites aussi bien des graines oléagineuses (tournesol, colza...) que des fruits (olive, noix, pépins de raisin...). Les graines ou les fruits, nettoyés et broyés sont ensuite pressés mécaniquement à chaud pour les graines, à froid pour les fruits. L'huile obtenue est soit filtrée simplement c'est le cas de l'huile d'olive (l'huile est dite **vierge**) soit raffinée c'est-à-dire traitée chimiquement pour en éliminer les impuretés et améliorer sa conservation dans le temps. L'huile a alors l'appellation d' « huile végétale ». L'huile d'olive vierge **extra** est une huile d'olive vierge dont l'acidité est obligatoirement inférieure à 1 % et dont la note de dégustation est supérieure ou égale à 6,5.

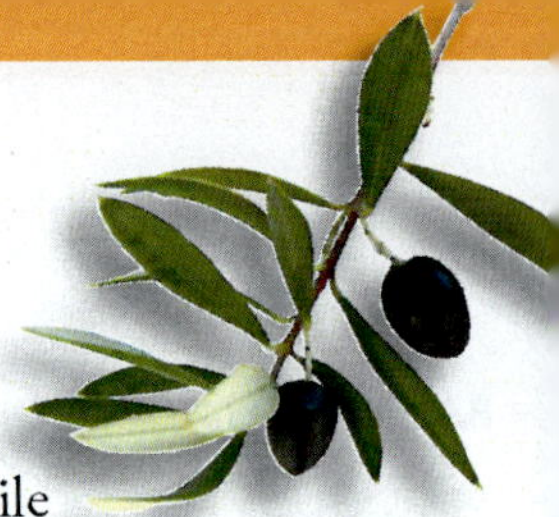

La friture consiste à immerger un aliment dans de l'huile bouillante. L'aliment perd une grande quantité d'eau et se charge d'une quantité d'huile proportionnelle. La friture est une cuisson très appréciée mais est-elle bonne pour la santé ? Tout dépend de la température de la friture et de l'huile utilisée. Plus la température du bain est élevée, plus l'huile est fluide et moins l'aliment absorbe de graisses. Les huiles qui peuvent supporter des températures de l'ordre de 180-190 °C sont les huiles riches en graisses saturées (dans votre supermarché, il s'agit de l'huile de noix de coco que l'on retrouve dans la Végétaline®) et aussi monoinsaturées comme l'huile d'olive et d'arachide. Les huiles riches en graisses polyinsaturées (tournesol, colza mais aussi Frial) sont fragiles et se dégradent trop rapidement à la chaleur.

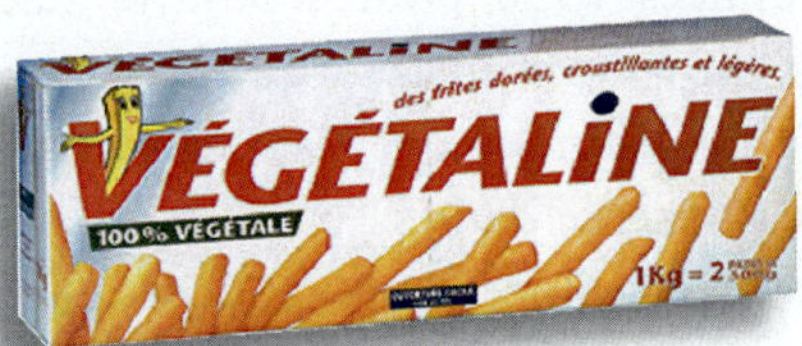

Végétaline®, pas si mal

La Végétaline® est composée à 100 % de graisses saturées, il s'agit d'huile de noix de coco totalement hydrogénée. Pour cette raison, pendant des années, elle a été mise au ban des horreurs nutritionnelles. Or on sait aujourd'hui que toutes les graisses saturées ne peuvent pas être mises dans le même panier. L'huile de noix de coco hydrogénée contient majoritairement des graisses qui sont utilisées par l'organisme comme carburant. Elles ne contribuent pas à augmenter le risque de maladies cardiovasculaires. La Végétaline® a en outre plusieurs avantages :

- elle est extrêmement fluide à 180 °C ce qui donne des frites beaucoup moins grasses qu'avec de l'huile d'olive par exemple,
- elle se détériore beaucoup moins au fil des fritures (moins d'oxydation),
- et du fait de sa consistance solide à température ambiante est plus facile à stocker et aussi à jeter !

Faites LE BON CHOIX

- L'huile d'olive et l'huile de colza sont les deux huiles qui doivent trôner dans votre cuisine. Elles peuvent être utilisées indifféremment pour l'assaisonnement et la cuisson mais pour votre santé doivent faire partie toutes les deux de votre alimentation.
- Pour une friture de temps en temps, la Végétaline® fera l'affaire. Si vous suivez ces conseils, nul besoin d'une huile combinée.
- À noter que les huiles sont des produits fragiles. Pensez à les stocker à l'abri de la lumière et de la chaleur et respectez la règle d'usage : ne jamais faire fumer une huile.

Huiles

OUI

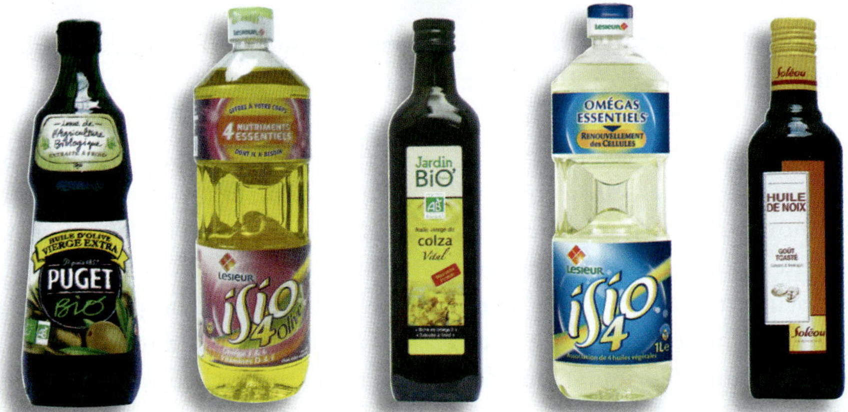

Huile d'olive bio Puget

- 100 % olive
- Vierge extra

Pas d'oméga-3 ni d'oméga-6 mais des oméga-9 ! Contient des antioxydants. Une huile parfumée qui convient pour l'assaisonnement, la cuisson et la friture. Dans un verre brun, c'est bien.

- Cal : 900
- Prot : -
- Glu : -
- Lip : 100 g

Isio4 olive Lesieur

- Mélange : colza, olive vierge extra, tournesol, pépins de raisin
- Raffinée + vierge extra

Huile équilibrée (rapport om6/om3 de 4.5/1). Contient 20 % d'huile d'olive vierge extra.

- Cal : 900
- Prot : -
- Glu : -
- Lip : 100 g

Huile de colza Jardin BIO'

- 100 % colza
- Vierge

Avec un rapport om6/om3 de 2.7/1, cette huile est parfaitement équilibrée. Elle convient à l'assaisonnement et à la cuisson (sans la faire fumer). Protégée dans un verre brun, c'est bien.

- Cal : 900
- Prot : -
- Glu : -
- Lip : 100 g

LE TOP

Isio4 Lesieur

- Mélange : tournesol, colza, Oléisol®, pépins de raisin
- Raffinée

Huile équilibrée (rapport om6/om3 de 5/1). L'Oléisol® est le tournesol oléique, une huile proche de l'huile d'olive.

- Cal : 900
- Prot : -
- Glu : -
- Lip : 100 g

Huile de noix Soléou

- 100 % noix
- Raffinée

Rapport om6/om3 de 5/1. L'intérêt de l'huile de noix tient essentiellement à ses arômes. Une huile plus rare donc plus chère. Convient pour l'assaisonnement.

- Cal : 900
- Prot : -
- Glu : -
- Lip : 100 g

Cœur de tournesol Lesieur

- Mélange : tournesol, tournesol oléique
- Raffinée

Cette huile équivaut à un mélange de tournesol et d'huile d'olive (sans le parfum et les polyphénols de l'huile d'olive). Pas d'oméga-3. On la laisse en rayon.

- Cal : 900
- Prot : -
- Glu : -
- Lip : 100 g

Huile de pépins de raisin Lesieur

- 100 %
- Raffinée

Une huile déséquilibrée. Comme l'huile de tournesol, elle est beaucoup trop riche en oméga-6. Elle ne doit pas être consommée quotidiennement.

- Cal : 900
- Prot : -
- Glu : -
- Lip : 100 g

4 huiles végétales U

- Mélange : tournesol, tournesol oléique, colza, pépins de raisin
- Raffinée

Un rapport om6/om3 de 28/1. Huile déséquilibrée. De plus, emballage translucide donc pas de protection contre la lumière.

- Cal : 900
- Prot : -
- Glu : -
- Lip : 100 g

LE FLOP

Fruit d'or oméga-3 et 6

- Mélange : tournesol et colza
- Raffinée

Huile déséquilibrée (rapport om6/om3 de 24/1). Une huile plus chère au litre que les concurrentes de base. Aucun intérêt.

- Cal : 900
- Prot : -
- Glu : -
- Lip : 100 g

Equilence 4 Casino

- Mélange : tournesol, tournesol oléique, colza, pépins de raisin
- Raffinée

Teneurs en om6 et om3 non précisées, huile sûrement déséquilibrée. Emballage translucide donc pas de protection.

- Cal : 900
- Prot : -
- Glu : -
- Lip : 100 g

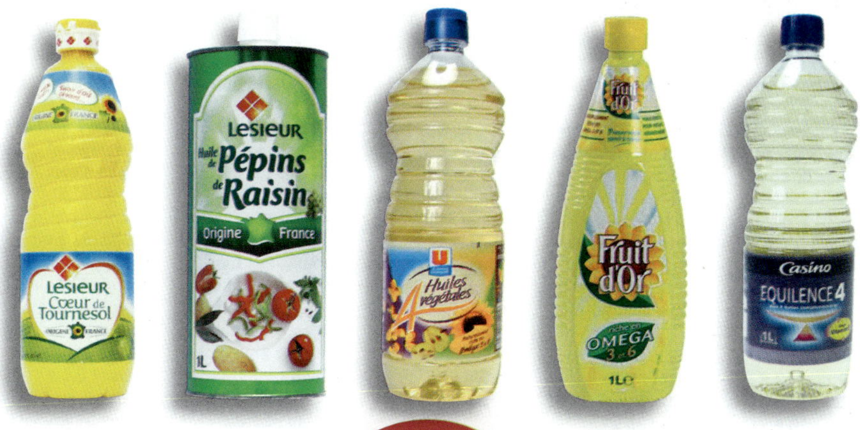

NON

Sauces salade

OUI

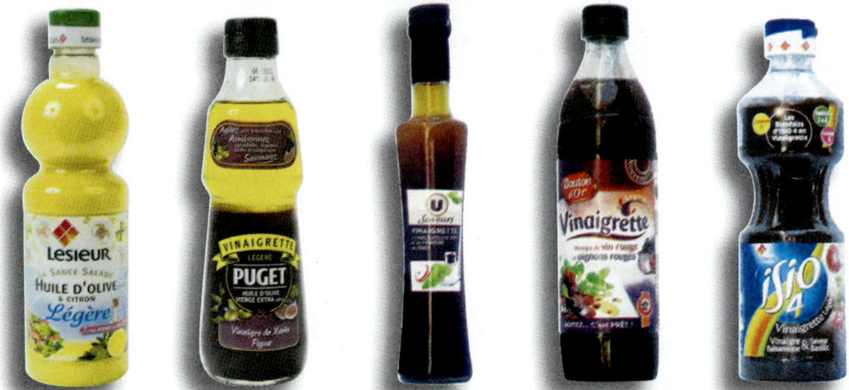

Sauce salade légère Lesieur

- Huile : 27 % (olive + colza)
- Épaississants : oui

De l'huile d'olive vierge extra et de l'huile de colza pour un rapport oméga-6/oméga-3 de 3/1. Un peu de sucre mais c'est correct.

- Cal : 170
- Prot : 0.2 g
- Glu : 6 g
- Lip : 16 g

Vinaigrette légère Puget

- Huile : 35 % (olive + colza)
- Épaississants : non

Mélange d'huiles d'olive et de colza et de vinaigre de Xérès aromatisé à la figue. Une pointe de jus de figue et du miel. Pas trop sucré, un bon produit.

Cal : 340
Prot : 0.4 g
Glu : 5.6 g
Lip : 35 g

Vinaigrette Saveurs U

- Huiles : 75 % (olive)
- Épaississants : non

Une vinaigrette comme à la maison : 75 % d'huile d'olive vierge extra + 25 % de vinaigre de Xérès. Bien mieux que toutes les sauces allégées.

- Cal : NC
- Prot : NC
- Glu : NC
- Lip : NC

LE TOP

Vinaigrette légère vin rouge Bouton d'Or

- Huile : 26 % (colza)
- Épaississants : oui

Une vinaigrette allégée à base d'huile de colza, un peu d'échalote et d'oignons rouge. Pas trop sucrée. Pas trop d'épaississant. C'est acceptable.

- Cal : 259
- Prot : 0.3 g
- Glu : 4.2 g
- Lip : 26.6 g

Vinaigrette légère Isio 4

- Huiles : 37 % (isio4)
- Épaississants : oui

De l'Isio4 avec du vinaigre et un peu d'eau. Peu d'additifs. Une vinaigrette équilibrée avec un rapport om6/om3 de 5/1 ce qui est très correct.

- Cal : 340
- Prot : 0.1 g
- Glu : 2 g
- Lip : 37 g

LE FLOP

Sauce salade caesar Heinz

- Huile : 43 % (végétale)
- Épaississants : oui

De l'huile (nature inconnue), de l'eau et du sucre en 3e ingrédient ! Mélasses, anchoix, sirop de glucose-fructose... Du grand art industriel !

- Cal : 445
- Prot : 1.6 g
- Glu : 7.8 g
- Lip : 44.7 g

Vinaigrette légère Amora

- Huile : 25 % (végétales + olive)
- Épaississants : non

Un peu d'huile mais surtout de l'eau et du vinaigre de vin rouge, additionnés de sirop de glucose-fructose et de sucre. On laisse en rayon.

- Cal : 290
- Prot : 0.4 g
- Glu : 9 g
- Lip : 27 g

Sauce crudités nature Monoprix

- Huile : tournesol
- Épaississants : oui

De l'eau, une huile déséquilibrée, du vinaigre mais aussi du sucre, de l'amidon transformé, du lait en poudre, des épaississants. Passez votre chemin.

- Cal : 385
- Prot : 1.5 g
- Glu : 4.7 g
- Lip : 40 g

Vinaigrette à la framboise Maille

- Huile : 40 % (végétale + olive)
- Épaississants : oui

Huile végétale majoritaire dont on ne connait pas la nature, très peu d'huile d'olive mais beaucoup de sucre ! Franchement il y a mieux.

- Cal : 400
- Prot : <0.5
- Glu : 8 g
- Lip : 40 g

Sauce crudités nature légère Bénédicta

- Huile : végétale
- Épaississants : non

De l'eau, de l'huile, du lait fermenté. Un genre de sauce au yaourt avec du sucre et de l'amidon en plus. On ne connait pas le type d'huile donc on laisse en rayon.

- Cal : 153
- Prot : 1 g
- Glu : 5.8 g
- Lip : 13.9 g

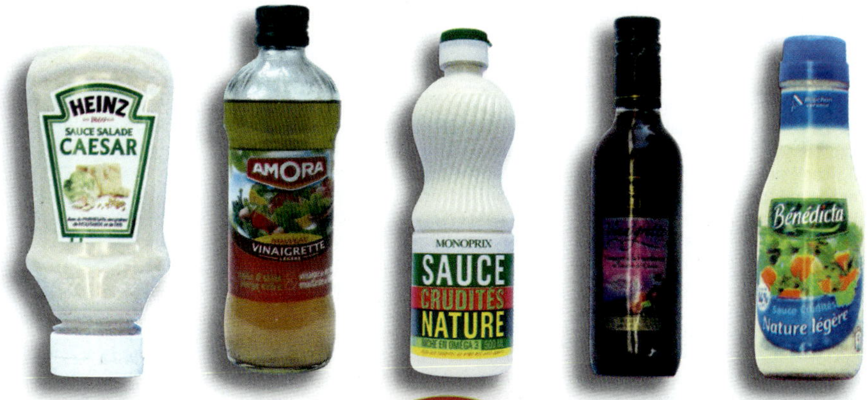

NON

Mayonnaises et sauces froides

OUI

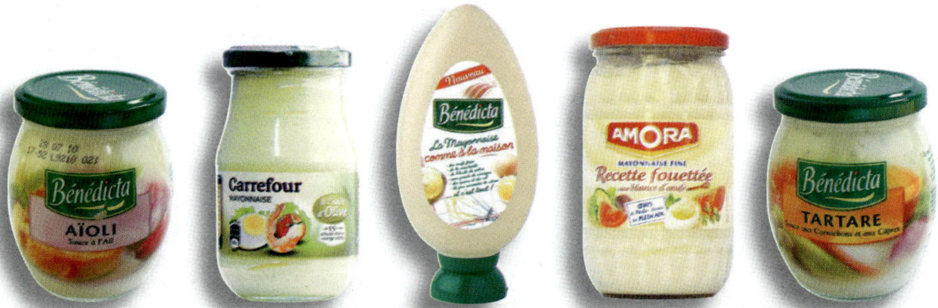

Aïoli Bénédicta

- Huile : colza
- Additifs : peu nombreux

Une bonne mayonnaise à l'huile de colza. Pas de morceaux d'ail, simplement un arôme naturel d'ail.

- Cal : NC
- Prot : NC
- Glu : NC
- Lip : NC

Mayonnaise à l'huile d'olive Carrefour

- Huile : colza + olive
- Additifs : aucun

64 % d'huile de colza + 15 % d'huile d'olive. 7,5 % de jaune d'œuf. Du vinaigre et une pointe de sucre. Pas d'additif, c'est plutôt pas mal.

- Cal : 741
- Prot : 1.2 g
- Glu : 1.2 g
- Lip : 81 g

La mayonnaise maison Bénédicta

- Huile : colza
- Additifs : aucun

De l'huile de colza, de la moutarde, du vinaigre, des œufs frais, du jus de citron, du sel et des épices. Une recette vraiment comme à la maison sans additif.

- Cal : 731
- Prot : 1.5 g
- Glu : 0.9 g
- Lip : 80.1 g

LE TOP

Mayonnaise recette fouettée Amora

- Huile : colza
- Additifs : peu nombreux

Comme sa concurrente chez Bénédicta, une recette simple avec seulement deux additifs. Des œufs de poules plein air. C'est bien. Sans le sucre c'était mieux.

- Cal : 720
- Prot : <0.5 g
- Glu : 1.5 g
- Lip : 79 g

Sauce tartare Bénédicta

- Huile : colza
- Additifs : peu nombreux

Peu d'additifs, une huile de bonne qualité, des ingrédients en grande majorité non transformés : bon produit.

- Cal : 690
- Prot : 2 g
- Glu : 0.8 g
- Lip : 75 g

LE FLOP

Mayonnaise de Dijon Amora

- Huiles : végétales
- Additifs : nombreux

Sans doute de l'huile de tournesol et colza mélangées, des jaunes d'œufs, du vinaigre, de l'eau, une pointe de sucre et des épaississants.

- Cal : 670
- Prot : 1.5 g
- Glu : 2.5 g
- Lip : 73 g

American Sauce Heinz

- Huile : végétale
- Additifs : nombreux

Du sucre, des mélasses, du sucre brun, du lactosérum en poudre, de l'amidon modifié. Résultat : sauce très sucrée avec beaucoup d'additifs. À laisser en rayon.

- Cal : 404
- Prot : 1.7 g
- Glu : 17 g
- Lip : 37 g

Sauce béarnaise Rustica

- Huile : colza
- Additifs : nombreux

De l'eau, de l'huile de colza et de l'amidon transformé de maïs pour lier l'ensemble. L'estragon et le persil sont déshydratés. Franchement il y a mieux.

- Cal : 350
- Prot : 0.5 g
- Glu : 5 g
- Lip : 36 g

Mayonnaise Fins Gourmets Maille

- Huile : tournesol
- Additifs : nombreux

Uniquement de l'huile de tournesol. Les fins gourmets devraient pourtant préférer une mayonnaise à l'huile de colza et avec moins d'additifs !

- Cal : 690
- Prot : 2 g
- Glu : 0.8 g
- Lip : 75 g

Mayonnaise fine et douce Lesieur

- Huile : colza et tournesol
- Additifs : peu nombreux

Un produit certes avec un mélange d'huiles équilibré (rapport om6/om3 de 2.5) mais ajout de sucre et d'amidon modifié. C'est dommage.

- Cal : 670
- Prot : 1 g
- Glu : 2.4 g
- Lip : 71 g

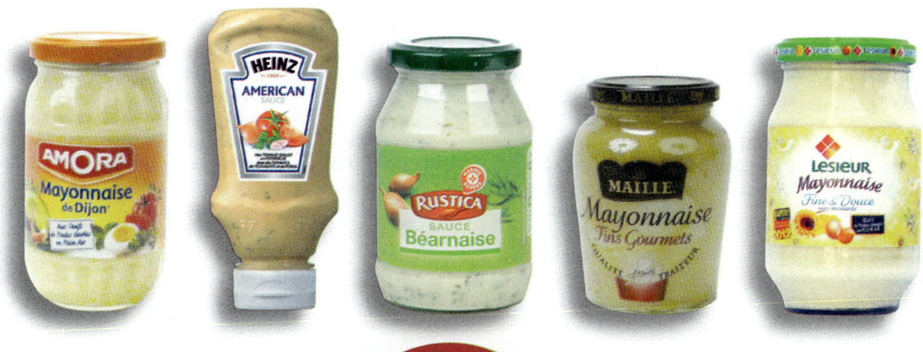

NON

Moutardes, Ketchup

OUI

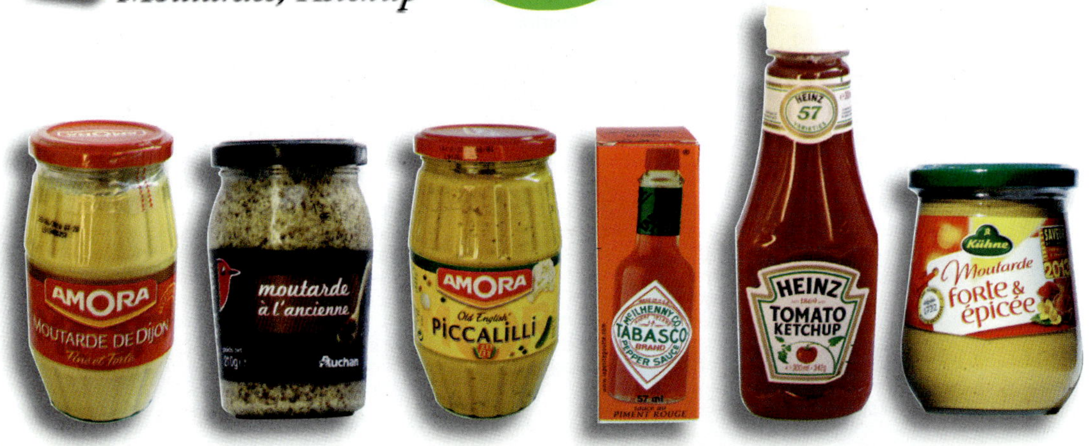

Moutarde de Dijon fine et forte Amora

- 1e ingrédient : eau
- Additifs : peu nombreux

Graines de moutarde en 2e position dans la liste des ingrédients. Une recette de moutarde simple, classique, sans épaississants inutiles.

- Cal : 159
- Prot : 7.1 g
- Glu : 6.2 g
- Lip : 11.8 g

Moutarde à l'ancienne Auchan

- 1er ingrédient : eau
- Additifs : peu nombreux

De l'eau, du vinaigre d'alcool et des graines de moutarde sans épaississants. Un produit très correct.

- Cal : 137.5
- Prot : 6.5 g
- Glu : 6.5 g
- Lip : 9.5 g

Moutarde Piccalilli Amora

- 1er ingrédient : légumes
- Additifs : peu nombreux

Produit original, une moutarde à base de légumes (43.5 %). Peu de moutarde, un peu de sucre et d'épaississant. Toutefois un produit acceptable.

- Cal : 68
- Prot : 2.1 g
- Glu : 9.6 g
- Lip : 2.4 g

Sauce pimentée Tabasco Amora

- 1er ingrédient : vinaigre
- Additifs : absence

Ultrasimple : vinaigre, piments rouges et sel. Un grand classique du rayon. Le piment renferme des composés bénéfiques pour l'organisme.

- Cal : NC
- Prot : NC
- Glu : NC
- Lip : NC

Ketchup Heinz

- 1er ingrédient : tomates
- Additifs : absence

Produit naturel, sans additif. Des tomates, du vinaigre et pas mal de sucre, il faut le reconnaître (22 g/100 g). Si vous aimez le ketchup, achetez celui-là.

- Cal : 103
- Prot : 0.9 g
- Glu : 24.1 g
- Lip : 0.1 g

Moutarde forte et épicée Kühne

- 1er ingrédient : eau
- Additifs : peu nombreux

Plus de graines de moutarde que de vinaigre, une touche d'épices, tomate, ail et huile d'olive. Une très bonne moutarde.

- Cal : 161
- Prot : 7.1 g
- Glu : 7.7 g
- Lip : 11.3 g

LE TOP

LE FLOP

Sauce barbecue Amora

- 1er ingrédient : eau
- Additifs : nombreux

Ce que l'on retiendra de cette sauce c'est sa très forte teneur en sucres (sucre, sirop de glucose, mélasses) ! Toutes les sauces barbecue sont du même acabit.

- Cal : 130
- Prot : 0.8 g
- Glu : 28 g
- Lip : 0.7 g

Moutarde Fins gourmets Maille

- 1er ingrédient : graines de moutarde
- Additifs : nombreux

Une moutarde qui renferme des huiles végétales dont on ignore la nature. Présence d'épaississants dont on aimerait se passer.

- Cal : NC
- Prot : NC
- Glu : NC
- Lip : NC

Moutarde Savora Amora

- 1er ingrédient : vinaigre de malt
- Additifs : peu nombreux

Une moutarde qui contient de la farine de blé, du sucre et du miel. On préfère les produits élaborés avec plus de simplicité !

- Cal : 120
- Prot : 3.8 g
- Glu : 15 g
- Lip : 5.2 g

Moutarde douce Amora

- 1er ingrédient : eau
- Additifs : nombreux

Présence d'huile de tournesol (huile trop riche en oméga-6). Arômes, épaississants, sucre... des additifs plus nombreux que dans les autres moutardes.

- Cal : 212
- Prot : 4.9 g
- Glu : 7.3 g
- Lip : 18.2 g

Ketchup Amora

- 1er ingrédient : purée de tomates
- Additifs : peu nombreux

À base de purée de tomates mi-concentrée. Présence de sucre, de sirop de glucose-fructose et d'un épaississant. Il y a mieux.

- Cal : 110
- Prot : 1.1 g
- Glu : 25 g
- Lip : 0 g

Sauce worcestershire Heinz

- 1er ingrédient : vinaigre
- Additifs : peu nombreux

Mélasse, cassonade, sirop de glucose et caramel : beaucoup trop de sucre dans cette sauce. Et également beaucoup de sel. On laisse.

- Cal : 88
- Prot : 0.8 g
- Glu : 17.8 g
- Lip : 0.3 g

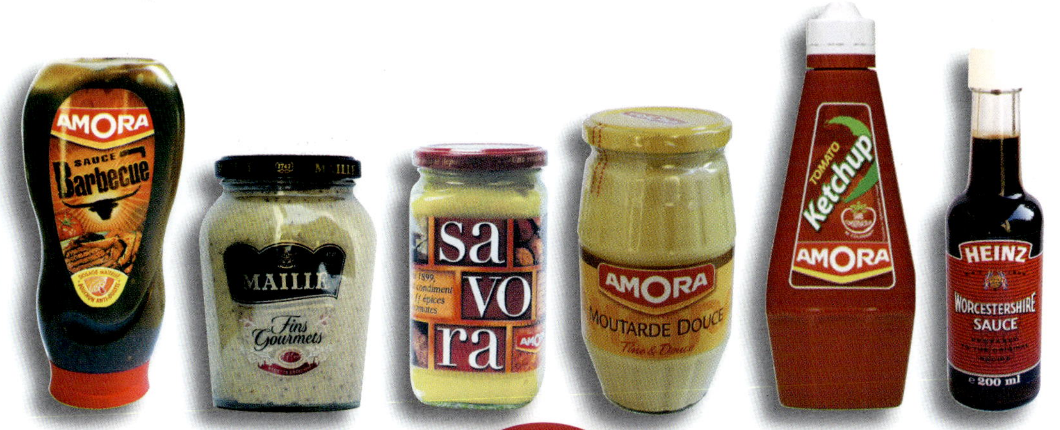

NON

Beurre ou margarine ?

Enrichie, allégée, en cuisson ou à tartiner… les Français portent la margarine dans leur cœur, surtout depuis qu'elle promet de le garder en bonne santé ! Les nouvelles matières grasses à tartiner multiplient les promesses et les fabricants surfent sur la vague santé avec le cholestérol en ligne de mire.

●●● Pour fabriquer une margarine, on prend un corps gras, de l'eau éventuellement du lait, on y ajoute un émulsifiant (lécithine de soja ou mono et diglycérides d'acides gras) et… on émulsionne le tout.

Le corps gras utilisé est un mélange d'huiles et de graisses en l'état ou hydrogénées. Le plus souvent, il s'agit d'huiles de tournesol et de colza, de graisses de palme et de palmiste. « Hydrogénées » signifie que les huiles ont subi un traitement qui consiste à ajouter de l'hydrogène. Ce traitement vise à rendre solide une huile liquide, ou encore plus solide une graisse.

L'hydrogénation peut être partielle ou totale. Lorsqu'elle est partielle, elle favorise la formation de graisses *trans* qui sont néfastes pour la santé cardiovasculaire.

La margarine est-elle moins grasse que le beurre ?

Oui, le plus souvent. Le beurre contient 82 % de graisses et 18 % d'eau. La teneur en graisses des margarines varie, elle, entre 35 et 80 % selon les produits.

INGRÉDIENTS	BEURRE	MARGARINE*
Graisses totales	82 %	60 %
saturées	53 %	15 %
monoinsaturées (oméga-9)	26,5 %	19 %
polyinsaturées	2,5 %	25.5 %
Rapport oméga-6/oméga-3	2	4.8
Eau	18 %	40 %

* Fruit d'Or Cœur de Vie

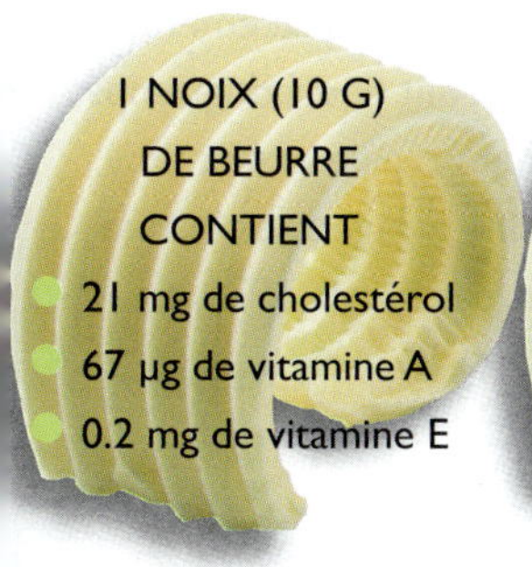

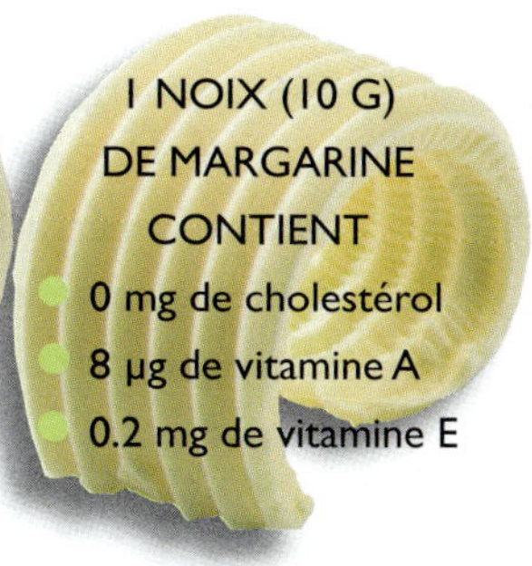

Tour d'horizon des marques

Leader incontesté du rayon : Unilever qui avec Fruit d'Or et Planta Fin, détient plus de 40 % de part de marché (en valeur). Suivent de près St Hubert (39 %) et Lactalis (15 %) avec Primevère. Selon votre enseigne de supermarché, vous aurez également le choix parmi différents produits distributeurs : Nadya chez Leclerc, Bouton d'Or chez Intermarché…

LE MARCHÉ DES MARGARINES

MARQUE	PART DE MARCHÉ EN VOLUME (%)
Fruit d'Or	15.9
Fruit d'Or pro-activ	4.7
Planta Fin	12.6
St Hubert Oméga 3	12.6
St Hubert 41	5.3
Primevère	9.3
MDD	28.9

Source Points de vente n° 1049 juin 2009

Nutritionnellement, ça donne quoi ?

Si la composition en acides gras de l'huile utilisée pour l'élaboration de la margarine est favorable à la santé, il en sera de même pour le produit fini. Les premières margarines étaient fabriquées à base d'huile de tournesol. En pleine guerre contre le cholestérol, le tournesol avait été choisi parce qu'il correspondait parfaitement aux recommandations nutritionnelles de l'époque : moins de graisses saturées d'origine animale qui font monter le taux de cholestérol, plus de graisses polyinsaturées d'origine végétale qui le font baisser. Malheureusement, aucune étude n'a jamais permis de confirmer l'hypothèse que les margarines à base de tournesol étaient supérieures au beurre vis-à-vis du risque cardiovasculaire (même s'il est vrai qu'elles font baisser le cholestérol).

Aujourd'hui on sait que les graisses polyinsaturées ont bien un rôle à jouer dans la santé cardiovasculaire mais c'est l'équilibre entre les deux familles de graisses polyinsaturées qui est important c'est-à-dire le rapport oméga-6/oméga-3 (lire page 142). L'huile de tournesol contenant majoritairement des acides gras oméga-6, elle n'est pas équilibrée. Elle favorise l'inflammation et même les maladies cardiovasculaires (le remède s'avère pire que le mal).

Les fabricants ont donc depuis quelques années redressé le tir et on trouve aujourd'hui des produits mieux équili-

Pour la petite histoire

La margarine est un héritage du Second Empire. C'est parce que le beurre était cher et que Napoléon III en manquait pour nourrir ses soldats, qu'il enjoignit un certain Hippolyte Mège Mouriès de trouver un produit de remplacement. En 1869, la margarine était née. Longtemps considérée comme un pâle ersatz du beurre, la margarine a gagné ses lettres de noblesse dans les années 1970, en pleine guerre contre le cholestérol.

brés. Autre progrès que l'on peut saluer : les étiquettes sont plutôt bien détaillées ; le profil des graisses est donné quasi systématiquement de même que le rapport oméga-6/oméga-3 lorsqu'il est favorable (s'il n'est pas précisé, méfiance).

Des traces de *trans*

Les graisses *trans* qui ont longtemps été un point noir pour les margarines ont presque été éradiquées de ces produits. La plupart des margarines n'en contiennent pas ou alors très peu. Il y a quelques années, les margarines contenaient couramment jusqu'à 20 % de ces acides gras néfastes pour la santé.

Évitez les margarines pour la cuisson

De nombreux produits se vendent avec l'allégation « *margarine pour cuisson* ». D'une manière générale, nous vous déconseillons d'utiliser ces produits pour cuisiner. Motif : les margarines contiennent trop d'acides gras polyinsaturés. Comme nous l'avons vu (page 142), ces graisses sont fragiles et se dégradent à la chaleur. Préférez les huiles comme l'huile d'olive ou l'huile d'arachide.

Quid des margarines contre le cholestérol ?

En ajoutant des phytostérols (Fruit d'Or pro-activ) ou des phytostanols (St Hubert Cholegram) à leur margarine, les fabricants vous promettent de faire baisser votre taux de cholestérol LDL, le « mauvais » cholestérol, de 10 % dès 3 semaines, à raison de 30 g par jour, sans affecter le taux de bon cholestérol, le HDL. Vrai ou faux ? C'est possible effectivement. Plusieurs études ont montré que les stérols ou stanols végétaux pouvaient bloquer l'absorption intestinale du cholestérol et donc conduire à une baisse du taux de cholestérol dans le sang. Le problème, c'est que l'on ne sait absolument rien du bénéfice cardiovasculaire réel de ces produits et que des doutes subsistent quant à leur innocuité (voir Danacol page 113).

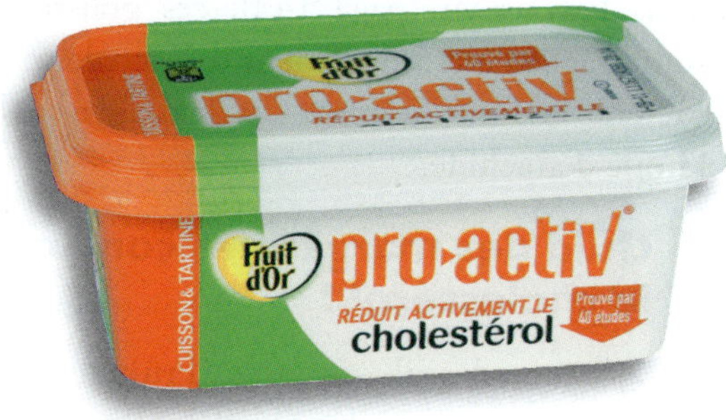

Baisser son taux de cholestérol ? Inutile disent certains. Après 50 années durant lesquelles on a mené une guerre sans répit contre le cholestérol, voilà qu'à présent des voix s'élèvent aux États-Unis mais aussi en France pour crier que l'on s'est trompé d'ennemi. Principaux arguments de ces scientifiques :

- il existe beaucoup d'autres facteurs de risque cardiovasculaire que le cholestérol (l'hypertension, le surpoids, le tabagisme, la sédentarité) ;
- il est normal que le cholestérol augmente avec l'âge et chez les seniors un taux de cholestérol élevé n'est pas associé à une augmentation du risque cardiovasculaire ;
- certaines habitudes alimentaires, comme la consommation d'huile de tournesol, entraînent une baisse du cholestérol sans pour autant protéger de l'infarctus – elles pourraient même augmenter le risque cardiovasculaire ;
- d'autres habitudes en revanche peuvent entraîner une augmentation du cholestérol et être protectrices – c'est le cas de la consommation de poissons gras riches en oméga-3.

Voilà qui donne à réfléchir, n'est-ce pas ? Ajoutez à cela que les margarines enrichies en phytostérols sont jusqu'à trois fois plus chères que leurs concurrentes classiques. Notre conclusion c'est qu'il vaut mieux acheter pour sa santé une margarine riche en oméga-3 qu'une margarine riche en phytostérols.

Le beurre tendre c'est quoi ?

C'est un beurre classique, fabriqué à partir de crème pasteurisée. Aucun ingrédient n'est ajouté. Pour qu'il reste mou à la sortie du frigo, il subit quatre manipulations :

- on fait fondre le beurre doucement,
- puis on le refroidit lentement,
- on recueille la partie qui est encore molle à basse température (température de nos frigos),
- on malaxe cette partie molle avec du beurre «normal», pour lui conférer sa souplesse.

À noter que les fractions du beurre qui restent souples à basse température sont plus riches en graisses insaturées. Le beurre tendre contient donc en théorie plus de graisses insaturées que le beurre normal, ce qui est plutôt une bonne chose.

Faites LE BON CHOIX

- Pour une bonne protection cardiovasculaire, un des paramètres à regarder sur l'étiquette est le rapport oméga-6/oméga-3 de la margarine qui doit être inférieur à 4.
- Il n'est pas interdit de manger du beurre. Mieux vaut éviter de l'utiliser pour la cuisson et le réserver aux tartines du petit déjeuner, ou ponctuellement, à quelques plats et desserts.
- De manière générale, préférer une margarine allégée à un beurre allégé (ajout d'épaississants inutiles).

Beurres et margarines

OUI

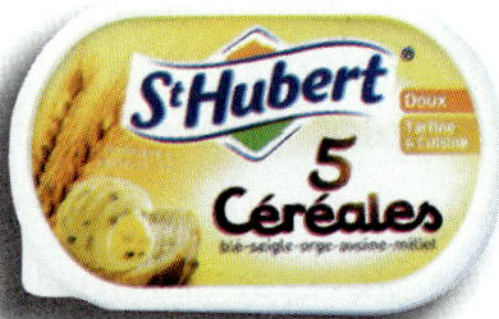

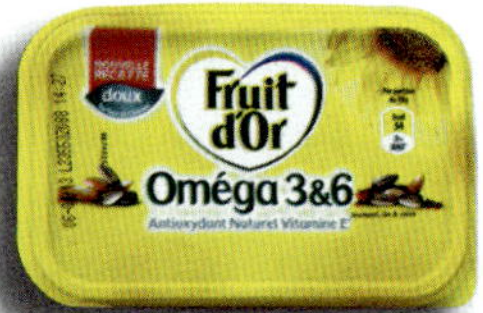

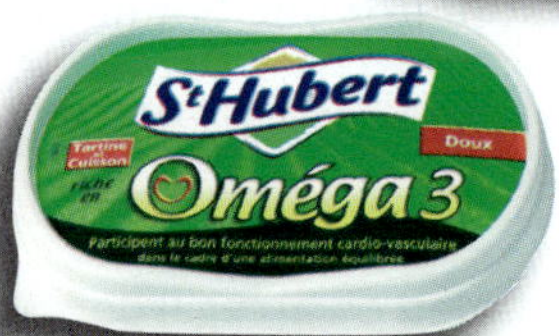

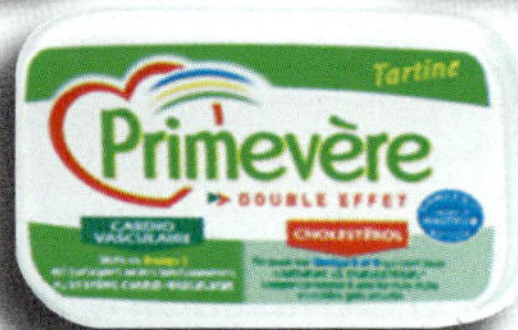

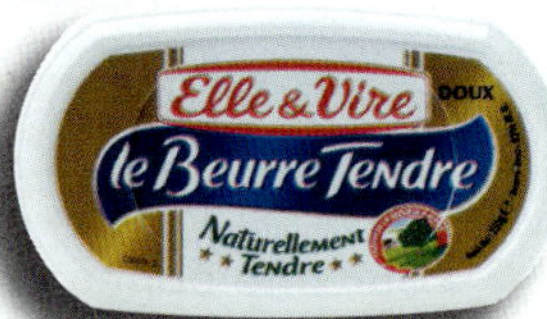

St Hubert Oméga-3	Saint Hubert 5 céréales	Primevère tartine	Fruit d'Or oméga 3&6	Beurre tendre Elle&Vire
• Mat grasses : 54 %	• Mat grasses : 47 %	• Mat grasses : 55 %	• Mat grasses : 60 %	• Mat grasse : 82 %
• Rapport om6/om3 : 1.4	• Rapport om6/om3 : 2.2	• Rapport om6/om3 : 3.6	• Rapport om6/om3 : 3.1	• Peu d'oméga-3
La nature des huiles végétales utilisées n'est pas précisée mais une teneur en oméga-3 (5.3 g) et un rapport om6/om3 excellents. Pour les tartines.	Margarine allégée correctement formulée. Bon rapport om6/om3. Présence de céréales : orge, blé, avoine, seigle, millet, sésame, lin, donc de glucides.	Mélange d'huiles de colza, palmiste, tournesol et palme et 45% d'eau. Margarine équilibrée en acides gras. Un bon produit.	Margarine un peu trop riche en graisses polyinsaturées (tournesol, lin & colza) mais à la rigueur. 22 g d'om6 pour 7 g d'om3, c'est correct.	Un bon beurre. Principalement des graisses saturées et monoinsaturées. Si vous mettez de l'huile de colza dans vos salades, le beurre convient pour les tartines.
• Cal : 487	• Cal : 494	• Cal : 497	• Cal : 540	• Cal : NC
• Prot : 0.1 g	• Prot : 2 g	• Prot : 0.1 g	• Prot : <0.5 g	• Prot : NC
• Glu : 0.1 g	• Glu : 8 g	• Glu : 0.5 g	• Glu : <0.5 g	• Glu : NC
• Lip : 54 g	• Lip : 50 g	• Lip : 55 g	• Lip : 60 g	• Lip : NC

LE TOP

Bridelight

- Mat grasses : 15 %
- Rapport om6/om3 : NC

Une matière grasse laitière allégée avec de l'eau qui contient de l'amidon, de l'amidon modifié, un épaississant... Sans doute déséquilibrée.

- Cal : 158
- Prot : traces
- Glu : 5.6 g
- Lip : 15 g

LE FLOP

Beurre tendre et léger Elle&Vire

- Mat grasses : 41 %
- Rapport om6/om3 : NC

Un beurre allégé (mat grasses laitières) donc beaucoup d'eau mais aussi de l'amidon modifié et des sucres. Mieux vaut une bonne margarine.

- Cal : 394
- Prot : 0.2 g
- Glu : 6.1 g
- Lip : 41 g

Culinesse Planta fin

- Mat grasses : 82 %
- Rapport om6/om3 : NC

Mélange d'huiles colza, maïs, tournesol mais on ne sait pas dans quelles proportions. Des huiles en l'état et hydrogénées. Pour la cuisson. Sans intérêt. À fuir !

- Cal : 660
- Prot : 0 g
- Glu : <0.5 g
- Lip : 74 g

Tournesol Casino

- Mat grasses : 60 %
- Rapport om6/om3 : 14

Un mélange d'huiles et de graisses [tournesol (50 %), colza, palme, coprah] non équilibré. On laisse en rayon.

- Cal : 541
- Prot : 0.1 g
- Glu : 0.2 g
- Lip : 60 g

Tendre mousse Planta fin

- Mat grasses : 39 %
- Rapport om6/om3 : NC

Une émulsion d'eau, d'huiles végétales et d'amidon modifié avec un soupçon de lait. Sans amidon c'était mieux, surtout on ne sait rien sur les huiles utilisées.

- Cal : 360
- Prot : <0.5 g
- Glu : 1.5 g
- Lip : 39 g

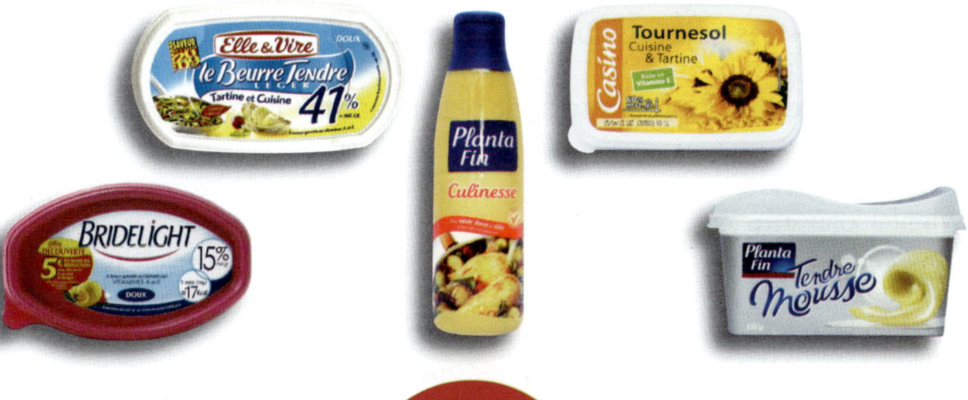

NON

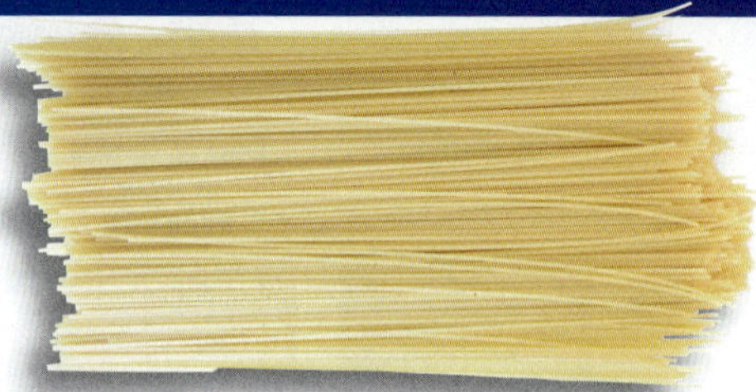

Pâtes et riz, chouchous des familles

96 % des Français ont des pâtes dans leurs placards et 88 % ont du riz. Autant dire que ces deux aliments céréaliers sont des piliers de notre alimentation. Si quelques innovations apportent un peu d'animation dans le rayon, les marques présentes aujourd'hui sont à peu près les mêmes qu'il y a 20 ans. Les marques de distributeurs se sont cependant fait une belle place au soleil.

●●● Les Français mangent en moyenne 9 kilos de pâtes et 7 kilos de riz par an. Pour les pâtes, ils se situent en 7ème position dans le monde, donc en tête de liste mais loin derrière les Italiens qui en consomment 28 kilos par an. Sans surprise, les familles avec enfants mangent plus souvent des pâtes que les autres, généralement en accompagnement de plats. Les amateurs de riz appartiendraient quant à eux à des catégories sociales plus favorisées que les amateurs de pâtes.

E buona la pasta !

La forme des pâtes a beau n'avoir aucune influence sur leur qualité nutritionnelle, elle est le premier critère d'achat. Ainsi, macaronis, coquillettes, coudes, spaghettis... restent les préférées des Français avec plus de 65 % des ventes en volume (45.1 % pour les courtes et 20.5 % pour les longues). Les pâtes à dessins spéciaux (tortellinis, farfalles, pennes...) représentent 23.6 % des ventes et progressent régulièrement. Enfin, les pâtes aux œufs (10 % des ventes) et les pâtes sèches farcies (0.4 %) tendent à perdre des parts de marché au profit notamment des pâtes fraîches qui les concurrencent fortement. En effet, ces dernières se sont considérablement diversifiées ces dernières années.

PARTS DE MARCHÉ DES PÂTES (EN VALEUR)

MARQUE	%
Panzani	35.3
Barilla	20.6
Lustucru	10.9

Source : www.lefigaro.fr

Nutritionnellement, les pâtes, ça donne quoi ?

Les pâtes classiques, quelle que soit leur marque, sont à peu près toutes équivalentes sur le plan nutritionnel. Fabriquées avec de la semoule de blé dur raffiné, de l'eau et du sel, elles contiennent beaucoup de glucides (27 g/100 g de pâtes cuites) pour peu de protéines (autour de 4.5 g), peu de graisses (0.7 g) et peu de vitamines et de minéraux. Lorsqu'elles sont cuites *al dente*, les pâtes ont un index glycémique (IG) relativement bas en raison de la présence d'une matrice protéique qui encapsule les grains d'amidon et ralentit leur digestion (lire page 193). Les pâtes aux œufs, plus riches en protéines que les pâtes normales, ont un IG plus bas. Attention cependant : si une petite portion de pâtes n'a que peu d'effet sur la glycémie, une pleine assiette peut la faire grimper dangereusement. N'en abusez donc pas !

Les pâtes complètes ont de meilleures teneurs en fibres, en vitamines et en minéraux.

Basmati : faites le tri

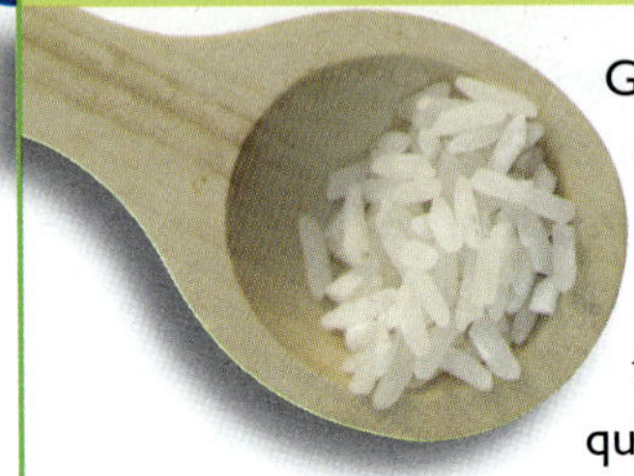

Grain long et fin, parfum délicat, texture tendre mais qui ne se délite pas : le riz basmati, originaire de la plaine du Gange en Inde, séduit par son élégance. Très recherché, il est produit essentiellement en Inde et au Pakistan. Mais que valent ceux qui sont vendus en supermarchés ? Selon le magazine *Que choisir* qui a mené l'enquête en juin 2009, 33 % des riz basmati des linéaires contiendraient trop d'adultérants c'est-à-dire des grains de riz de moindre qualité avec lesquels on coupe le basmati et 25 % d'entre eux auraient un taux de 2-acétyl-1-pyridine (la molécule à l'origine du parfum du basmati) inférieur à la limite réglementaire de 90 µg/kg.

Et le riz ?

Tous les riz ne se valent pas, tant du point de vue de la qualité culinaire et organoleptique que de leur valeur nutritionnelle. Le riz est essentiellement constitué d'amidon qui se présente sous deux formes : l'amylose et l'amylopectine. Plus un riz est riche en amylopectine, plus il est gluant et plus son IG est élevé. Au contraire, plus il est riche en amylose, plus il est ferme après cuisson et plus son index glycémique est favorable. Petite revue de détail.

- Le **riz long** est généralement moins collant que le riz rond. Il a une teneur en amylose plus élevée et donc un IG plus faible. L'effet sur la glycémie est moins marqué.
- Le **riz rond ou ovale** est utilisé de préférence pour les desserts, les soupes ou pour préparer les risottos. Il a une teneur élevée en amylopectine ce qui explique qu'il se gorge d'eau à la cuisson et qu'il a tendance à se déliter. Il est digéré plus rapidement et a donc un effet plus marqué sur la glycémie. Les meilleurs riz ronds viennent d'Italie (carnaroli, arborio…) et sont parfaits pour les risottos.

Le **riz étuvé** se distingue par ses grains jaune pâle et légèrement translucides qui ont été passés à la vapeur avant d'être séchés puis décortiqués. Cette étape permet d'obtenir des grains qui ne collent pas après cuisson (**riz incollable**). L'autre avantage de cette technique est nutritionnelle : elle permet la diffusion de l'enveloppe vers le grain d'un certain nombre de vitamines et de minéraux (mais aussi de pesticides d'où l'intérêt de le choisir bio !). Ainsi, le riz blanc étuvé retient 80 % des vitamines et minéraux du riz complet contre seulement 5 % dans le riz blanc non étuvé.

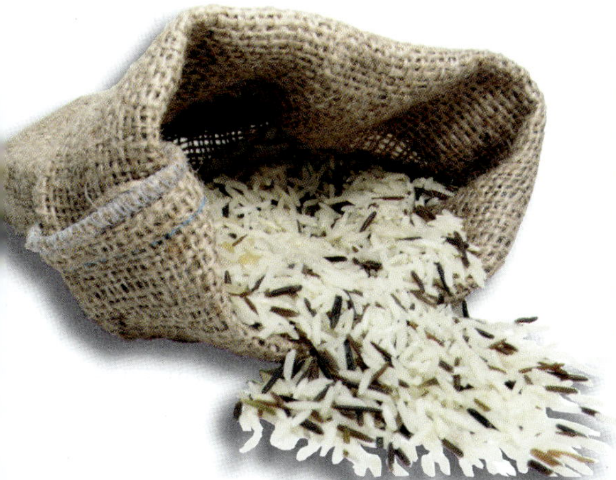

Montée en puissance du riz parfumé

Au rayon riz, ce sont les produits les plus valorisés qui affichent les plus belles progressions. Ainsi, le riz parfumé représente désormais 40 % des volumes. De nombreuses marques profitent de ce créneau. Comme Taureau Ailé qui multiplie les variétés (Maharajas, Penjab, Himalaya…) ou Uncle Ben's avec son riz parfumé en sachet cuisson qui fait un carton.

Source LSA.fr

Le **riz complet** ou riz brun est un riz qui a gardé l'enveloppe et le son (parties qui sont retirées pour le riz blanc). C'est le riz le plus intéressant sur le plan nutritionnel car il est riche en fibres et en micronutriments. Problème : il est long à cuire (40 min en moyenne). Il existe des riz bio complets précuits qui cuisent en 25 min (chez Bjorg par exemple) : ceux-ci ont subi une précuisson à basse température afin de préserver leurs qualités nutritionnelles. Le **riz semi-complet** est un riz complet qui a subi un ponçage léger.

• Le **riz parfumé** (thaï, basmati) connaît depuis quelques années un intérêt croissant de la part des consommateurs. Le basmati a l'avantage d'avoir un faible IG en raison d'une teneur en amylose plus importante que la plupart des autres riz. Les riz parfumés sont des **riz blancs** : ils n'ont subi qu'un traitement mécanique destiné à enlever l'enveloppe et le germe mais pas d'étuvage.

Les nouveautés dans le rayon des pâtes

• **Les pâtes et les riz « à poêler » :**

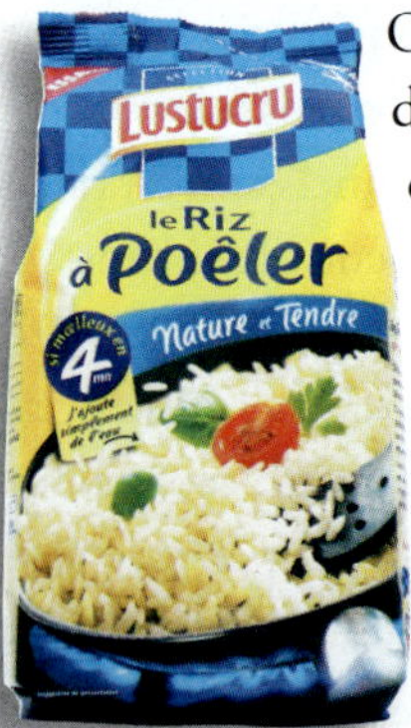

On fait rissoler le produit 1 min dans un peu de matière grasse avant d'ajouter de l'eau pour une cuisson express de 3 min. Pour ses pâtes, Panzani a ajouté au blé dur, 15 % de flocons de pomme de terre **dont l'IG est très élevé**. À éviter ! Alpina propose en revanche des pâtes à poêler 100 % semoule de blé dur (comme les pâtes classiques) qui cuisent en 7 minutes au lieu de 4 mais ont probablement moins d'effet sur la glycémie. Côté riz : la fabrication des produits consiste à cuire les grains à la vapeur puis à les souffler délicatement avant de les sécher ce qui favorise la gélatinisation de l'amidon et donc augmente, là encore, l'IG.

Autre problème des « à poêler » : faire dorer les féculents génère des **substances potentiellement toxiques** appelées produits de glycation avancée (AGE) dont on sait aujourd'hui qu'elles altèrent la qualité des protéines et augmentent le risque de diabète.

• **Le bio et le « complet » :** Aujourd'hui, aux côtés de marques nationales comme Barilla (Integrali), quasiment chaque marque de distributeur a sa pâte ou son riz complet, semi-complet ou bio : Bio village ou Turini de Leclerc (spaghetti ou penne complets), Monoprix Bio, Carrefour bio, Fiorini ou Regain d'Intermarché (Torti au blé complet...)...

Preuve – et c'est une bonne nouvelle ! – que ces produits font désormais partie du quotidien des Français.

- **Les féculents « express » en sachets souples micro-ondables (Doy-pack) :** On trouve un large éventail de produits à base de riz, de pâtes mais également de quinoa, de lentilles… Les riz et les pâtes express sont précuits ; ils présentent donc a priori un **degré de gélatinisation élevé** et ont donc un effet marqué sur la glycémie. À consommer avec modération. Les riz blancs nature type basmati (riz, huile, émulsifiant) sont préférables aux Coquillettes nature avec une noix de beurre de Panzani qui contiennent trop d'additifs (émulsifiant, arôme, épaississant, colorant).

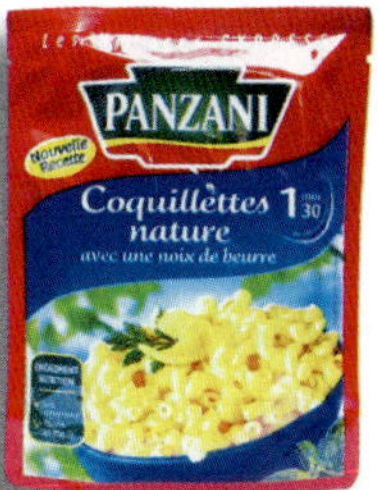

- **Les pâtes aux légumes :** Elles ne se valent pas toutes. Les Picolinis aux légumes de Barilla contiennent 25 % de légumes ce qui est une belle performance pour **améliorer la qualité nutritionnelle des pâtes**. Les Tortis épinard et tomate de Panzani en contiennent au contraire très peu (dans le trio de couleurs : 1,6 % d'épinards pour les vertes, 7,9 % de tomate pour les rouges, 0 % pour les blanches). Entre les deux, les Penne 5 légumes (Panzani) sont correctes avec une teneur de10 %.

- **Les pâtes et les riz « express » mais secs :** Pour les pâtes cuites en 3 min (Panzani par exemple), ce sont simplement des pâtes classiques mais très fines donc très vite cuites. Pour le riz cuit en 5 min (type Lustucru) en revanche, les grains ont préalablement subi une cuisson presque totale à la vapeur ou à l'eau puis ont été séchés. Leur amidon présente donc un degré de gélatinisation élevé et donc un **effet plus marqué sur la glycémie**. À éviter.

Au rayon féculent, il n'y a pas que les pâtes et le riz

- **L'Ebly**

Le blé à cuisson rapide est le fruit des travaux menés en France dans les années 1990 par l'Institut national de recherche agronomique (Inra) et la coopérative agricole beauceronne (Eure-et-Loir). Ebly est une marque du groupe Mars Incorporated (comme Uncle Ben's). Nutritionnellement, l'Ebly est un peu plus riche en fibres que les pâtes.

La semoule et le boulgour

Fabriqués à partir de blé dur (la semoule provient de grains de blé moulus plus ou moins finement, le boulgour est un blé dur précuit à la vapeur séché et concassé), ils ont à peu près les mêmes qualités nutritionnelles que les pâtes et l'Ebly.

Le quinoa

Cette petite graine cultivée en Amérique du Sud n'est pas une céréale. Elle appartient à la même famille que la betterave ou les épinards, parenté qui explique sans doute son caractère alcalin bénéfique à la santé osseuse (contrairement aux céréales qui sont acidifiantes). Le quinoa est par ailleurs riche en fer et exempt de gluten, un plus pour ceux qui sont allergiques à cette protéine céréalière. Enfin, il est riche en glucides (60 % du grain cru) tout en présentant une bonne teneur en protéines (15 %). Très facile à préparer, il mérite d'avoir sa place dans vos placards, aux côtés du riz et des pâtes.

Les légumineuses

Tout aussi économiques que les pâtes ou le riz, les légumineuses (haricots secs, lentilles, pois chiches…) cumulent les atouts. D'abord, elles sont riches en protéines (20 g/100 g), l'idéal étant de les consommer associées à des céréales. Ensuite elles sont une excellente source de vitamines du groupe B, de magnésium, de fer et de potassium. Enfin, elles permettent de faire le plein de fibres dont on connait aujourd'hui les effets bénéfiques sur la santé.

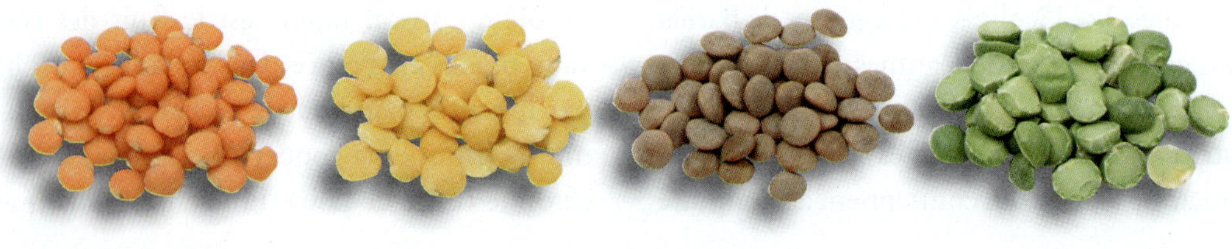

Faites LE BON CHOIX

- D'une manière générale, mieux vaut éviter les produits à cuisson express et les « à poêler » dont l'IG est souvent plus élevé que les produits classiques.
- Pâtes

Préférez les pâtes complètes ou semi-complètes aux pâtes classiques et, dans la mesure du possible, choisissez-les bio car les résidus de pesticides se retrouvent essentiellement dans l'enveloppe du blé.

Privilégiez les cuissons *al dente* qui permettent de limiter la gélatinisation de l'amidon et donc de conserver un IG bas.

Consommez vos pâtes avec des légumes qui auront pour effet de diminuer la charge glycémique de la portion.

- Riz

Privilégiez le riz complet ou semi-complet, le riz sauvage, le riz basmati, le riz express long grain (2 min précuit à la vapeur) d'Uncle Ben's.

N'abusez pas du riz long grain (10 min à la vapeur) d'Uncle Ben's et du riz thaï.

Évitez le riz gluant et le riz à cuisson rapide.

- Légumineuses

N'hésitez pas à avoir recours aux légumineuses en boîte, en bocal ou en Doypack. Elles vous permettront de varier les plaisirs sans passer des heures devant vos fourneaux. Si vous consommez pas ou peu de viande, accompagnez-les de céréales (pâtes, riz) pour avoir un apport en protéines végétales équilibré. En ce qui concerne les cassoulets et les petits salés en boîte, attention, ils sont très salés et contiennent souvent de la viande de mauvaise qualité.

RAYON ÉPICERIE SALÉE

Féculents express en Doypack

OUI

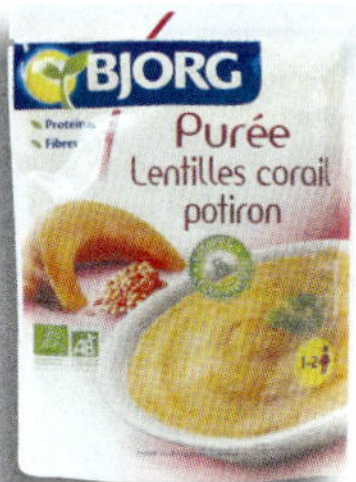

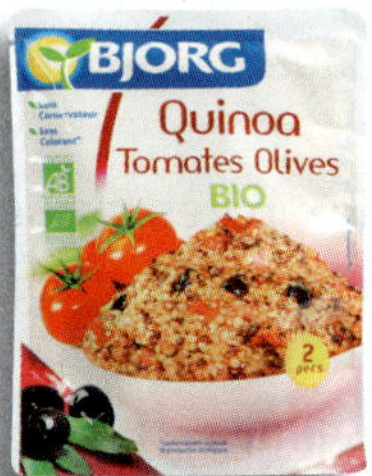

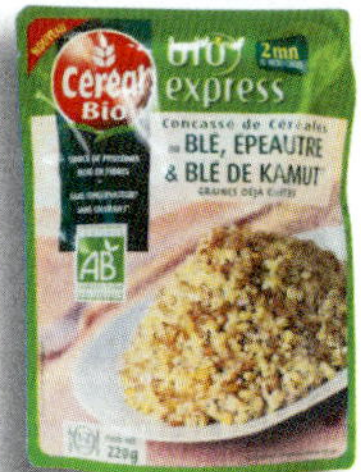

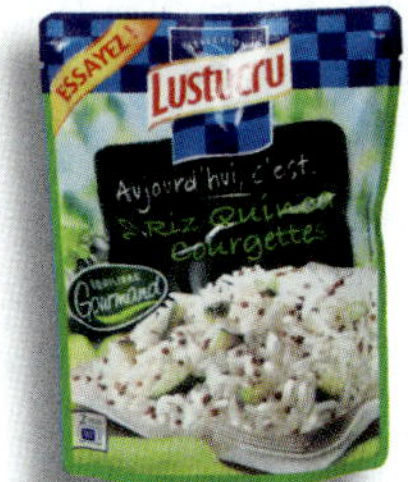

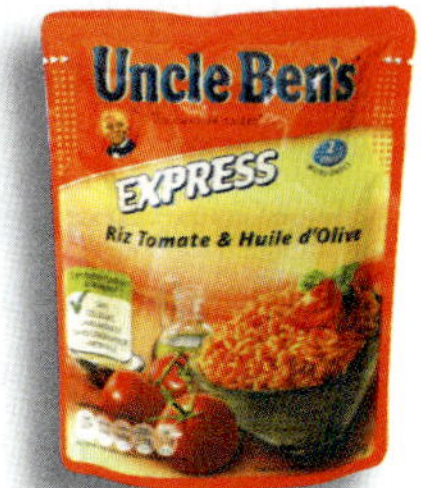

Purée lentilles corail potiron Bjorg

- **Lentilles : 53 %**
- **Huile : olive**

53 % de lentilles, 20 % de potiron, une huile de qualité (olive) et aucun additif. C'est sain et pratique. Un très bon produit.

- **Cal : 109**
- **Prot : 7.7 g**
- **Glu : 13.9 g**
- **Lip : 1.7 g**

Quinoa, tomates, olives Bjorg

- **Quinoa : 85 %**
- **Huile : olive**

85% d'un mélange de quinoa blond et rouge, un peu de concentré de tomate, des oignons, une huile de qualité (olive) et aucun additif. C'est sain et pratique. Un très bon produit.

- **Cal : 183**
- **Prot : 5.3 g**
- **Glu : 28.2 g**
- **Lip : 5.4 g**

LE TOP

Blé épeautre blé de Kamut Céréal Bio

- **Céréales : NC**
- **Huile : olive**

Un mélange de 3 variétés de blé concassé, de l'eau, de l'huile d'olive et du sel. Aucun additif, une teneur en fibres élevée (8.2 g/100 g). Nutritionnellement correct.

- **Cal : 160**
- **Prot : 6 g**
- **Glu : 28.1 g**
- **Lip : 2.6 g**

Riz, quinoa, courgettes Lustucru

- **Riz, courgettes et quinoa : 61.6 %**
- **Huile : colza**

Du riz, des courgettes et du quinoa cuisinés à l'huile d'olive. La recette est simple. Petit bémol pour l'ajout de vitamines B et la présence de 39% d'eau.

- **Cal : 155**
- **Prot : 3.1 g**
- **Glu : 34 g**
- **Lip : 0.7 g**

Riz tomate et huile d'olive Uncle Ben's

- **Riz : 68 %**
- **Huile : olive et tournesol**

Plus de 14 % de tomates, 3 % d'huile d'olive et 6 % de mascarpone. Pas d'additif dans ce riz express.

- **Cal : 187**
- **P : 3.7 g**
- **G : 30.4 g**
- **L : 5.6 g**

LE FLOP

Penne carbonara Panzani

- Pâtes : 15 %
- Crème : 20 %

Plus d'eau et de crème que de pâtes. 5 % de jambon avec 3 stabilisants, des nitrites. Sans compter les épaississants et les stabilisants dans la sauce. Aucun intérêt.

- Cal : 135
- Prot : 5.9 g
- Glu : 1.3 g
- Lip : 6.1 g

Porc au caramel Jardin Bio

- Riz : NC
- Huile : tournesol

De l'eau en premier ingrédient, du jambon transformé avec du dextrose, du sucre, du lactose et 2 conservateurs. Produit cuisiné avec de l'huile de tournesol.

- Cal : NC
- Prot : NC
- Glu : NC
- Lip : NC

Risotto au safran Riso Gallo

- Riz : 45 %
- Huile : tournesol

Une huile déséquilibrée (tournesol), de l'amidon modifié, de la fécule, des arômes, du fromage fondu en poudre avec stabilisant... Il y a vraiment mieux.

- Cal : 224
- Prot : 4 g
- Glu : 43 g
- Lip : 4 g

Riz à l'indienne Taureau Ailé

- Riz et légumes : 72 %
- Huile : colza

2 stabilisants, 2 émulsifiants, 2 épaississants, du sucre, des arômes, des colorants... C'est dommage car il y avait 27 % de légumes et de l'huile de colza.

- Cal : 158
- Prot : 6.1 g
- Glu : 27 g
- Lip : 2.4 g

Riz façon Paëlla Uncle Ben's

- Riz : 73 %
- Huile : tournesol et olive.

Présence de viande transformée de mauvaise qualité (fécule de maïs modifié, arômes, poudre d'oignon, extrait de levure et d'épices). On laisse.

- Cal : 167
- Prot : 5.3 g
- Glu : 26.9 g
- Lip : 4.3 g

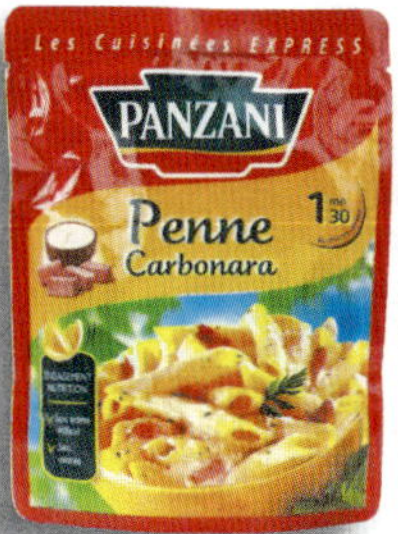

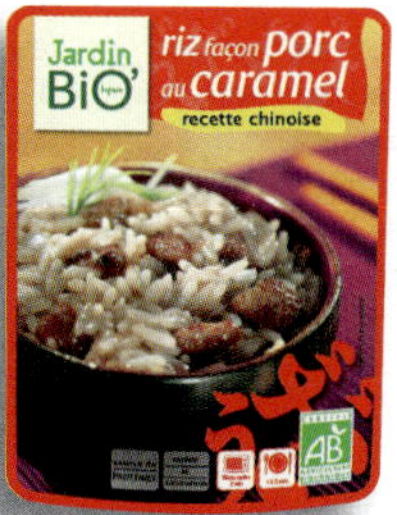

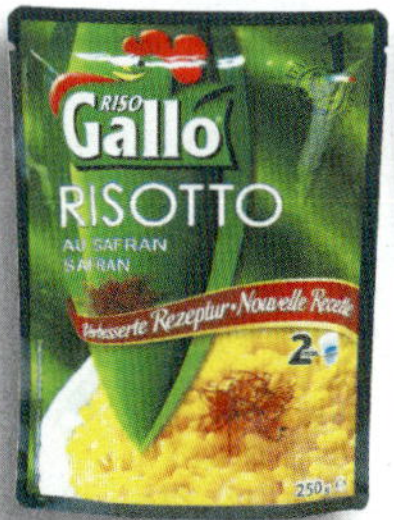

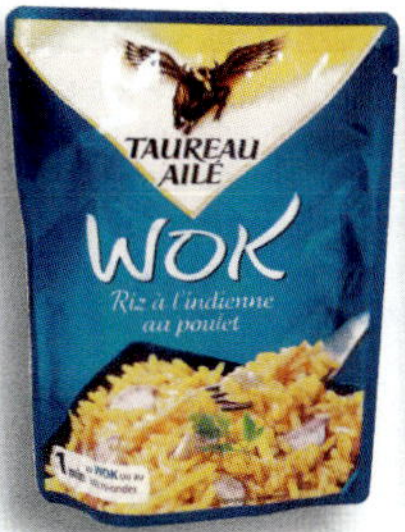

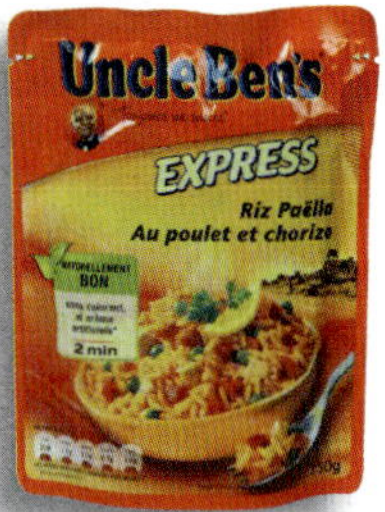

NON

Sauces pour pâtes et riz

OUI

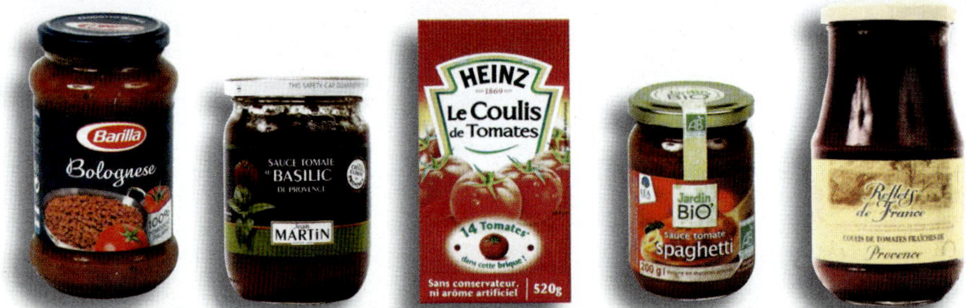

Sauce bolognaise Barilla

- Huile : tournesol et olive
- Épaississants : non

53% de tomates, 19% de viande (bœuf et porc), 13% d'oignons, du céleri et des carottes cuisinés avec des herbes. C'est bien.

- Cal : 95
- Prot : 4.5 g
- Glu : 6.8 g
- Lip : 5.5 g

Sauce tomate au basilic Jean Martin

- Huile : olive
- Épaississants : non

95 % de tomates, du basilic, une pointe de sucre, du sel, de l'ail et de l'huile d'olive. Une des rares sauces sans épaississants. Bravo !

- Cal : 42
- Prot : 1.4 g
- Glu : 5.7 g
- Lip : 1.2 g

LE TOP

Coulis de tomates Heinz

- Huile : aucune
- Épaississants : non

Un coulis de tomates tout en simplicité : 220 g de tomates pour 100 g de produit et du sel.

- Cal : 27
- Prot : 1.7 g
- Glu : 4.9 g
- Lip : 0.1 g

Sauce spaghetti Jardin Bio

- Huile : tournesol, olive
- Épaississants : non

73% de tomates cuisinés avec des oignons et des carottes avec de l'huile. C'est correct.

- Cal : 55
- Prot : 1.7 g
- Glu : 7.7 g
- Lip : 1.9 g

Coulis de tomates Reflets de France

- Huile : olive
- Épaississants : non

Des tomates, du sucre, de l'huile d'olive, un arôme naturel de basilic et pas d'épaississant. Que du naturel.

- Cal : NC
- Prot : NC
- Glu : NC
- Lip : NC

Carbonara Knorr

- Crème, huiles de colza et de palme
- Épaississants : oui

Des amidons transformés en 5e ingrédient, c'est fort. Beaucoup de graisses saturées (lardons, crème, palme) et d'additifs, c'est encore plus fort !

- Cal : 130
- Prot : 4 g
- Glu : 4.5 g
- Lip : 11 g

Sauce 4 fromages Panzani

- Crème et beurre
- Épaississants : oui

Une sauce qui ne contient que 10% de fromages et de l'eau en premier ingrédient. Beaucoup d'additifs. Bof !

- Cal : 118
- Prot : 3 g
- Glu : 4.1 g
- Lip : 10.1 g

LE FLOP

Sauce italienne viande rôtie Zapetti

- Huile : tournesol
- Épaississants : oui

De la purée de tomates à base de concentré, un mélange de viandes, de l'amidon transformé de maïs, du blanc d'œuf et des protéines de lait.

- Cal : 78
- Prot : 3.5 g
- Glu : 3.5 g
- Lip : 8 g

Curry de légumes Uncle Ben's

- Crème fraîche
- Épaississants : oui

De l'eau en 1er ingrédient, de la crème fraîche et beaucoup d'amidon modifié de maïs, cette sauce n'a pas grand-chose pour nous séduire.

- Cal : 71
- Prot : 0.9 g
- Glu : 9 g
- Lip : 3.4 g

Sauce pesto rosso Barilla

- Huile : tournesol et olive
- Épaississants : non

Une sauce très grasse comme on s'y attendait mais aussi très sucrée (sirop de glucose + sucre). Cuisinée principalement à l'huile de tournesol. C'est dommage.

- Cal : 330
- Prot : 4 g
- Glu : 12 g
- Lip : 29.5 g

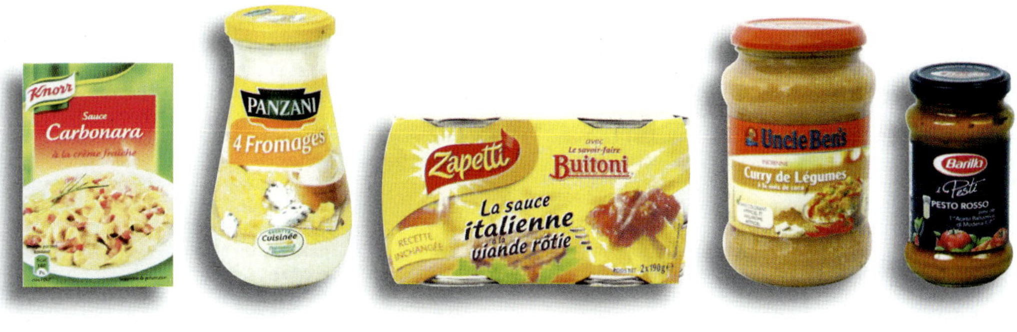

OUI

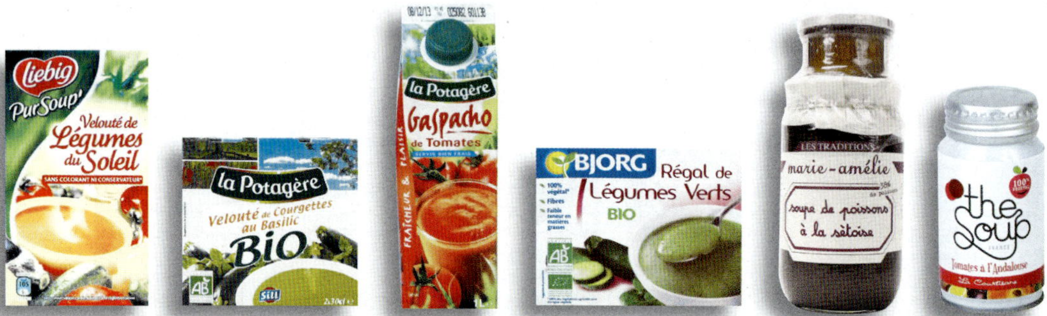

Velouté de légumes du soleil Liebig

- Légumes : 60 %
- Amidon modifié : oui

60 % de légumes et légumineuses variés et pas de pomme de terre, c'est plutôt rare dans la gamme des soupes en brique. Celle-ci est cuisinée avec de l'huile d'olive.

- Cal : 35
- Prot : 0.8 g
- Glu : 4.6 g
- Lip : 1.5 g

Velouté de courgettes La Potagère

- Légumes : 45 %
- Amidon : oui

45 % de légumes (dont 17 % de courgettes) SANS pomme de terre. C'est assez rare pour le souligner. Soupe épaissie avec amidon de riz et flocons de millet. Huile d'olive.

- Cal : 30
- Prot : 0.7 g
- Glu : 3.1 g
- Lip : 1.2 g

Gazpacho La Potagère

- Légumes : 95.5 %
- Amidon modifié : non

Légumes, huile d'olive, vinaigre, sel, citron. Une flash pasteurisation qui préserve les qualités nutritionnelles d'origine. Bravo !

- Cal : 40
- Prot : 0.8 g
- Glu : 4.5 g
- Lip : 2.1 g

LE TOP

Régal de légumes verts Bjorg

- Légumes : 55 %
- Amidon modifié : non

Une soupe avec 55% de légumes, de l'eau, de l'huile d'olive et du sel. C'est très correct.

- Cal : 26
- Prot : 1 g
- Glu : 2.5 g
- Lip : 1 g

Soupe de poissons Marie-Amélie

- Poisson : 38 %
- Amidon modifié : non

Une soupe de poisson cuisinée à l'huile de colza avec un peu de concentré de tomate. Une recette simple avec des ingrédients naturels. Un bon produit.

- Cal : NC
- Prot : NC
- Glu : NC
- Lip : NC

The soup Tomates à l'andalouse La Courtisane

- Légumes : NC
- Amidon modifié : non

Une soupe froide ne contenant que des légumes (tomates, concombres, poivrons, oignons) avec de l'huile d'olive.

- Cal : 38
- Prot : 0.9 g
- Glu : 3 g
- Lip : 1.9 g

Mouliné savoyard Carrefour

- Légumes : 12.9 %
- Amidon modifié : oui

Beaucoup d'eau, très peu de légumes et reblochon dans ce velouté additionné de lait reconstitué, d'amidon de maïs et d'arôme. Beurk.

- Cal : 44
- Prot : 1.6 g
- Glu : 5 g
- Lip : 1.8 g

Crème de volaille Royco

- Volaille : 4.5 %
- Amidon modifié : oui

Une soupe déshydratée contenant de la pomme de terre, peu de légumes, de l'amidon modifié et de nombreux additifs. Une soupe qui n'a rien d'une vraie soupe.

- Cal : 31
- Prot : 0.6 g
- Glu : 4.4 g
- Lip : 1.3 g

Duo d'asperges et éclats de morilles Liebig

- Légumes : 22 %
- Amidon modifié : oui

Peu de légumes, de l'amidon transformé de maïs, des graisses végétales, un exhausteur de goût, des protéines de lait et un arôme. Çà vous tente ?

- Cal : 51
- Prot : 0.6 g
- Glu : 4 g
- Lip : 3.6 g

LE FLOP

Gratinée d'oignons Royco

- Légumes : 28.9 %
- Amidon modifié : oui

Des oignons, des croûtons,de la fécule de pomme de terre et du sirop de glucose pour faire augmenter la glycémie. Un tas d'additifs. À laisser en rayon.

- Cal : 34
- Prot : 0.6 g
- Glu : 4.8 g
- Lip : 1.4 g

Soupe de poisson Saint Eloi

- Poisson : 16 %
- Amidon modifié : oui

Peu de poisson. La présence de quelques légumes (pourcentages ?) ne suffit pas pour faire oublier celle d'épaississants, d'exhausteurs de goût et d'arômes.

- Cal : 39
- Prot : 2.5 g
- Glu : 3.9 g
- Lip : 1.3 g

Velouté de légumes verts Maggi Sveltesse

- Légumes : 9 %
- Amidon modifié : non

Ce velouté déshydraté contient 2 fois plus de pomme de terre que de légumes, de la fécule de pomme de terre et de l'huile de tournesol. Sans intérêt.

- Cal : 23
- Prot : 0.7 g
- Glu : 5.1 g
- Lip : 0 g

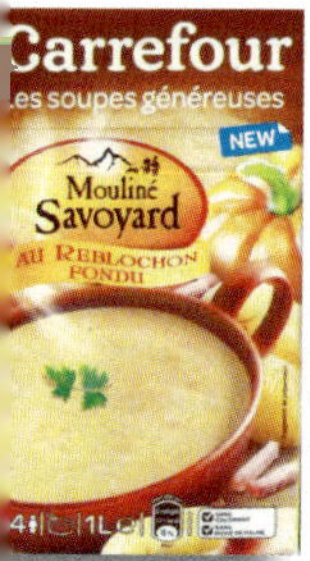

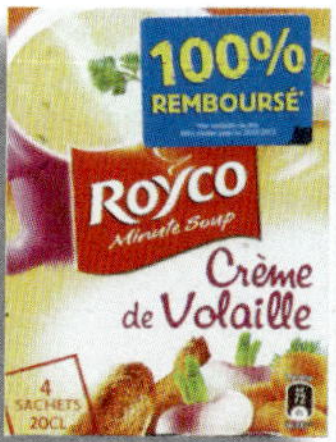

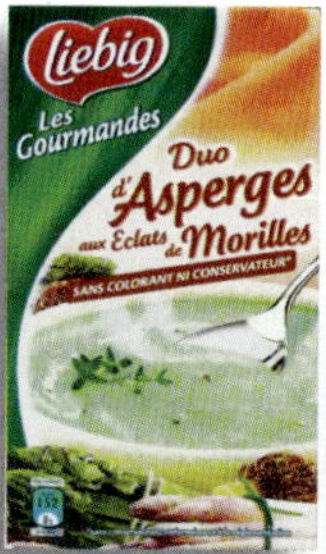

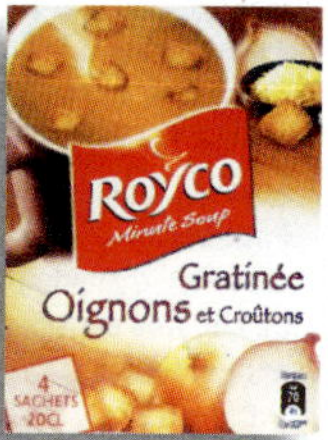

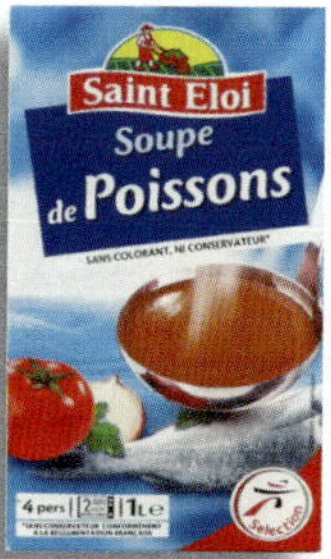

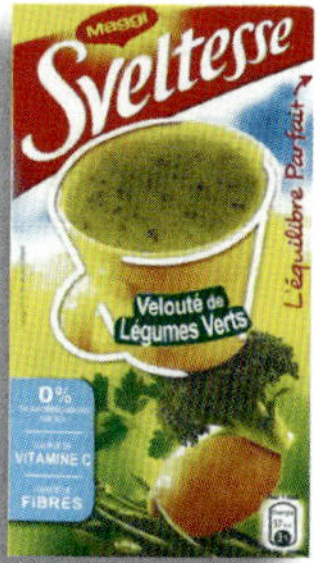

NON

Biscuits apéritifs

OUI

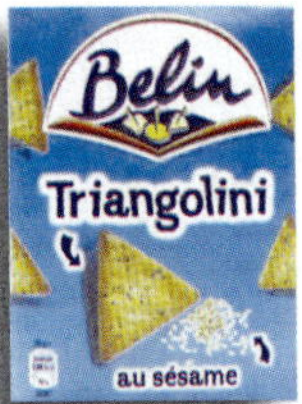

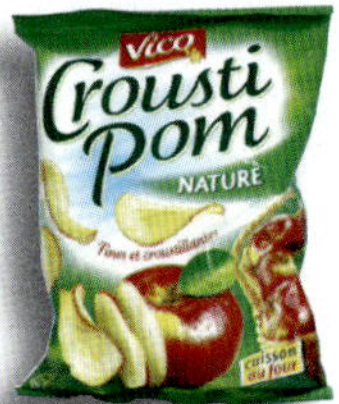

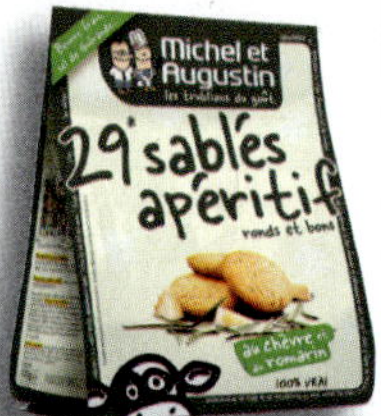

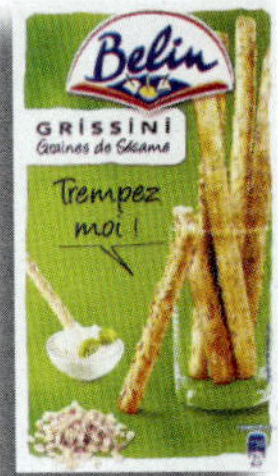

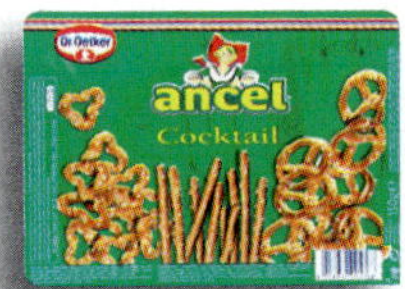

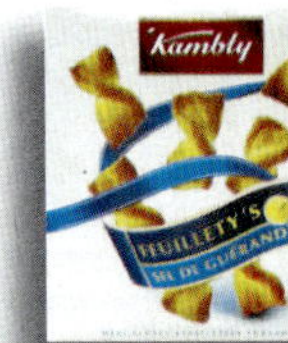

Triangolini Belin

- Graisse : végétale
- Sel : 2.1 g

Un biscuit sec avec 7.2 % de graines de sésame et de pavot. Un peu moins gras qu'un feuilleté mais présence de sucre 5.5 g/100 g, on aurait pu s'en passer.

- Cal : 480
- Prot : 9.4 g
- Glu : 59 g
- Lip : 22 g

Crousti Pom Nature Vico

- Graisse : végétale
- Sel : traces

Des chips de pomme riches en fibres (13 g contre moins de 4 g en général), peu de graisses et peu de sel. Un peu sucré, ça change des chips de pomme de terre.

- Cal : 388
- Prot : 1.9 g
- Glu : 89 g
- Lip : 2.1 g

Sablés chèvre romarin Michel et Augustin

- Graisse : beurre
- Sel : 1.7 g

Des biscuits apéro peu salés fabriqués à base d'ingrédients « normaux » (farine, beurre, fromage, œuf...). Petit bémol : présence d'amidon de blé. Très correct malgré tout.

- Cal : 523
- Prot : 10.5 g
- Glu : 59.5 g
- Lip : 27 g

Grissini sésame Belin

- Graisse : huile d'olive
- Sel : 1.8 g

Environ 83 % de farine, 13 % de graines de sésame, 3.6 % d'huile d'olive, aucun additif. Un produit léger en mat grasses qui sort largement du lot.

- Cal : 405
- Prot : 13 g
- Glu : 64 g
- Lip : 11 g

LE TOP

Ancel sticks Dr. Oetker

- Graisse : palme
- Sel : 1.9 g

Farine, sel, huile, levure. Une composition ultra simple. Biscuits moins salés et beaucoup moins gras que la plupart des concurrents.

- Cal : 386
- Prot : 11.4 g
- Glu : 78.5 g
- Lip : 2.9 g

Feuillety's Kambly

- Graisse : beurre
- Sel : 1.5 g

Un feuilleté tout ce qu'il y a de plus simple, à base de farine, de beurre (30 %) et de lait écrémé en poudre. Forcément c'est plus gras qu'un biscuit sec mais c'est correct.

- Cal : 544
- Prot : 12 g
- Glu : 54 g
- Lip : 29 g

Curly Balls cacahuètes Lorenz

- Graisse : tournesol + végétale
- Sel : 1.5 g

Un biscuit apéro soufflé hautement transformé, un exhausteur de goût, de l'huile de tournesol et des matières grasses hydrogénées. Des calories vides, on laisse !

- Cal : 550
- Prot : 17 g
- Glu : 38 g
- Lip : 36 g

Bâtons fourrés gouda Delacre

- Graisse : végétale
- Sel : 1.7 g

Mis à part le farine de froment, aucun autre ingrédient n'est naturel : poudre de fromage, jaune d'œuf en poudre sans oublier les très nombreux additifs.

- Cal : 530
- Prot : 10 g
- Glu : 47 g
- Lip : 34 g

Fritelle bacon Benenuts

- Graisse : tournesol
- Sel : 2.25 g

De la farine de maïs soufflé mélangée à de la poudre de pomme de terre et à une « base aromatisante bacon » bourrée d'additifs avec du glutamate. À éviter.

- Cal : 425
- Prot : 8 g
- Glu : 76 g
- Lip : 10 g

LE FLOP

Chipster Belin

- Graisse : végétale
- Sel : 3.7 g

La recette est très simple : flocons et fécule de pomme de terre (80 %), huile végétale, sel, arôme. Malheureusement, c'est vraiment trop salé !

- Cal : 449
- Prot : 5.5 g
- Glu : 62 g
- Lip : 20 g

Pop corn apéro Benenuts

- Graisse : maïs
- Sel : 1.6 g

Produit à base de maïs et d'huile de maïs déséquilibrée. Un colorant, un émulsifiant, un épaississant, un antioxygène, des arômes. Aucun intérêt, des calories et c'est tout.

- Cal : 490
- Prot : 11 g
- Glu : 49 g
- Lip : 26 g

Croustillants épicés Vico

- Graisse : palme
- Sel : 1.4 g

Du riz soufflé avec de l'huile de palme. Le tout mélangé avec du sucre, de l'amidon de pomme de terre et de maïs pour bien faire monter la glycémie.

- Cal : 540
- Prot : 6 g
- Glu : 57 g
- Lip : 32 g

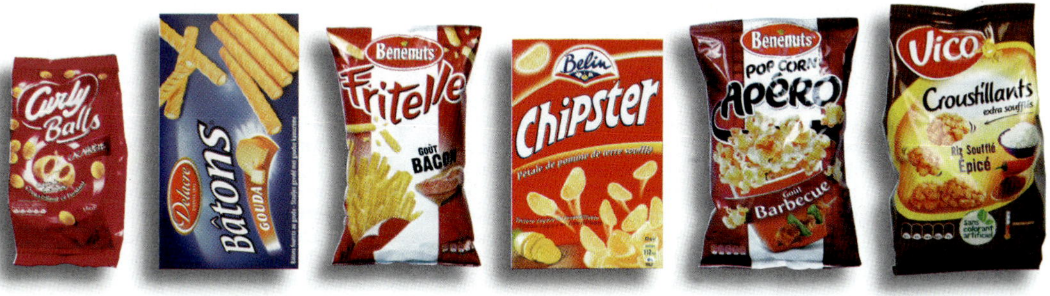

NON

Chips, tuiles et tacos

OUI

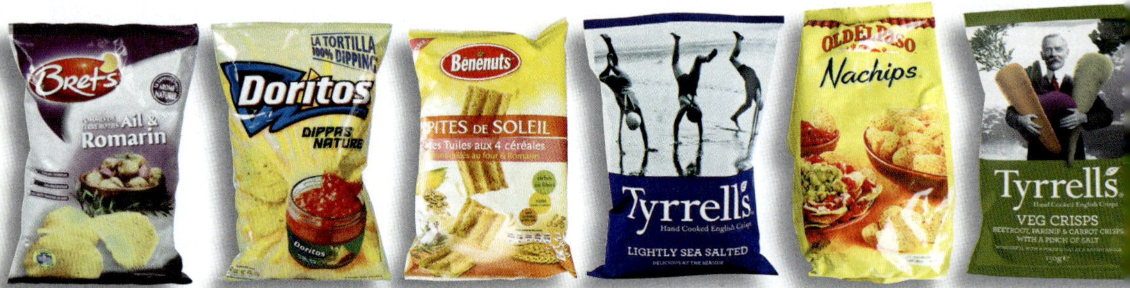

Chips ail et romarin Bret's

- Graisse : tournesol
- Sel : 1.3 g

La recette classique des chips : pomme de terre, huile, sel. Sans additif. C'est un bon produit dans la gamme. À consommer occasionnellement.

- Cal : 542
- Prot : 6.4 g
- Glu : 50 g
- Lip : 34 g

Dippas nature Doritos

- Graisse : tournesol
- Sel : 0.7 g

Du maïs, de l'huile et du sel. Pas d'additif. Un produit qui change des chips de pommes de terre, qui est moins gras et moins salé.

- Cal : 495
- Prot : 7 g
- Glu : 62 g
- Lip : 24 g

P'tites Tuiles oignons romarin Bénenuts

- Huile : tournesol
- Sel : 1.25 g

Des chips de céréales et non de pomme de terre donc un peu plus riches en fibres (6.5 g contre moins de 4 en général). Et aussi un peu moins grasses. À la rigueur.

- Cal : 465
- Prot : 7.5 g
- Glu : 60 g
- Lip : 22 g

Chips légèrement salées Tyrrell's

- Graisse : tournesol
- Sel : 0.5 g

La recette classique des chips mais avec une teneur en sel réduite de 50 % par rapport à la moyenne des autres chips. Une qualité rare dans cette gamme !

- Cal : 510
- Prot : 5.9 g
- Glu : 49 g
- Lip : 25.4 g

LE TOP

Nachips Old El paso

- Huile : palme
- Sel : 1.5 g

Des chips à base de farine de maïs, huile de palme mieux adaptée à la friture que l'huile de tournesol et sel. 25 % de graisse en moins par rapport aux chips de pommes de terre.

- Cal : 506
- Prot : 7 g
- Glu : 61 g
- Lip : 26 g

Chips aux légumes Tyrrell's

- Graisse : tournesol
- Sel : 1.5 g

Des chips aux légumes, ça change des chips traditionnelles. Petit plus pour la richesse en fibres. A consommer avec modération tout de même car c'est très gras.

- Cal : 492
- Prot : 4.7 g
- Glu : 37.4 g
- Lip : 35.2 g

LE FLOP

Pringles Original

- Huile : NC
- Sel : 1.3 g

Tuiles très transformées à base de pomme de terre déshydratée, de farine de riz, d'amidon et de maltodextrine. Dommage car elles n'étaient pas trop salées.

- Cal : 526
- Prot : 3.9 g
- Glu : 52 g
- Lip : 34 g

Chips saveur jambon fumé Lay's

- Huile : tournesol
- Sel : 1.5 g

Peu de sel mais beaucoup de graisse. Présence d'huile de tournesol, de trois exhausteurs de goût, de deux arômes et de d'un colorant. On laisse en rayon !

- Cal : 590
- Prot : 6 g
- Glu : 54 g
- Lip : 38 g

Salt & vinegar Pringles

- Huile : NC
- Sel : 2 g

Chips très salées et hautement transformées contenant de la farine de riz, de l'amidon, des arômes, des correcteurs d'acidité, un émulsifiant...

- Cal : 515
- Prot : 3.6 g
- Glu : 53 g
- Lip : 32 g

Chips au sel marin de Camargue Sibell

- Huile : tournesol
- Sel : 1.4 g

Avec 38 g d'huile de tournesol pour 100 g, c'est une des chips les plus grasses (et donc les plus caloriques !) de la sélection. Préférez celles de la page de gauche.

- Cal : 590
- Prot : 6 g
- Glu : 56 g
- Lip : 38 g

Crunchips Vico

- Graisse : tournesol
- Sel : 1.65 g

Flocons de pomme de terre, amidon transformé, arômes, exhausteurs... Des ingrédients qui n'ont rien de naturel. Produit trop transformé.

- Cal : 529
- Prot : 6 g
- Glu : 57 g
- Lip : 30 g

Chips à la crevette Suzi Wan

- Graisse : NC
- Sel : 2.25 g

Un recette simple mais vraiment trop salée et contenant du sucre. C'est dommage.

- Cal : 530
- Prot : 2.2 g
- Glu : 61.6 g
- Lip : 30 g

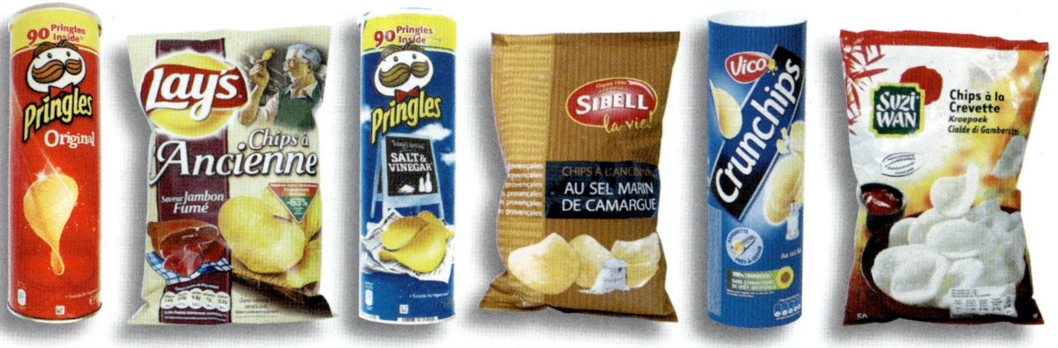

NON

OUI

Légumes cuisinés en conserve

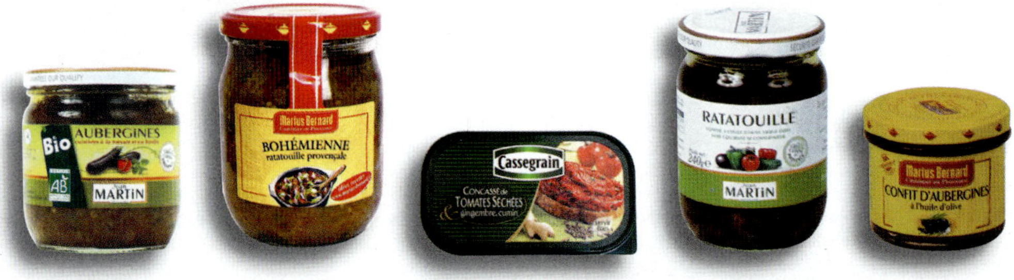

Aubergines cuisinées Bio Jean Martin

- **Légumes : 91 %**
- **Huile : olive**

59 % d'aubergines et 32 % de tomates cuisinées avec huile d'olive, basilic, sel, sucre, ail et poivre. Aucun additif. Un très bon produit.

- **Cal : NC**
- **Pro : NC**
- **Glu : NC**
- **Lip : NC**

Bohémienne ratatouille Marius Bernard

- **Légumes : 115 g pour 100 g**
- **Huile : olive**

Un produit naturel. Beaucoup de légumes et une l'huile de bonne qualité. Pas de colorant ni de conservateur. Une ratatouille comme à la maison.

- **Cal : 66**
- **Prot : 1.4 g**
- **Glu : 2.3 g**
- **Lip : 5.7 g**

LE TOP

Concassé de tomates Cassegrain

- **Légumes : 77 %**
- **Huile : olive**

Un concassé de tomates et poivrons à l'ail, au persil et au gingembre pour vos tapas maison. C'est simple et c'est bon.

- **Cal : 167**
- **Pro : 2.7**
- **Glu : 3.7**
- **Lip : 14.6**

Ratatouille Jean Martin

- **Légumes : 88%**
- **Huile : tournesol et olive**

88 % de légumes (tomates, aubergines, courgettes et poivrons) cuisinés avec de l'huile de tournesol et d'olive. Pas d'additif.

- **Cal : 114**
- **Pro : 1.2 g**
- **Glu : 4.9 g**
- **Lip : 9 g**

Confit d'aubergines Marius Bernard

- **Légumes : 100 g pour 100 g**
- **Huile : olive**

Des aubergines cuisinées à l'huile d'olive avec de l'ail et des olives. Une recette un peu grasse mais qui est proche de ce qu'on cuisinerait à la maison.

- **Cal : NC**
- **Prot : NC**
- **Glu : NC**
- **Lip : NC**

Épinards à la crème D'aucy

- Légumes : NC
- Huile végétale + crème

Des épinards, de l'eau, de la crème mais aussi beaucoup d'additifs : stabilisant, amidon modifié, émulsifiants, épaississants... Pas top. Mieux vaut les surgelés.

- Cal : 71.4
- Prot : 2.5 g
- Glu : 2.3 g
- Lip : 5 g

Champignons à la crème Cassegrain

- Légumes : 66.5 %
- Huile : crème

Seulement 66.5% de champignons, de l'eau en 2e ingrédient, de l'amidon de maïs et des arômes pour relever le goût. Pas terrible.

- Cal : 48
- Prot : 2.4 g
- Glu : 1.8 g
- Lip : 2.7 g

Jardinière 4 légumes Bonduelle

- Légumes : NC
- Sans huile

Plus de légumes que de pomme de terre mais une quantité non négligeable d'exhausteurs de goût et un épaississant.

- Cal : 35
- Pro : 1.9 g
- Glu : 5.9 g
- Lip : 0.4 g

Salsifis cuisinés Cassegrain

LE FLOP

- Légumes : NC
- Sans huile

Pas de matières grasses mais un bouillon de poule sucré qui apporte son lot d'exhausteurs de goût dont le E621 (glutamate). Ajout surprenant d'amidon de pomme de terre.

- Cal : 29
- Prot : 0.7 g
- Glu : 0.3 g
- Lip : 4.5 g

Confit de courgettes D'aucy

- Légumes : > 44 %
- Huile : tournesol et olive

Peu de légumes, de l'huile de tournesol. Plusieurs additifs n'ont rien à faire dans un confit (épaississant, acidifiant).

- Cal : 78.3
- Prot : 1.4 g
- Glu : 5.5 g
- Lip : 4.9 g

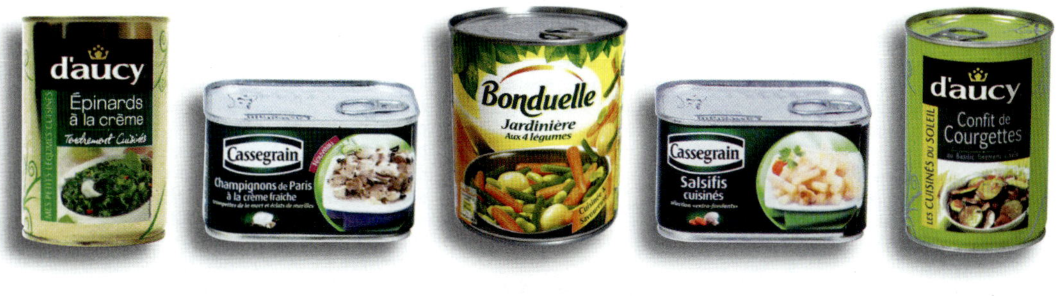

NON

Cassoulets et choucroutes

OUI

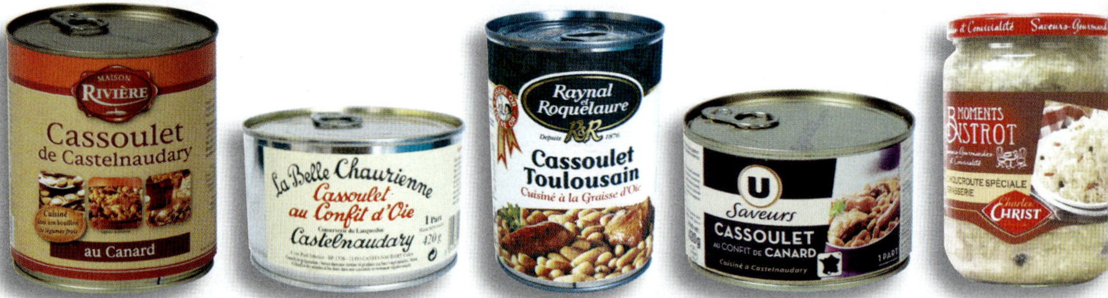

Cassoulet au canard Maison Rivière

- Haricots : 37 %
- Viande : 27.5%
- Nitrites : non

Un cassoulet comme à la maison sans additif, ni épaississant. Très bonne teneur en haricots et en viande exempte de nitrites. Un bon produit.

- Cal : 143
- Prot : 9 g
- Glu : 10 g
- Lip : 7.4 g

Cassoulet La Belle Chaurienne

- Haricots : 35 %
- Viande : 53 %
- Nitrites : non

Pas d'épaississants dans la sauce, des saucisses de bonne qualité, de la graisse de canard bénéfique et une bonne teneur en viande. C'est très bien.

- Cal : 149
- Prot : 11.1 g
- Glu : 10.9 g
- Lip : 8.5 g

LE TOP

Cassoulet toulousain Raynal

- Haricots : 31.5 %
- Porc : 24.5 %
- Nitrites : oui

Ce produit a plusieurs qualités rares : l'absence d'amidon modifié dans la sauce, l'absence de protéines ajoutées dans la viande. Pas mal !

- Cal : 123
- Prot : 8.9 g
- Glu : 8.6 g
- Lip : 5 g

Cassoulet au confit de canard U Saveurs

- Haricots : 33 %
- Viande 35 %
- Nitrites : non

Teneur en haricots et en viande acceptable, absence de nitrites. Petit bémol : présence d'amidon de pomme de terre et de dextrose. A la rigueur.

- Cal : 180
- Prot : 12.7 g
- Glu : 9.9 g
- Lip : 9.3 g

Choucroute brasserie Charles Christ

- Choux : 74 %
- Viande : NC
- Nitrites : oui

Si vous ne parvenez pas à vous passer de charcuterie mais désirez limiter les dégâts, choisissez ce produit avec peu de porc et donc peu de nitrites.

- Cal : 80
- Prot : 1.5 g
- Glu : 1.5 g
- Lip : 7.5 g

Le Cassoulet William Saurin

- Haricots : 36 %
- Porc : 22 %
- Nitrites : oui

En plus des défauts habituels des cassoulets, présence de fibres de pois, de gélifiants, de protéines de lait et d'exhausteurs de goût. C'est non.

- Cal : 96
- Prot : 7.6 g
- Glu : 5.6 g
- Lip : 4.8 g

Choucroute royale William Saurin

- Choux : 38 %
- Porc : 29 %
- Nitrites : oui

Peu de chou. Deux conservateurs, trois stabilisants, des gélifiants. Présence surprenante d'algues et de soja. On fait mieux !

- Cal : 97.5
- Prot : 5.5 g
- Glu : 2 g
- Lip : 7.5 g

Cassoulet bistrot Charles Christ

- Haricots : 34 %
- Viande : 23 %
- Nitrites : oui

Amidon modifié dans la sauce, polyphosphates et nitrites dans la viande. C'est souvent le cas dans cette gamme. Une recette peu recommandable !

- Cal : 116
- Prot : 7.5 g
- Glu : 11.1 g
- Lip : 4.6 g

LE FLOP

Choucroute garnie U

- Choux : 46 %
- Porc : 22 %
- Nitrites : oui

De la charcuterie de mauvaise qualité avec son lot de nitrites, de gélifiants, de glucose et d'HAP. Décidément, les choucroutes garnies sont à éviter !

- Cal : 85
- Prot : 3.9 g
- Glu : 2.1 g
- Lip : 6.4 g

Cassoulet Monoprix

- Haricots : 35 %
- Porc : 22.5%
- Nitrites : oui

Amidon transformé, nitrites, stabilisants, exhausteur de goût... Des ingrédients de piètre qualité. Un cassoulet qui ne fleure pas bon le terroir.

- Cal : 120
- Prot : 7.8 g
- Glu : 12 g
- Lip : 4.5 g

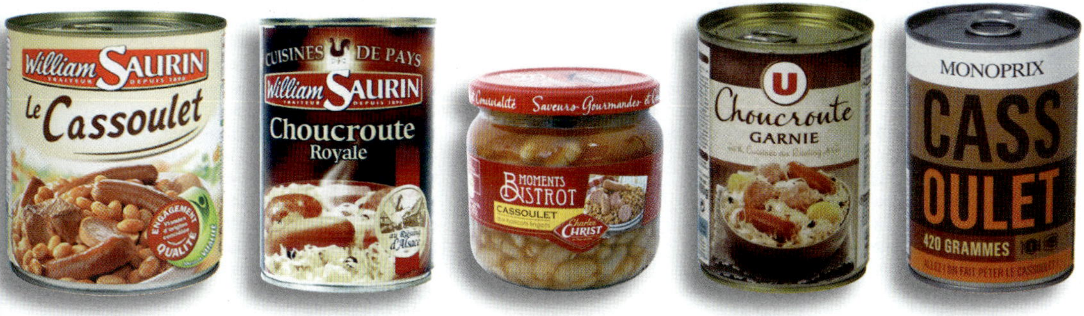

NON

OUI

Lentilles saucisse, petit salé, chili con carne

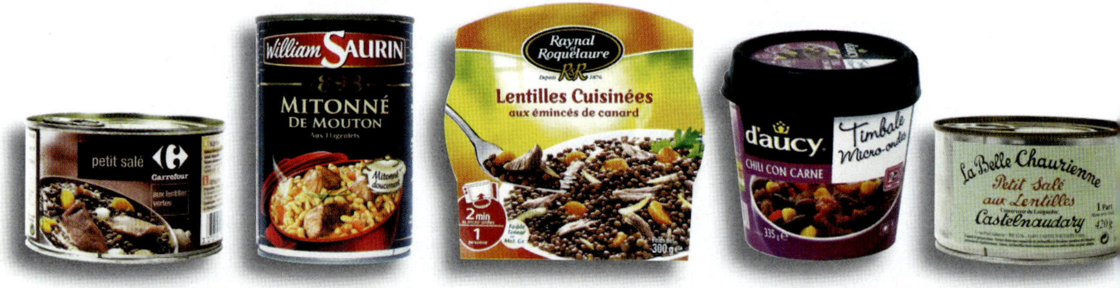

Petit salé aux lentilles Carrefour

- Lentilles : 18 %
- Viande : 35 %
- Nitrites : non

Une recette simple : de la viande, des lentilles et 5 % de légumes cuisinés avec de la graisse de canard et du concentré de tomate. C'est correct.

- Cal : 143
- Prot : 10.9 g
- Glu : 8.9 g
- Lip : 7.1 g

Mouton aux flageolets William Saurin

- Haricots : 35
- Viande : 30 %
- Nitrites : non

Une bonne teneur en viande et en haricots, un arôme comme seul additif, de l'huile d'olive, pas d'amidon modifié. Un très bon produit.

- Cal : 93
- Prot : 8 g
- Glu : 8 g
- Lip : 2.3 g

Lentilles cuisinées Raynal

- Lentilles : 36 %
- Viande : 9 %
- Nitrites : non

Lentilles aux émincés de canard confit. Présence de graisse d'oie bénéfique. C'est correct. On aurait pu se passer de la farine dans la sauce.

- Cal : 88
- Prot : 8.3 g
- Glu : 7.7 g
- Lip : 1.8 g

Chili con carne D'Aucy

- Haricots : NC
- Viande : 16 %
- Nitrites : non

Un mélange riz-haricots qui assure un bon apport en protéines végétales. De l'huile de colza. Produit correct malgré la présence d'amidon modifié.

- Cal : 134
- Prot : 6.2 g
- Glu : 17.7 g
- Lip : 3.7 g

Petit salé La Belle Chaurienne

- Lentilles : 52.5 %
- Viande : 22.5 %
- Nitrites : non

Une recette simple, sans épaississant, de la graisse de canard bénéfique, aucun additif. Un petit salé de bonne qualité.

- Cal : 116
- Prot : 9.5 g
- Glu : 6.2 g
- Lip : 5.9 g

LE TOP

LE FLOP

Saucisses lentilles Monoprix

- Lentilles : 29 %
- Viande : 20.5 %
- Nitrites : oui

L'eau est le premier ingrédient. Suivent des additifs en tout genre (exhausteurs de goût, conservateurs...) dont un colorant indésirable et des nitrites.

- Cal : 124
- Prot : 6.6 g
- Glu : 11 g
- Lip : 5.9 g

Petit salé aux lentilles Moments Bistrot

- Lentilles : 33%
- Viande: 24%
- Nitrites : oui

Les teneurs en lentilles et en viande sont correctes mais la sauce contient de l'amidon (hausse de la glycémie assurée) et les lardons des nitrites.

- Cal : 103
- Prot : 9.9 g
- Glu : 9.8 g
- Lip : 2.6 g

Saucisses lentilles U

- Lentilles : 30 %
- Viande : 22 %
- Nitrites : oui

Des saucisses fumées, des l'amidon de maïs, des arômes, un stabilisant, du sirop de glucose, un conservateur. Ça ne donne pas envie !

- Cal : 134
- Prot : 7.8 g
- Glu : 9.2 g
- Lip : 7.3 g

Chili con carne Garbit

- Haricots : 30 %
- Viande : 15 %
- Nitrites : non

Présence de 3 épaississants, d'arômes et de 2 exhausteurs de goût. Un bon chili n'a pas besoin de tout ça. On laisse.

- Cal : 81
- Prot : 6.7 g
- Glu : 9.5 g
- Lip : 1.8 g

Chili con carne Zapetti

- Haricots : 32 %
- Viande : 15 %
- Nitrites : non

Présence de triphosphates (un stabilisant qui retient l'eau dans la viande), de 2 épaississants et d'huile de tournesol. On a fait mieux.

- Cal : 83
- Prot : 6.5 g
- Glu : 8.7 g
- Lip : 2.5 g

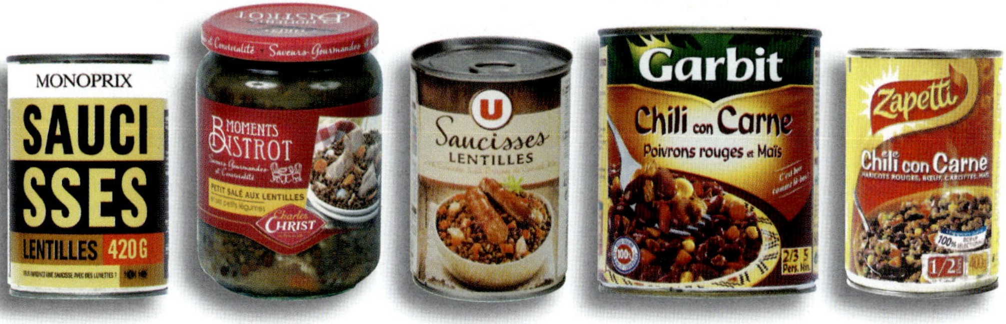

NON

OUI

Plats préparés à base de féculents

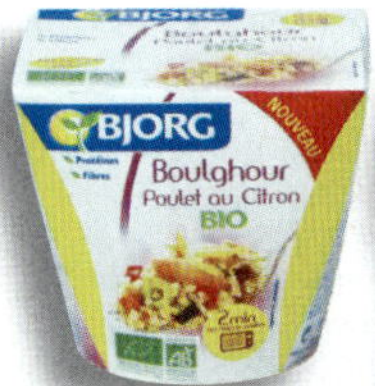

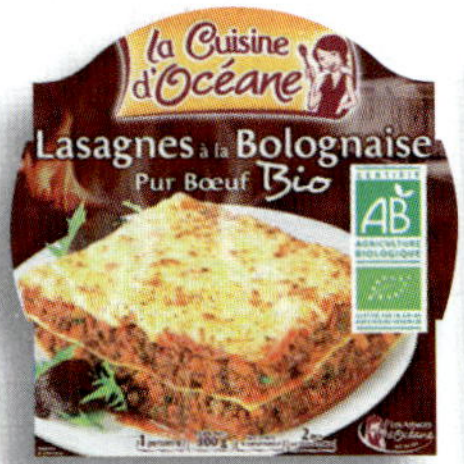

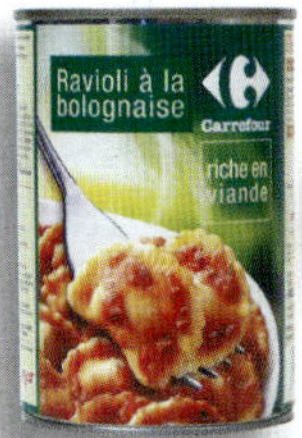

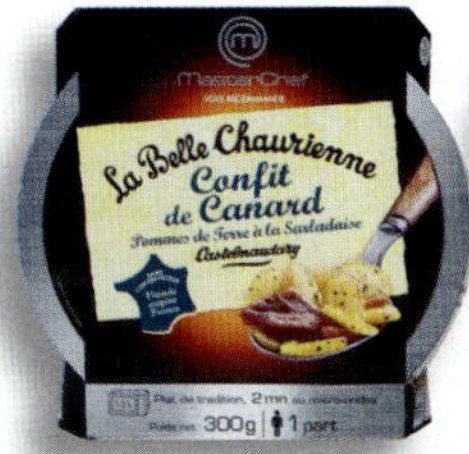

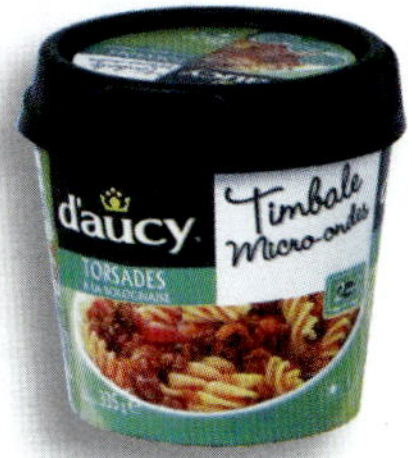

Boulghour poulet citron Bjorg

- 1er ingrédient : boulghour (20 %)
- Amidon : non

Un plat préparé qui mélange féculents, viande blanche et légumes. Le tout cuisiné à l'huile d'olive. Un peu d'acide citrique sinon, c'est que du bon.

- Cal : 166
- Prot : 7 g
- Glu : 25 g
- Lip : 5.2 g

LE TOP

Lasagne La Cuisine d'Océane

- 1er ingrédient : eau
- Amidon : non

Des lasagnes comme à la maison : de la béchamel, 20 % de tomates, 13 % de bœuf, 12 % de pâtes, quelques oignons et carottes et de l'emmental. C'est bien.

- Cal : 126
- Prot : 7.3 g
- Glu : 10 g
- Lip : 5.8 g

Ravioli à la bolognaise Carrefour

- 1er ingrédient : pâtes
- Amidon : non

15 % de viande, pas d'additif, huile de colza et arômes naturels. Certains ingrédients sont un peu transformés (œuf en poudre, oignon déshydraté...) mais ça reste correct.

- Cal : 110
- Prot : 4.7 g
- Glu : 11.6 g
- Lip : 4.7 g

Confit de canard La Belle Chaurienne

- 1er ingrédient : pom. de terre (43 %)
- Amidon : non

46 % de confit. Pas d'additif. Présence de graisse de canard bénéfique pour la santé cardiovasculaire. Pas mal !

- Cal : 167
- Prot : 10 g
- Glu : 9 g
- Lip : 10.1 g

Torsades à la bolognaise D'Aucy

- 1er ingrédient : eau
- Amidon: oui

Une recette légère en calories avec des ingrédients plutôt simples. C'est correct malgré la présence d'amidon de maïs et d'un colorant.

- Cal : 89
- Prot : 5
- Glu : 7
- Lip: 4.1

LE FLOP

Torsades carbonara Zapetti

- 1er ingrédient : pâtes
- Amidon : oui

Des lardons contenant des nitrites, une sauce avec de l'amidon transformé et de la graisse de palme. Des pâtes en boite qui n'ont aucun intérêt.

- Cal : 78
- Prot : 3.8 g
- Glu : 7.5 g
- Lip : 3.4 g

Hachis Parmentier Bolino

- 1er ingrédient : pom. de terre (41 %)
- Amidon : oui

Un mélange de pomme de terre, lactose, viande, légumes déshydratés et d'additifs pour stabiliser le tout. C'est pas de la cuisine, c'est de la chimie.

- Cal : 400
- Prot : 15.6 g
- Glu : 59.8 g
- Lip : 10 g

Tartiflette William Saurin

- 1er ingrédient : pom. de terre (46 %)
- Amidon : oui

Un fromage fondu « à base de reblochon » et une avalanche d'additifs (conservateurs divers, arômes, exhausteurs de goût...). Vous avez dit tartiflette ?

- Cal : 91
- Prot : 3 g
- Glu : 11.3 g
- Lip : 3.8 g

Tagliatelles saumon D'Aucy

- 1er ingrédient : eau
- Amidon : oui

Eau en premier ingrédient, seulement 28 % de pâtes et 7 % de saumon, le tout agrémenté d'additifs. À éviter.

- Cal : 97
- Prot : 5.2 g
- Glu : 7.6 g
- Lip : 4.9 g

Paëlla Zapetti

- 1er ingrédient : riz
- Amidon : non

Un savant mélange d'exhausteur de goût, d'arômes, de colorants, de sucre, de dextrose, de stabilisant, de conservateur et d'antioxydant. C'est non.

- Cal : 105
- Prot : 6.2 g
- Glu : 13.5 g
- Lip : 2.9 g

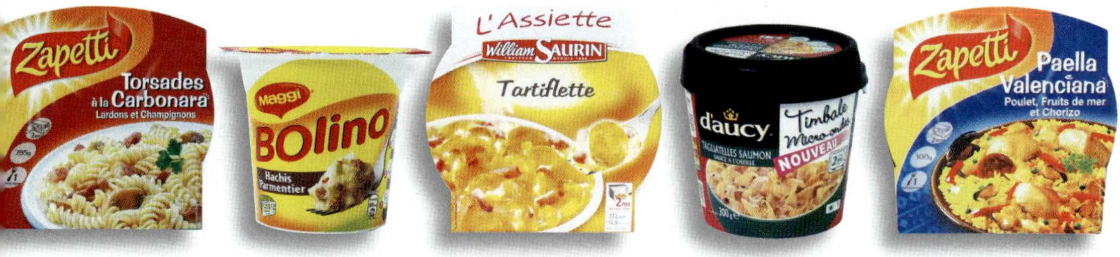

NON

Pâtes fraîches

OUI

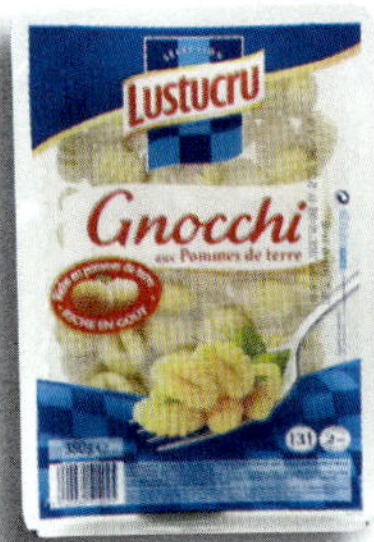

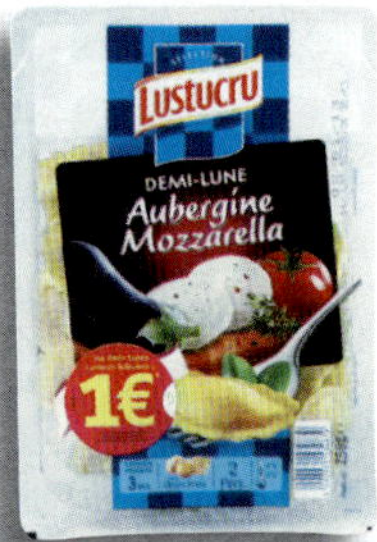

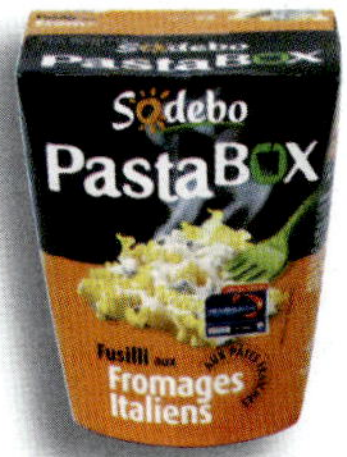

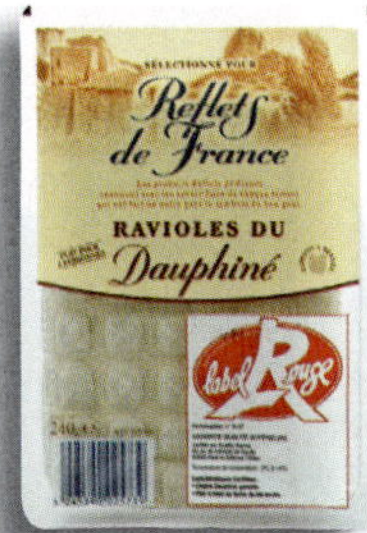

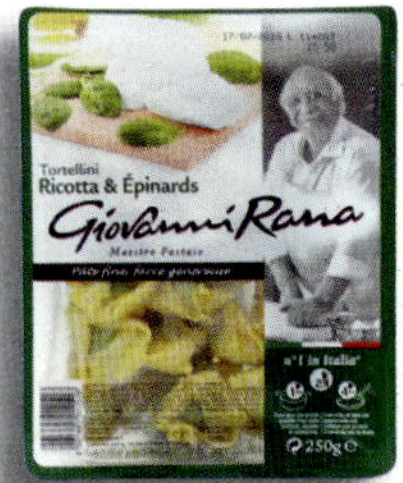

Gnocchi aux pommes de terre Lustucru

- Additifs : 1
- Pommes de terre : 78 %

Une recette simple à base de pommes de terre, de semoule et de farine de blé. 1 seul additif (1 arôme).

- Cal : 175
- Prot : 5
- Glu : 37
- Lip : 0.7

Demi-lune aubergines Lustucru

- Additifs : 1
- Aubergines : 20 %

Des pâtes farcies d'aubergines, de tomates et de mozzarella cuisinés à l'huile l'olive. Un produit simple et naturel. Bravo !

- Cal : 230
- Prot : 8.1 g
- Glu : 35 g
- Lip : 6.3 g

Fusili aux fromages PastaBox

- Additifs : 2
- Fromages : 12 %

Des pâtes avec une sauce à base de crème fraîche légère. Au total une liste d'ingrédients relativement courte. Sans conteste l'une des meilleures Pastabox.

- Cal : 172
- Prot : 7.5 g
- Glu : 17.8 g
- Lip : 7.6 g

Ravioles du Dauphiné Reflets de France

- Additifs : 0
- Fromage : 45 %

De petits raviolis constitués d'une pâte aux œufs frais farcie de fromage blanc, de Comté, d'Emmental, de persil, d'œufs frais, de beurre. Rien à dire, c'est parfait.

- Cal : NC
- Prot : NC
- Glu : NC
- Lip : NC

LE TOP

Tortellini ricotta & épinards Giovanni Rana

- Additifs : 2
- Ricotta : 22.5 %

Que des ingrédients naturels (ricotta, pommes de terre, lait, farine de blé, fromage) et 11 % d'épinards. Un acidifiant et des arômes naturels. Un bon produit.

- Cal : 272
- Prot : 10.1 g
- Glu : 34.6 g
- Lip : 10.4 g

LE FLOP

Tortellini aux 4 fromages Lunch Box

- Additifs : 7
- Fromages : 21.8 %

Des tortellinis farcis avec un mélange de fromages, de semoule, de riz et de flocons de pomme de terre, le tout enrobé d'une sauce au fromage pleine d'épaississants.

- Cal : 170
- Prot : 5.9 g
- Glu : 20 g
- Lip : 6.8 g

Raviolis au jambon Carrefour

- Additifs : 5
- Viande : 19.2 %

La farce est un mélange de jambon (avec son lot de conservateurs, de dextrose, d'arômes), de semoule, d'eau, de riz et de lactosérum en poudre... Vous aviez faim ?

- Cal : 223
- Prot : 12.2 g
- Glu : 34.6 g
- Lip : 3.5 g

Penne jambon boursin Fleury Michon

- Additifs : 7
- Jambon : 8 %

Des pâtes, du Boursin et de l'huile de colza, ça partait bien. C'était sans compter le jambon de mauvaise qualité (additifs dont nitrites, sirop de glucose, dextrose).

- Cal : 190
- Prot : 5.7 g
- Glu : 19.1 g
- Lip : 9.8 g

Tortellini jambon cru Auchan

- Additifs : 8
- Jambon : 8 %

Des tortellinis farcis surtout de chapelure. Peu de jambon cru (8%) mélangé à du jambon cuit de mauvaise qualité et des lardons. De l'huile de tournesol et beaucoup d'additifs. Non !

- Cal : 334
- Prot : 12.7 g
- Glu : 41.7 g
- Lip : 6.6 g

Penne à la carbonara PastaBox

- Additifs : 8
- Lardons fumés : 12 %

Côté pâtes ça va, côté sauce carbonara, la liste des ingrédients est longue. On est bien loin de la sauce maison. On apprécierait plus de simplicité dans la recette.

- Cal : 190
- Prot : 8 g
- Glu : 20 g
- Lip : 9 g

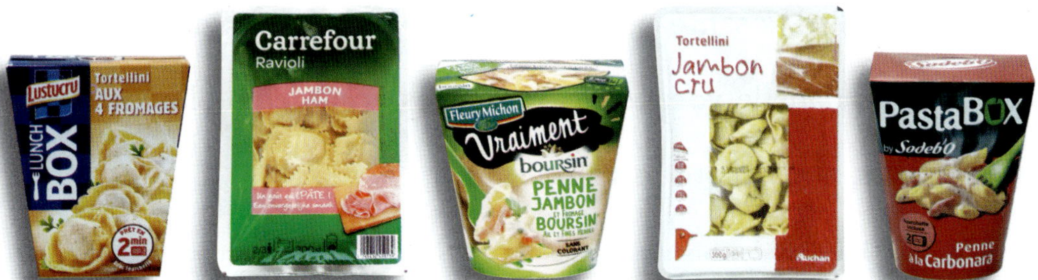

NON

Au paradis des biscuits

Les produits de ce rayon sont principalement destinés à être consommés au petit déjeuner et au goûter. Vous vous en doutez, rien d'indispensable et beaucoup de superflu. Il s'agit avant tout d'aliments plaisir. Si le maître mot du rayon est gourmandise, « santé », « forme », « vitalité », « minceur » ont fait irruption dans le vocabulaire, avec des arguments plus ou moins convaincants, nous allons le voir.

●●● Le linéaire des biscuits est le plus important du rayon épicerie sucrée. Il compte près de 400 références en hypermarché, ce qui est énorme !

La biscuiterie n'est pas à court d'idées et continue de déverser des nouveautés si bien qu'on peut parler d'embouteillage. Les biscuitiers puisent principalement leurs recettes dans les traditions culinaires familiales et artisanales (la madeleine de Commercy, le boudoir, le palet breton, les langues de chat...). Mais, air du temps oblige, les biscuitiers se préoccupent aussi de notre santé. Ainsi, surfant sur la vague de la gourmandise saine sont arrivés Fruit&Form mais également des produits plus high tech comme les biscuits LU belVita AGR4.

Chiffres d'affaires de l'épicerie sucrée

- Chocolat (saisonnier inclus) : 2,6 Md € soit 19 % du marché de l'épicerie sucrée
- Boissons chaudes : 2,6 Md € soit 19 %
- Pâtisseries industrielles : 1,6 Md € soit 12 %
- Biscuiterie sucrée : 1,6 Md € soit 12 %
- Épicerie pâtisserie : 890 M € soit 7 %
- Panification : 880 M € soit 6 %
- Tartinable : 790 M € soit 6 %
- Céréales : 710 M € soit 5 %
- Desserts et conserves : 670 M € soit 5%

Source : Nielsen décembre 2012 (origine : industriels)

LU est au biscuit ce que Danone est au yaourt. LU est le leader incontestable du marché. Fleuron français de l'industrie agroalimentaire, longtemps propriété de Danone, LU a été racheté par le géant américain Kraft Foods.

Après LU, les marques des entreprises leaders sont BN, Delacre, Bahlsen St Michel, Bonne-Maman, Brossard... S'ajoutent celles des PME régionales : Biscuiterie de l'Abbaye, les Gavottes, Ker Cadelac, Biscuiterie Tanguy, Biscuits Poult, Le Palet Solognot... sans oublier les marques de distributeurs.

Nutritionnellement, ça donne quoi ?

Pour les fabricants, le biscuit est « *Un aliment céréalier qui apporte plaisir et énergie* ». Pour le plaisir OK, pour l'énergie OK (la densité calorique des biscuits oscille entre 4 et 5 c'est-à-dire entre 400 kcal et 500 kcal pour 100 g, ce qui est beaucoup), pour l'aliment céréalier c'est plus ou moins vrai, ça dépend. Pour faire un biscuit, il faut trois ingrédients : de la farine, du sucre et des matières grasses. **La farine** de blé représente entre 20 et 80 % des ingrédients selon les recettes. A la farine sont ajoutés du sucre, des matières grasses (palme, palmiste, colza, beurre), nous l'avons dit, mais aussi des œufs (leurs propriétés moussantes servent dans les meringues, les boudoirs et les génoises alors que leurs propriétés émulsifiantes et liantes interviennent dans des produits comme les madeleines et les cakes). Et éventuellement des ingrédients comme le lait (il rend le biscuit plus moelleux), fruits, fruits secs, chocolat, miel… Ainsi, il existe **une grande diversité de composition nutritionnelle** des biscuits et gâteaux.

Toutefois c'est vrai, qui dit farine dit céréales. Jusque là pas d'erreur et les fabricants insistent sur ce point car les céréales,

TYPE DE BISCUIT	PROPORTION DE CÉRÉALES
Biscuits secs	72 %
Biscuits chocolatés	50 %
Gaufrette aux fruits	34.4 %
Biscuits moelleux	15 %

qu'elles soient raffinées ou non, ont bonne presse auprès du consommateur : **elles sont riches en glucides complexes**. Et les glucides complexes, c'est bien connu, sont des sucres lents, bien meilleurs pour la santé que les vilains sucres rapides qui en plus de nous donner des caries, nous font grossir.

De l'énergie longue durée : vrai ou faux ?

Pendant très longtemps, les glucides ont été classés en deux catégories :

- les sucres simples/rapides qui sont, comme leur nom l'indique, rapidement absorbés par l'organisme. C'est le cas des confiseries, du sucre de table, du chocolat, etc. ;
- les sucres complexes/lents, qui mettent plus de temps à être assimilés et qui ne se retrouvent dans le sang que plusieurs heures après leur ingestion. C'est dans cette deuxième catégorie qu'ont logiquement été placés les aliments à base de céréales parce que les céréales sont riches en amidon, une grosse molécule de sucre dont on pensait qu'elle était longue à digérer du fait de sa

taille. Cette classification existe depuis si longtemps qu'elle est devenue vérité absolue. Et pourtant, cela fait près de 30 ans que les scientifiques savent qu'elle ne correspond pas à la réalité. **« Céréales » ne signifie pas glucides lents**. Tout dépend des transformations que les céréales ont subies avant d'arriver sur votre table au petit déjeuner ou au goûter. Variété de céréales, mouture, raffinage, mode de cuisson… tous ces paramètres influent sur la vitesse d'absorption des sucres. Voilà pourquoi les scientifiques de la nutrition ne parlent plus de sucres simples et de sucres complexes, mais de sucres à **index glycémique (IG) élevé ou bas**.

Vous pensez tomber là sur la découverte du siècle ? Les céréales – et avec elles les biscuits, les céréales du petit déjeuner, le pain, les brioches, les biscottes, les pâtes – ne sont pas forcément des sucres lents voilà qui a de quoi surprendre. Si vous le découvrez, les industriels eux, le savent depuis longtemps et certains en ont même fait un argument marketing. Vous connaissez sans doute les biscuits

L'index glycémique pour les nuls

Tous les glucides, qu'ils soient simples ou complexes, provoquent un pic du taux de sucre dans le sang 30 min après leur ingestion. Seulement l'amplitude de ce pic est plus ou moins grande. Cette amplitude ne dépend pas de la teneur en sucres simples ou en amidon. Elle dépend d'autres facteurs (pour en savoir plus, lire *Le Nouveau régime IG*). L'index glycémique, reflète cette amplitude.

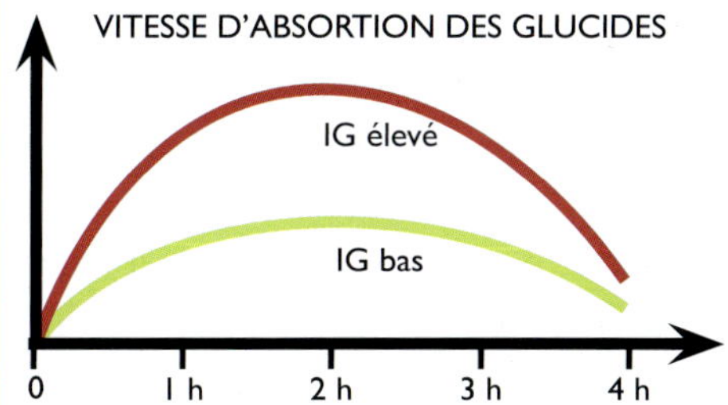

LU belVita ? Directement sorti du laboratoire recherche & développement de LU, voici le biscuit AGR4, le biscuit qui vous

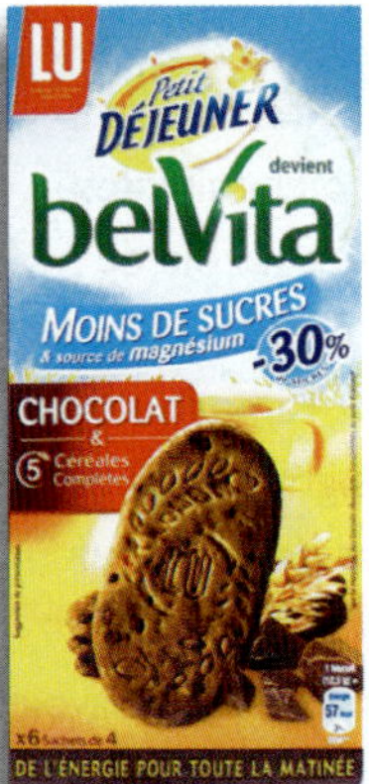

garantit un Apport Glucidique Régulier pendant 4 heures. Derrière cet acronyme se cache tout simplement un index glycémique bas.

Cette notion d'index glycémique est essentielle pour la santé et pour la ligne. Plus l'index glycémique d'un produit est élevé, plus il fait grimper fortement et rapidement le taux de sucre dans le sang et plus il favorise **la prise de poids**. En outre, les produits à index glycémique élevé attisent l'appétit et incitent à manger plus. Et pour couronner le tout, chez ceux qui en mangent beaucoup, ils augmentent le risque de **diabète** et d'infarctus.

Donc une bonne note au biscuit LU belVita mais alors, et les autres ? Mystère… Si les fabricants sont de plus en plus nombreux à préciser la teneur de leurs biscuits en amidon et en sucres

IG BAS < 55	56 < IG MODÉRÉ < 69	IG ÉLEVÉ >70
LU Petit déjeuner Chocolat et céréales- Moins de sucre (37)	Pain au lait Pasquier (63)	Barquette abricot LU (71)
Véritable petit beurre LU (51)	Sablé des Flandres LU (57)	Petit Brun (77)
Biscuits Thé LU (41)	BN chocolat (56)	Prince Energie + LU (73)
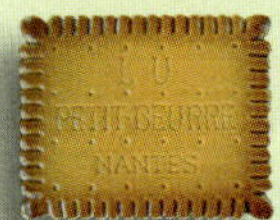	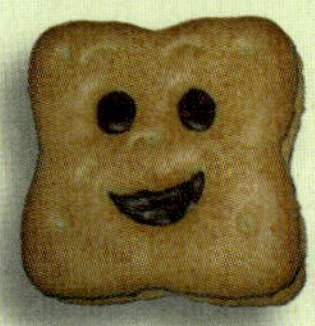	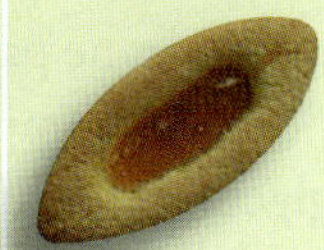

simples (ce qui a très peu d'intérêt), rien n'apparaît concernant l'IG. En attendant l'étiquetage de l'IG (lire encadré page suivante), *Le Bon Choix* vous donne quelques repères et vous communique la valeur de l'IG lorsque nous avons pu nous la procurer.

Des recettes maison ? Presque ...

C'est l'anniversaire de votre petit dernier et vous avez 10 enfants cet après-midi à goûter.

Vous avez le choix entre…

...LE ROULÉ À L'ABRICOT MAISON

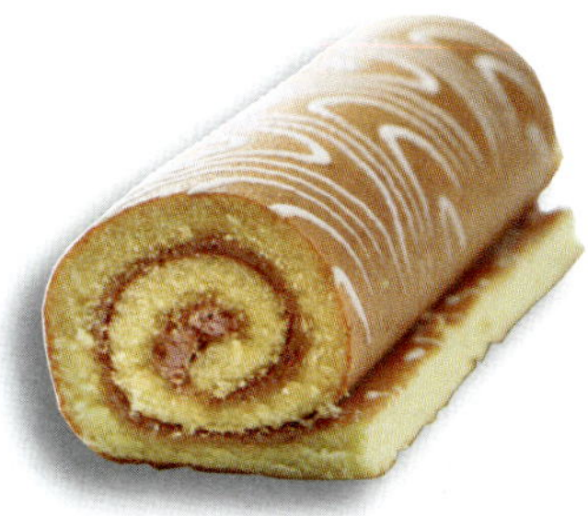

Composition

3 œufs, 75 g de sucre, 75 g de farine tamisée, 25 g de beurre, 200 g de confiture d´abricot.

Ou

...LE ROULÉ À L'ABRICOT DE LU

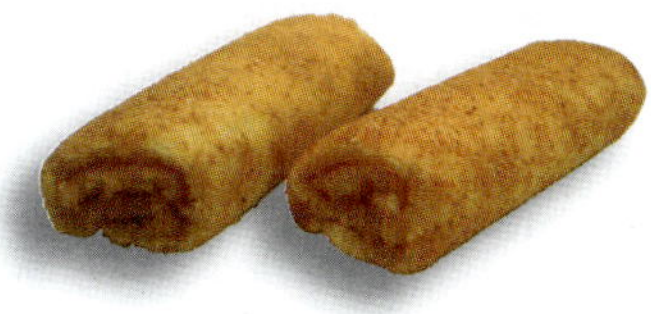

Composition

Sirop de glucose-fructose, Farine de blé, Oeufs, Pulpe d'abricot 13.5 %, Sucre, Stabilisants : glycérol, sorbitol, Matière grasse végétale, Lactose et protéine du lait, Son de blé, Gélifiant : pectine, Poudre à lever : diphosphate disodique, carbonate acide de sodium, orthophosphate monocalcique, Correcteur d'acidité : acide citrique, acide malique, citrates de calcium, Conservateur : sorbate de potassium, Émulsifiant : mono et diglycérides d'acides gras, Sel, Arôme, Épaississants : farine de graines de caroube, gomme xanthane, Antioxygène : extrait de romarin, lécithine de soja.

Pourquoi tant d'ingrédients dans un si petit gâteau ? Parce que le roulé à l'abricot de LU, contrairement à votre roulé maison, est conçu pour pouvoir être conservé de manière optimale pendant… (faites monter les enchères)… 6 mois.

À côté des ingrédients de base de la recette (farine, sucre, œufs, matière grasse, abricot), on trouve une multitude d'additifs, des substances ajoutées pour les be-

À quand l'étiquetage de l'IG ?

Choisir des produits à IG bas ne va pas de soi. Seul un étiquetage spécifique peut aider le consommateur à faire de meilleurs choix pour sa santé. L'Australie a franchi le pas : depuis 2002, un très grand nombre d'aliments affichent leur IG. En France, l'Afssa s'oppose à l'étiquetage de l'IG sous le prétexte que la notion d'IG serait, selon elle, trop « compliquée » pour les Français. Ce à quoi on peut aisément rétorquer : si on a pu comprendre dans le passé que les sucres étaient « rapides » et les amidons « lents », on peut comprendre que les glucides à IG bas sont lents et les glucides à IG élevé sont rapides.

En réalité, comme nous l'a confié un ex-chercheur de Danone, « *l'affichage de l'IG serait une catastrophe pour un grand nombre de produits transformés. Les industriels n'en veulent pas. Ils tiennent ces informations secrètes* ».

soins de la conservation, de la fabrication (la texture) et de la consommation (le goût, la couleur).

- **Sirop de glucose-fructose**

Le sirop de glucose-fructose est obtenu à partir du sirop de glucose (lui-même issu de l'amidon de maïs, de blé, de pomme de terre…). Il contient jusqu'à 42 % de fructose.

Avantages pour l'industriel : moins cher que le sucre, il a un pouvoir sucrant similaire. Il permet un brunissement marqué des produits et une meilleure conservation (les produits restent souples). On le retrouve dans les recettes de fourrage aux fruits.

Côté santé : il se comporte comme le sucre dans l'organisme. Consommé en excès, il favorise la prise de poids et la résistance à l'insuline.

- **Pulpe d'abricot**

Fruits frais réduits en purée.

- **Stabilisants (glycérol, sorbitol), gélifiant (pectine), épaississant (farine de graines de caroube, gomme xanthane)**

Avantages pour l'industriel : ces trois catégories d'additifs maintiennent la consistance et la texture du produit dans le temps.

Lactose et protéines du lait

Le lactose est le sucre du lait. Les protéines du lait sont les caséines et les protéines du sérum (la lactalbumine et la lactoglobuline). Il s'agit de sous-produits de l'industrie laitière.

Avantages pour l'industriel : ces deux produits (moins chers que le lait) sont utilisés en biscuiterie et pâtisserie pour favoriser les réactions de brunissement et de caramélisation. Mais le lactose peut aussi être utilisé comme charge glucidique à faible caractère sucré (sept fois moins sucrant que le saccharose). Il peut être encore utilisé comme fixateur d'arômes, absorbeur de pigments et pour son pouvoir émulsifiant, son aptitude au séchage et à la compression.

Les protéines de lait constituent un substitut économique de blancs d'oeufs dans les produits fouettés, tels que les meringues. Elles peuvent aussi être ajoutées pour améliorer le profil nutritionnel d'un produit.

Poudre à lever

Il s'agit de produits chimiques qui réagissent entre eux et dégagent du CO_2 permettant de faire gonfler la pâte.

Côté santé : elle apporte du sodium en quantité importante (≈ 12 g sodium/ 100 g).

Correcteur d'acidité : acide citrique

L'acide citrique est fabriqué à partir du sucre. Il est principalement utilisé comme acidifiant mais également comme arôme. De plus, il favorise la gélification des confitures et réduit le brunissement des produits à base de fruits.

Conservateur : sorbate de potassium

Cet additif empêche les altérations du produit par les micro-organismes.

Émulsifiant : mono et diglycérides d'acides gras

Les graisses, quelles soient d'origine animale ou végétale, sont constituées de glycérol et généralement de 3 acides gras. Les graisses peuvent être décomposées en acides gras et en glycérol par réaction enzymatique. Les acides gras peuvent être purifiés et reconnectés au glycérol comme mono-, di- ou triglycérides (respectivement du glycérol avec 1, 2 ou 3 acides gras). Mono et diglycérides d'acides gras agissent comme émulsifiants c'est-à-dire qu'ils permettent de réaliser ou de maintenir un mélange homogène de deux phases non miscibles telles que l'huile et l'eau par exemple.

- **Antioxygène : extrait de romarin, lécithine de soja**

Ces substances protègent des altérations provoquées par l'oxydation, telles que le rancissement des matières grasses et les modifications de couleur. La lécithine de soja peut également être utilisée comme émulsifiant.

Quid des matières grasses dans les biscuits

L'industrie de la biscuiterie, biscotterie et viennoiserie a recours à des matières grasses de toutes sortes. C'est en fonction du produit final (pâte sablée, feuilletée, etc.) que l'industriel décide s'il convient d'utiliser des matières grasses d'origine végétale ou animale et si la consistance de la matière grasse doit être plutôt souple ou ferme.

Les matières grasses d'origine animale utilisées en biscuiterie sont le beurre, le beurre concentré… Les matières grasses végétales sont l'huile de palme, palmiste, coco, colza, tournesol en l'état, **partiellement ou totalement hygrogénées**.

Les matières grasses hydrogénées sont des produits d'imitation des graisses animales. L'hydrogénation a pour effet de modifier la configuration des graisses afin de donner plus de consistance aux huiles végétales insaturées (durcissement). La matière grasse obtenue est plus stable et moins fragile à l'oxydation (rancissement) que l'huile mère. Les matières grasses partiellement hydrogénées se comportent donc un peu comme le beurre mais elles sont moins chères que le beurre. Nutritionnellement, là aussi les choses sont différentes.

La composition en graisse d'une huile partiellement hydrogénée est très différente de celle de l'huile d'origine (beaucoup plus de graisses saturées). De plus, on y trouve des graisses *trans* néfastes pour la santé cardiovasculaire.

Faites LE BON CHOIX

- Les biscuits sont avant tout des aliments plaisir. Ils n'ont pas d'intérêt nutritionnel majeur. Ils ne doivent pas être systématiques et doivent servir de goûter de dépannage. Si l'on tient compte de l'index glycémique, de la qualité des matières premières et du nombre d'additifs trouvés dans les différentes compositions, les biscuits peuvent être classés ainsi par ordre de qualité nutritionnelle décroissante :
Biscuit sec > biscuit sec nappé de chocolat > biscuit moelleux > biscuit fourré > biscuit moelleux fourré.
- Les biscuits « minceur » ne sont pas différents. Ils sont allégés en matières grasses mais bien souvent pour leur conserver une texture et une saveur agréables, ils sont chargés d'additifs et d'ingrédients discutables.
- Les biscuits diététiques ne sont pas des biscuits allégés. Ils renferment des ingrédients « diététiques » : du fructose (en remplacement du saccharose pour les diabétiques), du soja (pour un biscuit riche en protéines), du germe de blé pour un biscuit riche en vitamine E… Avec des ingrédients en général d'une qualité supérieure, enrichis en vitamines et minéraux, et moins sucrés, les biscuits secs diététiques sont plus sains que leurs concurrents classiques. Dès qu'ils sont fourrés aux fruits, c'est du pareil au même (lire page 238).
- La grande distribution propose des produits directement concurrents de ceux des grandes marques et ce, à des prix inférieurs. Cette différence de coût s'explique par une différence de marge mais aussi parfois par une différence de qualité des ingrédients. Il est donc indispensable de lire les étiquettes.

Biscuits secs

OUI

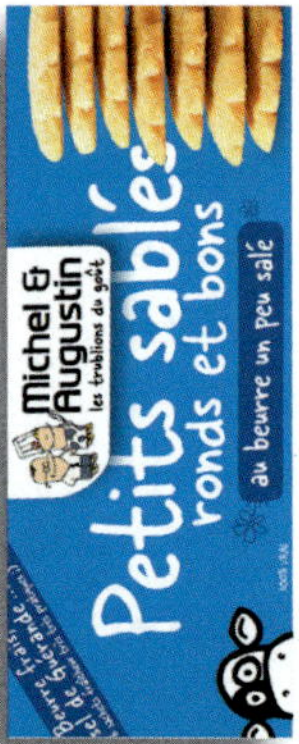

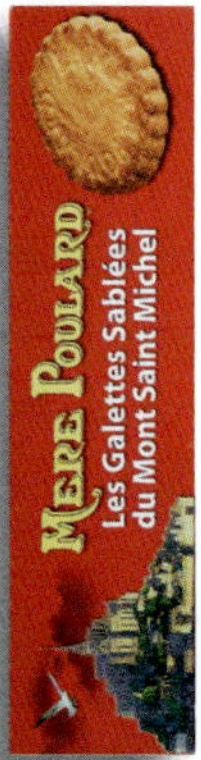

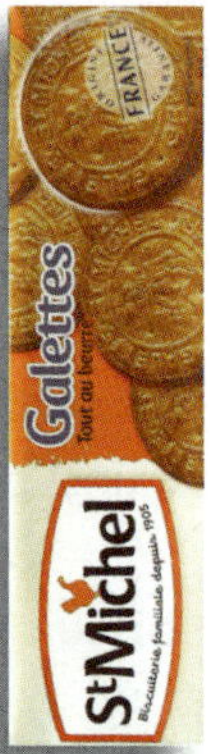

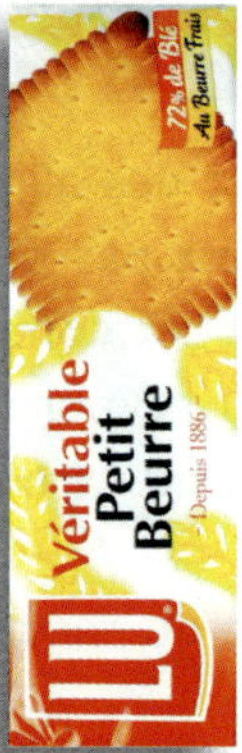

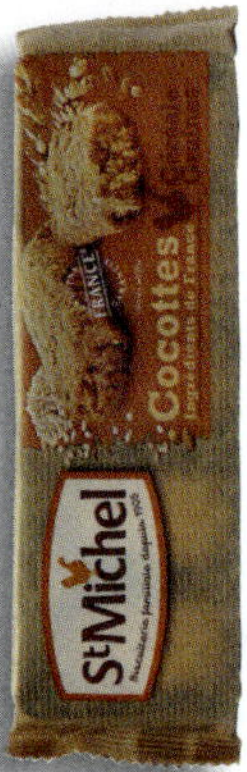

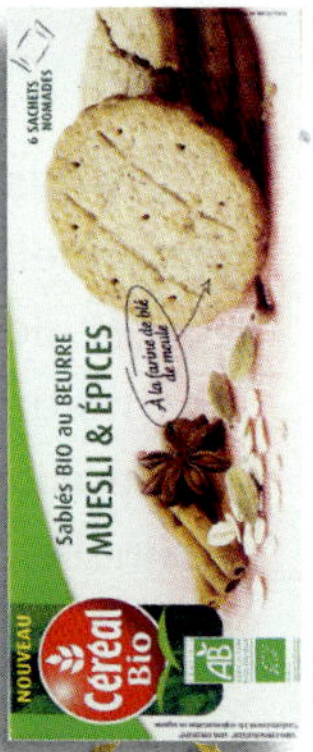

Petits sablés Michel & Augustin

- Farine : raffinée
- Mat grasse : beurre (26.5%)

Un biscuit sablé extra simple et extra bon. Aucun additif à l'horizon mais comme tous les sablés, un peu gras tout de même.

- Cal : 504
- Prot : 7 g
- Glu : 65 g
- Lip : 24 g

Sablés du Mont St Michel Mère Poulard

- Farine : Raffinée
- Mat grasses : beurre

De la farine de froment, du beurre, des œufs frais : la recette classique de la galette bretonne comme on la ferait à la maison. Bravo !

- Cal : NC
- Prot : NC
- Glu : NC
- Lip : NC

Galettes Tout au beurre St Michel

- Farine : raffinée
- Mat grasse : beurre

Des galettes bretonnes très simples, pur beurre, presque comme à la maison (seule différence, l'ajout de lait écrémé en poudre). Bon produit.

- Cal : 512
- Prot : 7 g
- Glu : 67 g
- Lip : 16 g

Véritable petit beurre LU

- Farine : raffinée
- Mat grasse : beurre frais (13 %)

Biscuits constitués de farine de blé (72 %). Sucre en deuxième ingrédient. Un index glycémique bas (51). Présence de lait écrémé.

- Cal : 440
- Prot : 7.5 g
- Glu : 75 g
- Lip : 12 g

Cocottes céréales St Michel

- Farine : raffinée
- Mat grasses : beurre, colza

Farine de blé, sucre, beurre, graines de tournesol (9.5%) et de sésame (9.5%), huile de colza, œufs frais, 2 additifs. Des biscuits de qualité pas trop sucrés.

- Cal : 513
- Prot : 9 g
- Glu : 57 g
- Lip : 27 g

Sablés Muesli et épices CéréalBio

- Farine : complète
- Mat grasses : beurre

Un biscuit avec de la farine de blé intégrale de meule (qui diminue l'IG), du beurre, des flocons d'avoine complète, noix de coco, abricots secs... Très bon produit !

- Cal : 479
- Prot : 8.1 g
- Glu : 61,6 g
- Lip : 21 g

LE TOP

LE FLOP

Croissants de lune Balhsen

- Farine : raffinée
- Mat grasse : végétale

Des biscuits caloriques préparés avec du lait et des œufs le tout en poudre, du sirop de glucose, des arômes. Pas vraiment naturel en dépit des 14 % de noisettes.

- Cal : 535
- Prot : 8.6 g
- Glu : 53 g
- Lip : 32 g

Tuiles aux amandes LU

- Farine : raffinée
- Mat grasse : végétale

Sucre en première position dans la liste d'ingrédients. La graisse végétale est hydrogénée donc ces biscuits peuvent contenir des graisses *trans*.

- Cal : 475
- Prot : 6.9 g
- Glu : 68 g
- Lip : 19 g

Biscuit cuillers aux œufs frais

- Brossard
- Farine : Raffinée
- Mat grasses : végétale

Un grand classique du rayon mais avec du sucre en premier ingrédient et pas mal d'additifs : stabilisant, acidifiant, épaississant…

- Cal : 356
- Prot : 8.4 g
- Glu : 66.8 g
- Lip : 5.9 g

Original McVitie's

- Farine : raffinée et complète
- Mat grasse : tournesol

70 % de farine de froment (54 % raffinée + 16 % complète) mais une matière grasse déséquilibrée en 2e ingrédient. Dommage !

- Cal : 471
- Prot : 7,1 g
- Glu : 62.8 g
- Lip : 21.3 g

Palmito LU

- Farine : raffinée
- Mat grasse : végétale

Une recette simple, peu d'additifs mais produit riche en matières grasses dont une partie est hydrogénée. Peut contenir des graisses *trans*.

- Cal : 540
- Prot : 5.7 g
- Glu : 56 g
- Lip : 32 g

Petit Brun Extra LU

- Farine : raffinée
- Mat grasses : végétales

De la farine et beaucoup de sucre. Un index glycémique de 77, élevé pour cette gamme de biscuits.

- Cal : 445
- Prot : 7.6 g
- Glu : 75 g
- Lip : 12 g

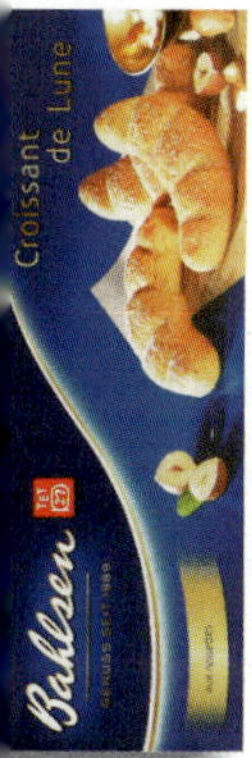

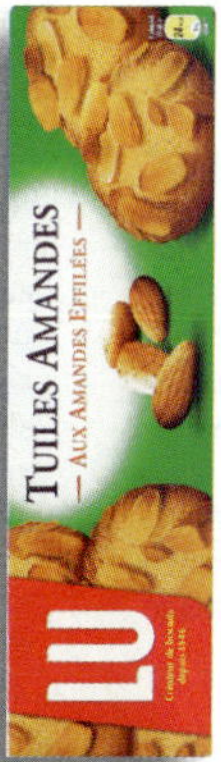

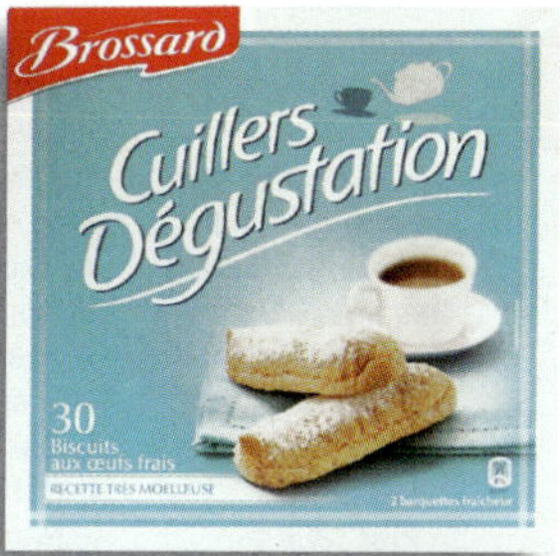

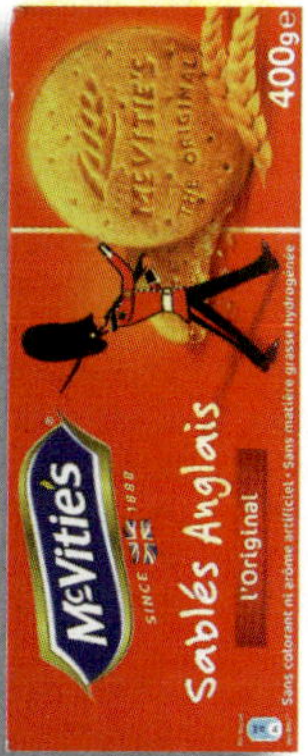

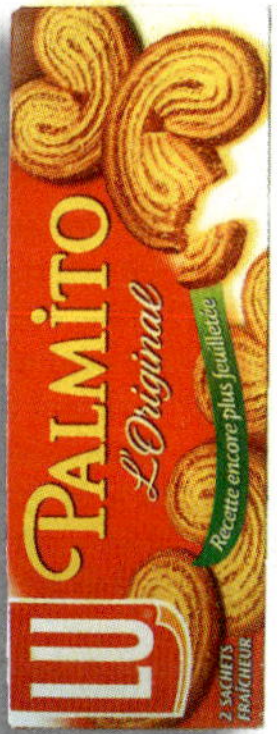

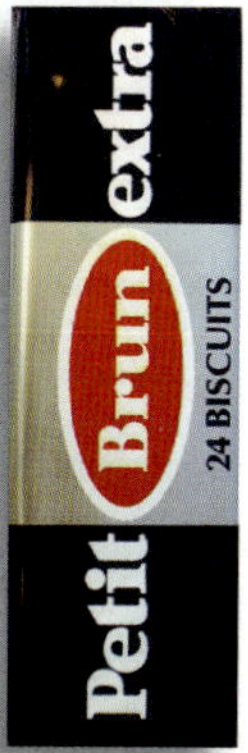

NON

Biscuits au chocolat

OUI

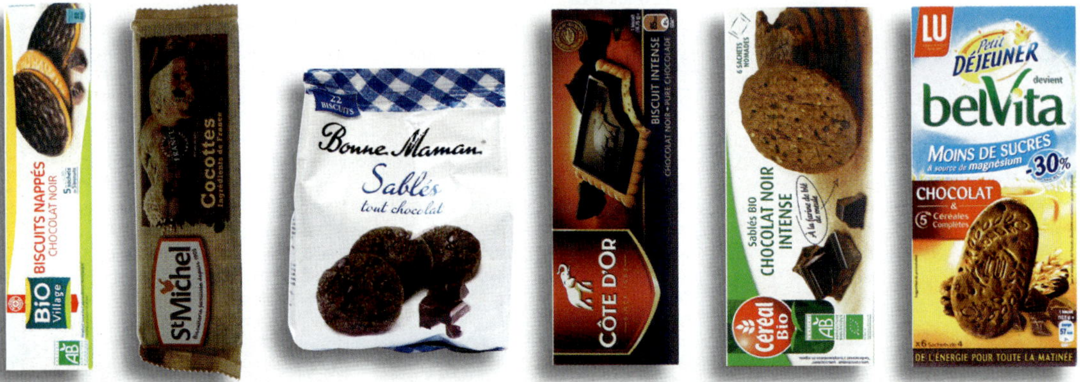

Biscuits nappés chocolat noir Bio Village

- Farine raffinée
- Mat grasse : palme, colza
- Peu d'additifs

Farine de blé, chocolat noir 22 %, sucre, huile de palme, huile de colza. Recette et ingrédients simples. Un bon produit.

- Cal : 510
- Prot : 7.5 g
- Glu : 61 g
- Lip : 26 g

Cocotte chocolat St Michel

- Farine raffinée
- Mat grasse : beurre, colza
- Additifs : peu nombreux

Un mélange de farine de blé et de pépites de chocolat avec des œufs fermiers et 5 % de graines de tournesol et de sésame. Simple et bon.

- Cal : 526
- Prot : 7 g
- Glu : 60 g
- Lip : 28 g

LE TOP

Sablés tout chocolat Bonne Maman

- Farine raffinée
- Mat grasse : beurre
- Peu d'additifs

Du chocolat, de la farine, du sucre, du beurre et des œufs frais. Des sablés comme à la maison ! Peu d'additifs.

- Cal : 514
- Prot : 6 g
- Glu : 64 g
- Lip : 26 g

Biscuit intense Côte d'Or

- Farine raffinée
- Mat grasse : beurre
- Additifs : nombreux

Un biscuit sec (donc un IG modéré) nappé de chocolat noir et de noisettes. Des ingrédients de qualité pour un produit tout à fait correct.

- Cal : 505
- Prot : 5.8 g
- Glu : 61 g
- Lip : 25 g

Sablé chocolat noir intense CéréaleBio

- Farine complète
- Mat grasse : palme

Une recette simple avec de la farine de blé intégrale (de meule qui diminue l'IG), des pépites de chocolat noir et des flocons d'avoine complète. Un des meilleurs biscuits.

- Cal : 490
- Prot : 7.6 g
- Glu : 62.1 g
- Lip : 22.5 g

BelVita chocolat & céréales LU

- Farine raffinée et complète
- Mat grasse : végétale
- Additifs : nombreux

Des biscuits aux pépites de chocolat allégés en sucre pour le petit déjeuner. Un IG bas et 4.7 g de fibres aux 100 g. C'est correct.

- Cal : 460
- Prot : 8.1 g
- Glu : 66 g
- Lip : 16 g

LE FLOP

Palet intense Côte d'Or

- Farine raffinée
- Mat grasse : beurre, végétale
- Additifs : nombreux

Un petit biscuit enrobé de chocolat et fourré au praliné. C'est très sucré. Graisses hydrogénées, riz soufflé, œuf en poudre. On laisse.

- Cal : 545
- Prot : 8.4 g
- Glu : 55 g
- Lip : 21 g

Délichoc Original Delacre

- Farine raffinée
- Mat grasse : végétale
- Additifs : nombreux

Bien que le chocolat soit noir, le sucre est le premier ingrédient : 40 g/100 g. Biscuits très sucrés donc ce n'est pas top…

- Cal : 485
- Prot : 5.3 g
- Glu : 66 g
- Lip : 21.3 g

Guet-Apens LU

- Farine raffinée
- Mat grasse : végétale
- Nombreux additifs

Un biscuit fourré au « nutella » donc du sucre, de l'huile, du chocolat, des graisses hydrogénées donc peut-être des graisses *trans*.

- Cal : 515
- Prot : 6.1 g
- Glu : 63 g
- Lip : 26 g

Twix top Mars

- Farine raffinée
- Mat grasse : végétale
- Additifs : nombreux

Un biscuit sec nappé de caramel et de chocolat au lait. Les matières grasses sont hydrogénées. C'est industriel sans intérêt nutritionnel.

- Cal : 507
- Prot : 5.6 g
- Glu : 61.2 g
- Lip : 26.3 g

Schoks chocolat LU

- Farine raffinée
- Mat grasse : végétale
- Peu d'additifs

Des gaufrettes au chocolat grasses et sucrées (40 g de sucres/100g). Des mat grasses hydrogénées donc présence potentielle d'acides gras *trans*.

- Cal : 555
- Prot : 5.5 g
- Glu : 57 g
- Lip : 32 g

Rocher aux amandes Kambly

- Farine raffinée
- Mat grasse : végétale
- Nombreux additifs

30 % d'amandes c'est bien mais des ingrédients de qualité médiocre (fécule de pomme de terre, œuf en poudre) et des additifs… Il y a mieux.

- Cal : 496
- Prot : 5.5 g
- Glu : 60 g
- Lip : 26 g

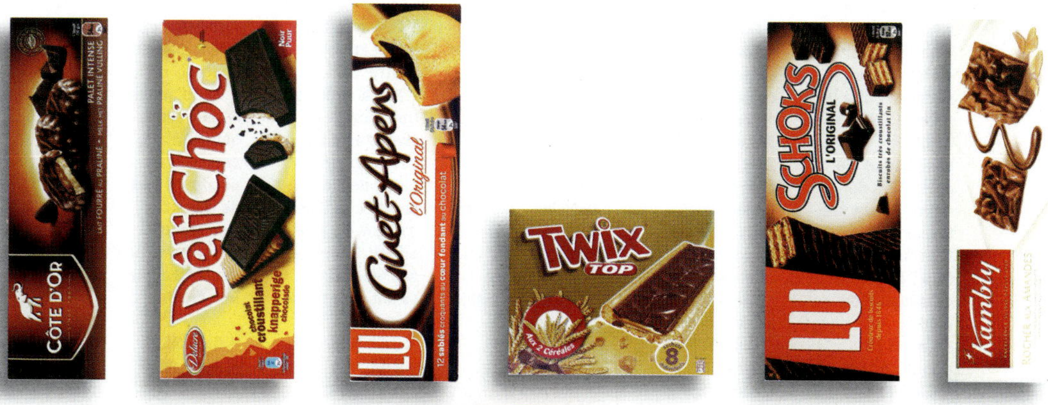

NON

RAYON ÉPICERIE SUCRÉE

Biscuits aux fruits

OUI

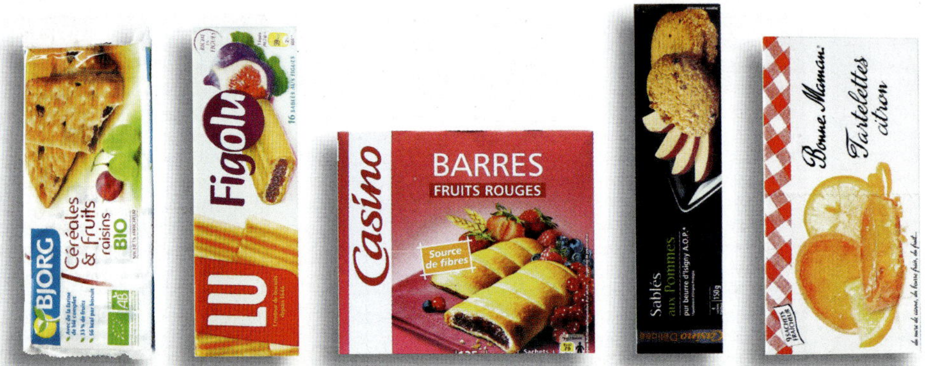

Biscuits céréales et fruits raisins Bjorg

- Farine complète et raffinée
- Mat grasse : palme et colza
- Peu d'additifs

La farine complète de blé et les 33 % de raisins offrent une teneur en fibres intéressante (6 %). La recette est simple. Bon produit.

- Cal : 388
- Prot : 6.1 g
- Glu : 71.6 g
- Lip : 7.2 g

Figolu LU

- Farine raffinée
- Mat grasse : palme, colza, coprah
- Peu d'additifs

31 % de farine, 25.5 % de pâte de figue. Plutôt bien mais beaucoup de sucre au total (49 %) et quelques graisses *trans*. Dommage !

- Cal : 385
- Prot : 4.3 g
- Glu : 73.5 g
- Lip : 7.2 g

Barres Fruits rouges Casino

- Farine raffinée
- Mat grasse : végétale
- Additifs : nombreux

50 % de fruits : des fruits rouges (fraise, groseille...) et des pommes, c'est bien ! Le reste un peu moins : du sucre et pas mal d'additifs.

- Cal : 378
- Prot : 4 g
- Glu : 76 g
- Lip : 5.5 g

Sablés aux Pommes Casino Délices

- Farine raffinée
- Mat grasse : beurre
- Peu d'additifs

Une recette simple avec de bons ingrédients : farine de blé, beurre et crème d'Isigny. Un seul additif. Dommage que les œufs soient sous forme de poudre !

- Cal : 496
- Prot : 5 g
- Glu : 66 g
- Lip : 23 g

Tartelettes citron Bonne Maman

- Farine raffinée
- Mat grasse : beurre
- Peu d'additifs

Farine, sucre, beurre, œufs, amandes en poudre et purée de citron... Une recette simple avec peu d'additifs. Très bon produit.

- Cal : NC
- Prot : NC
- Glu : NC
- Lip : NC

LE TOP

Carrés aux Abricots Les Renardises

- Farine raffinée
- Mat grasse : coco, palme, colza
- Additifs : nombreux

Un biscuit fourré avec à peine 2.4 % d'abricots, le reste c'est du sucre, des graisses partiellement hydrogénées et 7 additifs...

- Cal : NC
- Prot : NC
- Glu : NC
- Lip : NC

Tartelettes à la fraise Chabrior

- Farine raffinée
- Mat grasse : beurre concentré
- Additifs : nombreux

Un biscuit nappé de sucre et d'un concentré de fraises, le tout stabilisé et aromatisé. Beaucoup d'ingrédients transformés.

- Cal : 410
- Prot : 4.6 g
- Glu : 74.4 g
- Lip : 9.9 g

Pim's l'original framboise LU

- Farine raffinée
- Mat grasse : végétale
- Additifs : nombreux

La moitié de ce biscuit c'est du sucre ! Une gelée à la framboise nappée de chocolat. Goût sucré. Des calories vides, on laisse en rayon.

- Cal : 395
- Prot : 3.6 g
- Glu : 66 g
- Lip : 13 g

Chamonix LU

- Farine raffinée
- Mat grasse : végétale
- Additifs : nombreux

Du glucose pur en 1er ingrédient, de la farine blanche, peu de graisse et du jaune d'œuf en poudre. Aucun intérêt nutritionnel et un IG élevé.

- Cal : 355
- Prot : 3.5 g
- Glu : 81 g
- Lip : 2 g

LE FLOP

LaPaille d'Or aux framboises LU

- Farine raffinée
- Mat grasse : végétale
- Additifs : Peu

Une bonne teneur en fruit (37 % de framboise) qui ne suffit pas pour pardonner la présence de sirop de glucose en 1er ingrédient et un IG très élevé.

- Cal : 355
- Prot : 4.3 g
- Glu : 81 g
- Lip : 1.1 g

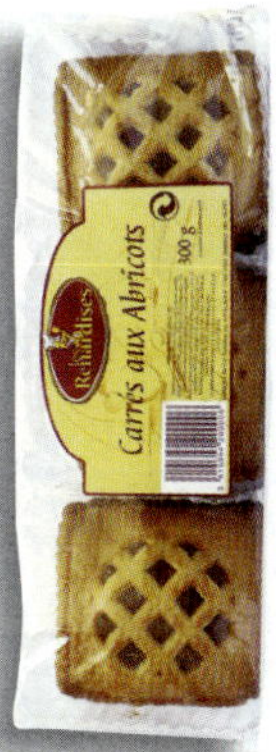

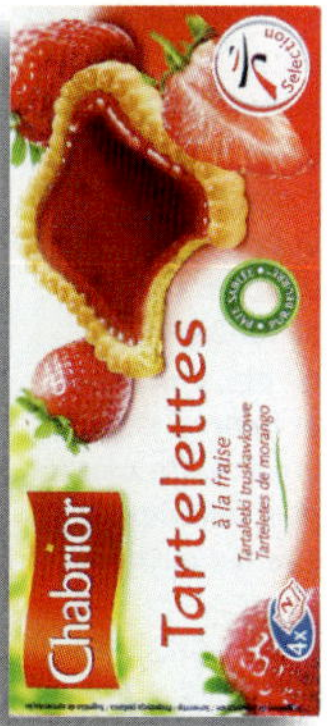

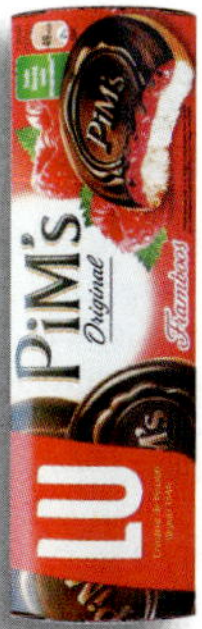

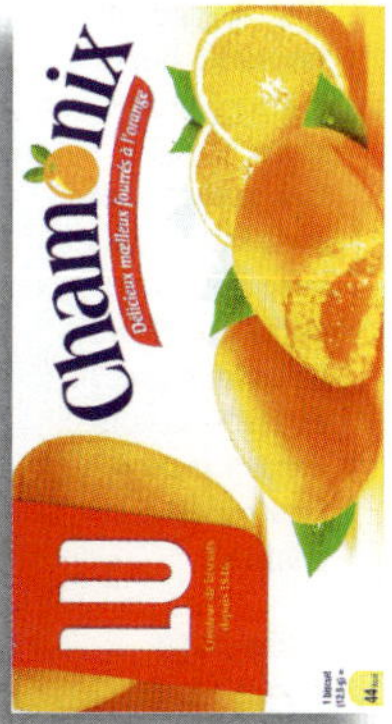

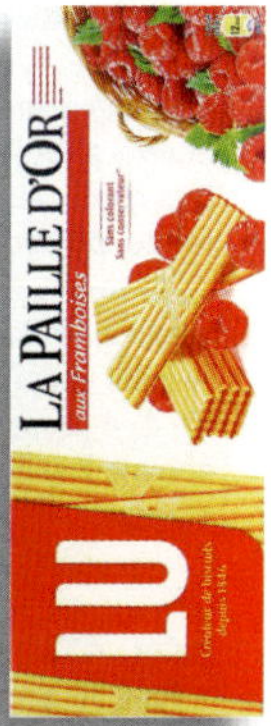

NON

Gâteaux mous

OUI

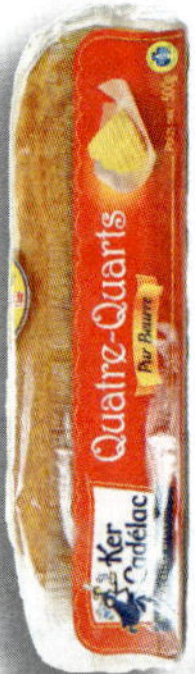

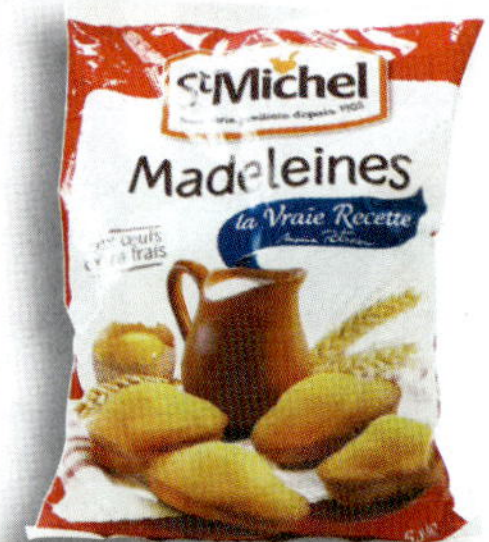

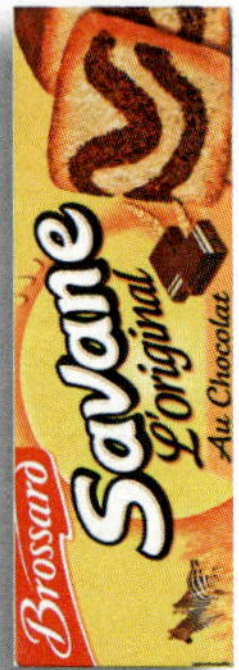

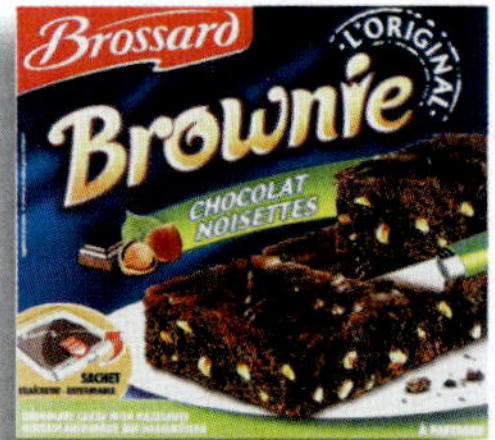

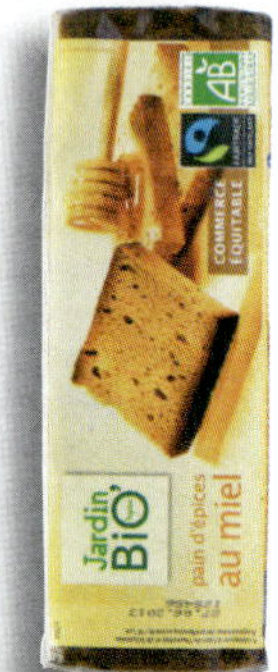

4/4 Ker Cadélac

- 1er ingrédient : oeufs
- Mat grasse : beurre pâtissier

Des œufs, de la farine, du beurre, de la levure, des arômes, bref une recette simple. Un 4/4 presque comme à la maison.

- Cal : 432
- Prot : 6 g
- Glu : 48 g
- Lip : 24 g

Madeleines aux œufs extra frais St Michel

- 1er ingrédient : farine de blé
- Mat grasse : colza

Ces madeleines sont fabriquées avec de l'huile de colza (équilibrée en acides gras) et 16 % d'œufs « extra frais ». Une recette simple.

- Cal : 453
- Prot : 6 g
- Glu : 59 g
- Lip : 21 g

LE TOP

Savane Brossard

- 1er ingrédient : farine de froment
- Mat grasse : margarine

Farine, margarine, sucre. Une recette acceptable. Des ingrédients en nombre limité. Nature exacte de la margarine non précisée.

- Cal : 440
- Prot : 5.8 g
- Glu : 48 g
- Lip : 25 g

Brownie chocolat noisettes Brossard

- 1er ingrédient : sucre
- Mat grasse : colza + beurre pâtissier

Sucre, œufs frais, huile de colza, chocolat, farine de blé, noisettes et beurre. Un bon produit. Un peu plus calorique que les autres !

- Cal : 482
- Prot : 7.2 g
- Glu : 44.5 g
- Lip : 30.6 g

Pain d'épices Jardin Bio

- 1er ingrédient : farine de seigle
- Mat grasse : non

Un des seuls pains d'épice avec celui de Bjorg qui respecte la recette traditionnelle (sans graisses). Fabriqué avec du seigle (mieux que le blé) mais sucré !

- Cal : 342
- Prot : 3 g
- Glu : 81 g
- Lip : 0.7 g

LE FLOP

Napolitain Classic LU

- 1er ingrédient : farine
- Mat grasse : végétales hydrogénées

De la farine, des matières grasses de mauvaise qualité (présence de *trans*), du sucre et de nombreux additifs. Vraiment pas terrible...

- Cal : 415
- Prot : 4.3 g
- Glu : 54 g
- Lip : 20 g

Cœur de Plaisir Brossard

- 1er ingrédient : sucre
- Mat grasse : végétale

Un gâteau moelleux riche en sensations... Peut-être mais aussi riche en sucre et en additifs : stabilisant, conservateur, gélifiant... Un vrai gâteau industriel !

- Cal : 474
- Prot : 6.5 g
- Glu : 45.1 g
- Lip : 28.6 g

Fondant marbré Serebis

- 1er ingrédient : sucre
- Mat grasse : végétale

Sucre et huile en premiers ingrédients. Des stabilisants, des émulsifiants, du lactose et de l'amidon de maïs. Miam ! Préférez son concurrent page de gauche.

- Cal : 417
- Prot : 5 g
- Glu : 52 g
- Lip : 21 g

Le Cake aux fruits Brossard

- 1er ingrédient : raisins secs
- Mat grasse : margarine

37 % de fruits enrobés de nombreux additifs. Une longue liste d'ingrédients. Beaucoup de sucre (42 g/100 g). Autant éviter.

- Cal : 383
- Prot : 4 g
- Glu : 58 g
- Lip : 15 g

Pain d'épice au miel Vandame

- 1er ingrédient : sirop de glucose-fructose
- Mat grasse : végétale

Plus de sucre et d'additifs que dans le pain d'épice de Jardin Bio que l'on choisira sans hésiter !

- Cal : 340
- Prot : 2.9 g
- Glu : 75 g
- Lip : 2.3 g

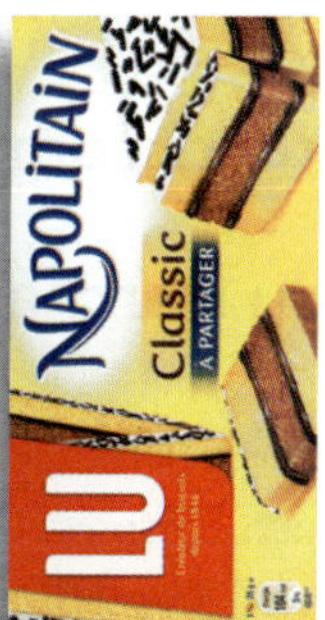

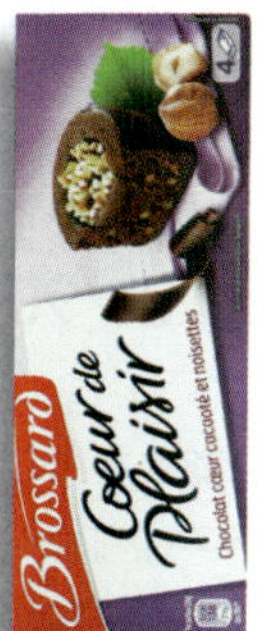

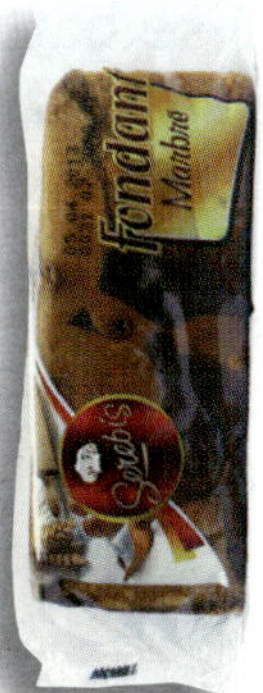

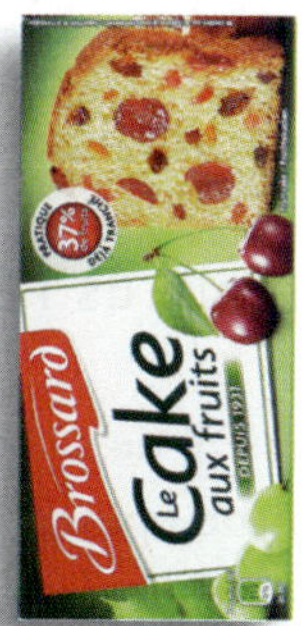

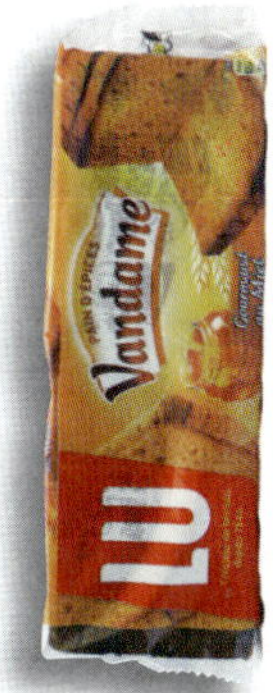

NON

Les céréales du petit déjeuner

Les premières céréales sont arrivées sur le marché français au début des années 1970. Aujourd'hui le choix est cornélien pour celui ou celle qui se trouve dans le rayon des céréales : c'est la guerre des marques. Sur le ring, deux géants dominent : Kellogg's et Nestlé, qui se battent à grand renfort de marketing et de publicité tandis que les marques de distributeurs comptent les points. À eux trois, ils représentent près de 90 % du marché.

●●● Voici un éventail de ce que vous pouvez trouver en rayon (ne figurent que les produits des marques nationales, les marques de distributeurs s'inspirant de ces derniers).

● **Kellogg's** : All Bran, Special K, Country Store, Extra pépites, Choco Krispies, Original Corn Flakes, Frosties, Miel Pops, Rice Krispies, Smacks…

- **Nestlé** : Clusters, Fitness, Plus antioxydants, Cheerios, Chocapic, Golden Grahams, Nesquik, Chokella, Cookie crisp, Crunch, Lion…
- **Quaker** : Quaker oats original, Cruesli Chocolat, Cruesli fruit&fibres, Quaker life
- **Weetabix** : Weetaflakes, Weetos, Alpen…
- **Jordans** : Country Crisp, Special Muesli…

Dans cette gamme, on distingue deux catégories : les céréales pour enfants déclinées en céréales chocolatées et céréales non chocolatées, et les céréales pour adultes elles-mêmes divisées en muesli et céréales santé.

Le succès des céréales chez les enfants

Selon le syndicat français des céréales prêtes à consommer, près d'un Français sur deux consommerait des céréales tous les jours, ou de temps en temps. Chez les enfants, les céréales entrent dans la composition du petit déjeuner le plus fréquent (36 %).

	PARTS DE MARCHÉ EN VOLUME
Céréales	100
Enfant	47 (chocolatées 30, sucrées non chocolatées 17)
Adulte	33,1 (muesli, santé)
Famille	11,7 (pétales de maïs, autres)

Qu'elles soient destinées aux enfants ou aux adultes, l'objectif est de vous convaincre que les céréales du petit déjeuner sont excellentes pour votre santé. Et là les fabricants n'y vont pas avec le dos de la cuillère (lire encadré page suivante). De « Formule énergie » à « Capital santé », les allégations fusent de tous les côtés. Pour les céréales enfant, les fabricants vont davantage insister sur la supplémentation en vitamines et la présence d'ingrédients connotés « nutritionnels » ou énergétiques comme le miel. Pour les céréales adulte, ils mettront plutôt en avant le côté naturel du produit : fibres, minéraux, céréales complètes, « nutriments essentiels »…

Allégations abusives

En mai 2009, la Food and Drug Administration (FDA) a rappelé à l'ordre General Mills (Nestlé) qui utilisait de manière abusive des déclarations santé sur les emballages des céréales Cheerios. On pouvait y lire « *Vous pouvez diminuer votre mauvais cholestérol de 4 % en 6 semaines* ». Le site Web de la marque affirmait par ailleurs que « *manger des céréales complètes diminuait les risques de cancer et de maladies cardiovasculaires* ». La FDA a demandé que ces mentions disparaissent rapidement. Motif : elles relèvent d'allégations réservées aux médicaments. Cette tendance à user et abuser des allégations santé dans le marketing est de plus en plus marquée. Le mois précédent, Kellogg's s'était fait lui aussi tapé sur les doigts pour publicité abusive. Une de ses marques de céréales était censée « *améliorer la concentration des enfants de 20 %* ».

pour donner l'impression d'un produit peu transformé. Tout cela relève d'un marketing très poussé, voyons à présent de quoi il retourne exactement côté nutrition.

Nutritionnellement, ça donne quoi ?

Bien avant de s'intéresser aux calories, à la teneur en sucres ou à la supplémentation en vitamines, c'est encore du côté de l'index glycémique* qu'il faut regarder pour pouvoir juger de la qualité nutritionnelle des céréales du petit déjeuner. En effet, les transformations subies par les céréales sont telles dans ces produits qu'il ne leur reste plus grand-chose d'intéressant à l'arrivée. Il s'agit bien de céréales mais pour l'organisme, cela équivaut la plupart du temps à du sucre.

Les seules céréales **brutes** que l'on peut trouver en supermarché sont les flocons d'avoine (on prend les grains d'avoine tels quels, on les fait cuire à la vapeur, on les aplatit puis on les sèche).

* L'index glycémique reflète la capacité d'un aliment à élever la glycémie (lire page 193)

Toutes les autres céréales du petit déjeuner sont des céréales **hautement transformées**. Les grains sont d'abord raffinés (c'est-à-dire qu'ils sont débarrassés, en totalité ou en partie, de leur enveloppe puis cuits à la vapeur (l'amidon doit être cuit pour que vous puissiez le digérer). Ensuite selon que l'industriel souhaite obtenir des pétales, des clusters, des boules ou des étoiles, le procédé de fabrication varie et avec lui, l'index glycémique.

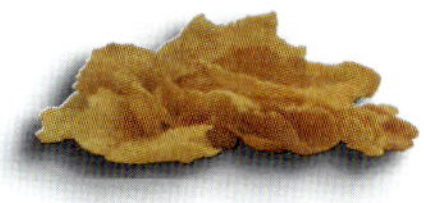

- **Les pétales** ou comment fabriquer des Frosties

On sèche les grains étuvés (maïs, blé, orge), on refroidit, on aplatit entre des cylindres et on grille à haute température. On peut enrober ensuite de sucre, de miel ou de chocolat.

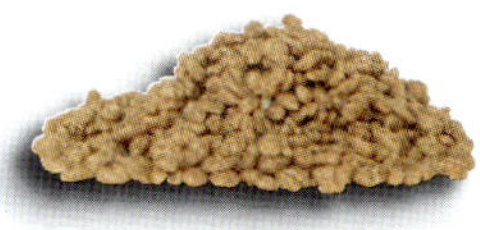

- **Les éclatées** ou comment fabriquer des Rice Krispies

Les grains de riz sont cuits à la vapeur après addition de malt, sel et sucre. Après séchage, ils sont écrasés : les parois des cellules intérieures éclatent mais les grains conservent leur forme. Le grillage s'effectue à haute température dans des fours rotatifs géants, faisant gonfler les grains. Ces céréales éclatées sont proposées nature ou enrobées de chocolat.

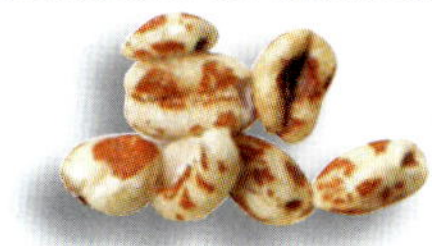

- **Les soufflées** ou comment fabriquer des Smacks

Les grains (maïs, blé) sont soumis à un vide partiel. L'air à l'intérieur des grains va pousser les parois, un peu comme quand on gonfle un ballon.

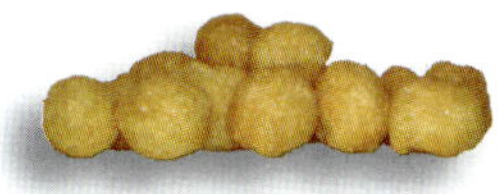

- **Les extrudées** ou comment fabriquer des Miel Pops

Ces céréales sont obtenues non pas à partir des grains entiers mais à partir de farine (astuce pour les repérer : la farine est le premier ingrédient dans la composition). On forme alors une pâte que l'on soumet à l'action conjuguée de hautes températures et de hautes pressions dans un cuiseur-extrudeur. Ce procédé permet d'obtenir des formes plus originales (boules, anneaux).

Règle à retenir : plus les céréales sont transformées, plus l'IG est élevé

Que les céréales soient transformées en pétales, qu'elles soient éclatées, soufflées, extrudées, l'amidon qu'elles renferment est rendu hautement digestible. Ces céréales ont très souvent un IG supérieur à 70, ce qui les classe dans la catégorie IG élevé. Ces aliments attisent l'appétit et favorise la prise de poids. Toutes les céréales pour enfant entrent dans cette catégorie de même que certaines céréales pour adultes.

CÉRÉALES	INDEX GLYCÉMIQUE
Flocons d'avoine	59
Corn flakes	77
Miel pops	80
Rice Krispies	82
Coco Pops	77
Spécial K	84

	FROSTIES DE KELLOGG'S (PÉTALES DE MAÏS SUCRÉS)	QUAKER OATS ORIGINAL (FLOCONS D'AVOINE)
IG (IG > 70 élevé 56 < IG < 69 modéré IG < 55 faible)	> 70 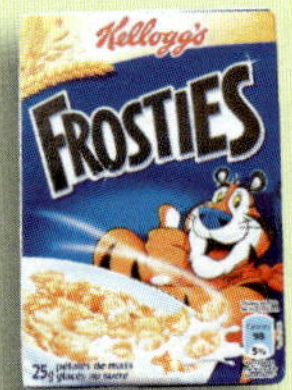 	59 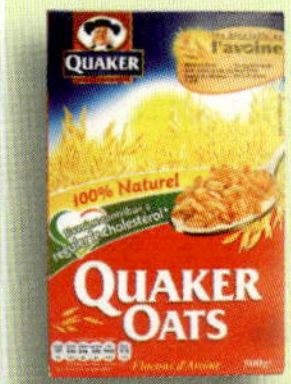
Énergie	371 kcal	356 kcal
Protéines	4.5 g	11 g
Glucides dont sucres dont amidon	87 g 37 g 50 g	60 g 1.1 g 58.9 g
Lipides dont acides gras saturés	0.6 g 0.1 g	8 g 1.5 g
Fibres	2 g	9 g
Sodium	0.45 g (équivalent sel 1.15 g)	traces

C'est donc sans conteste les **flocons d'avoine** qui sont les plus intéressants nutritionnellement. Un index glycémique bas (59) mais aussi plus de protéines, plus de fibres et moins de sucre ajouté que les céréales transformées.

Les **mueslis** qui sont des mélanges de céréales brutes et transformées auxquelles on ajoute des fruits secs (raisins, pommes, bananes et autres fruits séchés, noisettes, noix de coco mais aussi parfois du sucre et du malt) représentent une alternative acceptable. Plus il y a de céréales brutes, moins il y a de sucre ajouté et mieux c'est. Là encore, préférer les mueslis traditionnels aux mueslis croustillants (moins transformés).

Le marketing vert de Jordan's

Jordans s'est imposé comme le spécialiste du muesli. Cette marque britannique revendique l'usage de céréales Conservation Grade. Rien à voir avec l'agriculture biologique. Il s'agit là de céréales issues d'une agriculture qui permet à la faune naturelle autour des cultures de se multiplier – les agriculteurs doivent renoncer à cultiver 10 % des terres. Un logo a été créé pour l'occasion. Une opération marketing qui donne une bonne image de la marque sans rien changer dans votre bol !

Que penser de l'argument « avec des céréales complètes » ?

Avant de vous laisser impressionner, commencez par jeter un œil sur la liste des ingrédients pour vous donner une idée de la proportion exacte de céréales complètes et si celles-ci s'y trouvent sous forme de farine ou de grains entiers. Vous risquez d'avoir des surprises.

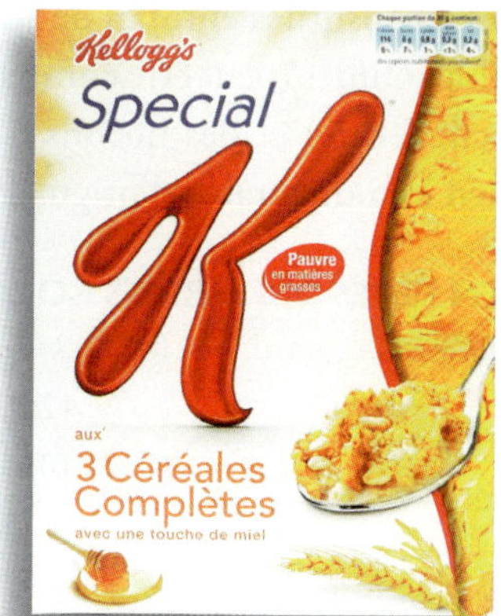

Ingrédients :

Riz, sucre, blé (blé complet 17 %, farine de blé), avoine complète 13 %, gluten de blé, flocons d'avoine enrobés de miel 5 % (flocons d'avoine, miel, sucre), céréales croustillantes (farine d'avoine, farine de blé, sucre, sel), miel 2 %, poudre de lait écrémé, germe de blé dégraissé, riz brun soufflé, sel, arôme de malt d'orge, arôme. Vitamines et minéraux.

Special K aux 3 céréales complètes renferme principalement du riz et du sucre et (seulement) 30 % de céréales complètes (blé et avoine) soit à peine un tiers du produit. En ouvrant l'emballage, on découvre des pétales de céréales reconstitués enrobés de sucre, des grains de blé soufflés (peut être complets mais c'est difficile à dire) et des flocons d'avoine. On est bien loin des grains d'origine.

Les céréales complètes sont des céréales dont on a conservé le germe, l'amande et l'enveloppe (le son). Le germe contient de la vitamine E et des minéraux (magnésium, fer). L'enveloppe est riche en fibres. L'amande est riche en amidon. Les céréales complètes ont donc une densité nutritionnelle supérieure à celle des céréales raffinées. Malheureusement dans les céréales du petit déjeuner, elles subissent les mêmes transformations que les céréales raffinées ce qui aboutit au même résultat en terme d'index glycémique. Un pétale de blé complet a le même IG qu'un pétale de blé raffiné. Si la teneur en fibres est supérieure, ces fibres sont principalement des fibres insolubles qui ne ralentissent pas la digestion de l'amidon donc qui ne freinent pas la montée du taux de sucre dans le sang (voir tableau).

TENEUR EN FIBRES DES FARINES COMPLÈTES

FIBRES	INSOLUBLES (%)	SOLUBLES (%)	TOTALES (%)
Orge	12.23	3.39	15.63
Seigle	10.17	4.10	14.27
Blé	9.78	1.72	11.50
Avoine	4.99	3.75	8.74

Si c'est la richesse en fibres que vous recherchez (pour stimuler un transit paresseux par exemple), la plupart des céréales du petit déjeuner apportent entre 0.5 et 5 g de fibres pour 100 g, ce qui est peu. La gamme All-bran fait beaucoup mieux. À base de pétales de blé complet et de son de blé, ces céréales affichent des teneurs en fibres de 10 g/100 g dans les All-Bran Fruit&Fibres jusqu'à 27 g/100 g dans les All-Bran Fibres Plus (des bâtonnets de son qui ont été sucrés pour que vous puissiez les avaler).

Les flocons d'avoine en apportent 9 g/100 g dont une part importante de fibres solubles, celles qui justement freinent la montée du taux de sucre dans le sang.

Faites LE BON CHOIX

- Bon nombre de céréales du petit déjeuner ne sont pas bonnes pour la santé. Un bol de temps en temps ne fait de mal à personne mais elles ont pour la plupart des IG trop élevés pour être consommées tous les matins. Elles attisent l'appétit et entraînent une baisse plus rapide de l'attention le matin. De plus, c'est un des petits déjeuners les plus chers qui soit.
- Sans conteste ce sont les flocons d'avoine qui sont les plus intéressants nutritionnellement et avec eux les mueslis qui sont des produits peu transformés.
- Les céréales complètes de la gamme All-Bran sont également une bonne alternative. Si ces produits ne font pas l'unanimité chez vous, vous pouvez proposer à votre famille d'autres formules de petit déjeuner tout aussi appétissantes et probablement meilleures pour la santé à commencer par un œuf à la coque et une bonne tartine de pain multicéréales au levain avec un peu de beurre et de confiture (ou du jambon). Et en plus, c'est beaucoup moins cher !

OUI

Céréales du petit déjeuner

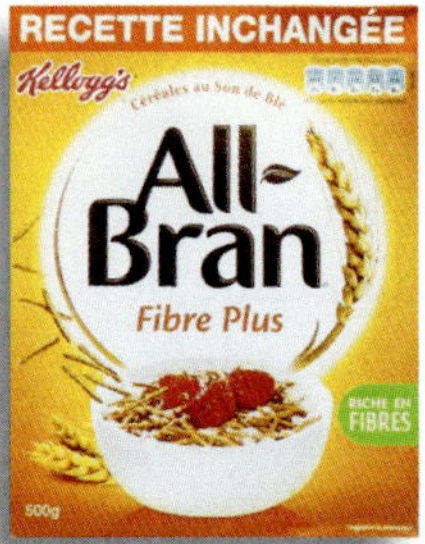

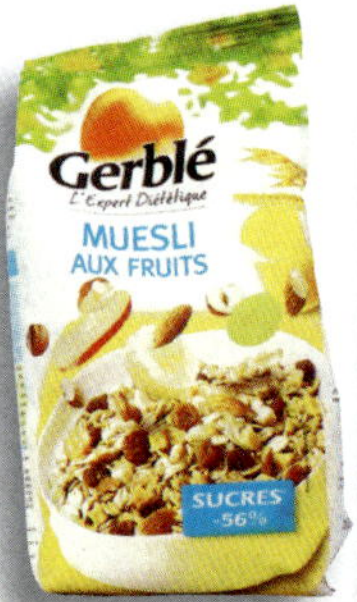

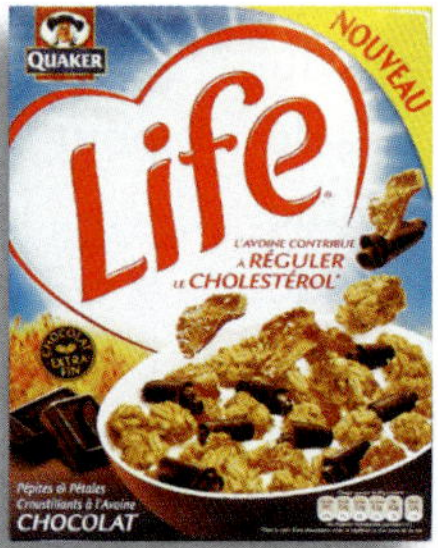

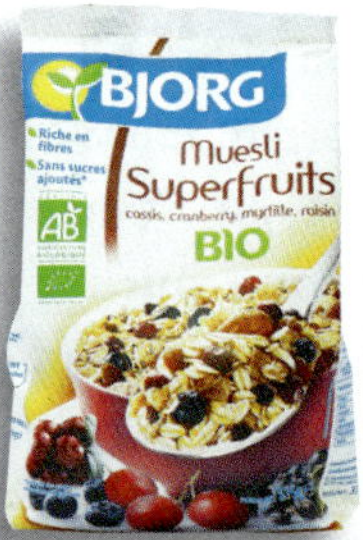

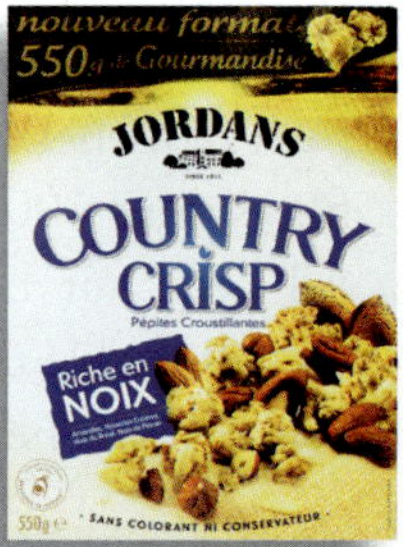

All Bran Fibre Plus Kellogg's

- **Fibres : 27 g**
- **Sucre : oui**
- **IG bas (<55)**

De fins bâtonnets de son de blé (87 %) et de sucre. Produit peu calorique. Intérêt : sa richesse en fibres et un IG bas. Enrichi en vitamines B et en minéraux.

- **Cal : 334**
- **Prot : 14 g**
- **Glu : 48 g**
- **Lip : 3.5 g**

Céréales muësli aux fruits Gerblé

- **Fibres : 11.5 g**
- **Sucre : non**
- **IG modéré**

Ce produit contient 78 % de céréales (avoine, blé, orge et seigle) et 22 % de fruits secs (raisins, pommes, noisettes). De plus, il est sans sucre ajouté et sans additifs !

- **Cal : 362**
- **Prot : 11 g**
- **Glu : 58.1 g**
- **Lip : 7 g**

Life Quaker au chocolat

- **Fibres : 8 g**
- **Sucre : oui**
- **IG modéré**

Des flocons d'avoine et de son (bien), mais des pétales à base de blé et d'orge enrobés de sucre qui augmentent l'IG du produit et du chocolat. Pour se faire plaisir !

- **Cal : 435**
- **Prot : 8 g**
- **Glu : 66 g**
- **Lip : 13 g**

Muesli superfruits Bio Bjorg

- **Fibres : 8.6 g**
- **Sucre : non**
- **IG modéré**

62 % de flocons d'avoine et d'épeautre complets mélangés à 38 % de fruits, principalement des raisins. Le sucre c'est à vous de l'ajouter.

- **Cal : 350**
- **Prot : 10 g**
- **Glu : 60.7 g**
- **Lip : 5.5 g**

LE TOP

Country Crisp Jordans

- **Fibres : 7 g**
- **Sucre : oui**
- **IG modéré**

49 % de flocons de céréales complètes (avoine, orge) et 15 % de noix (amandes effilées, noisettes, noix du Brésil). Des ingrédients de bonne qualité, peu transformés.

- **Cal : 480**
- **Prot : 9.6 g**
- **Glu : 55.7 g**
- **Lip : 22.7 g**

LE FLOP

Special K pépites nature Kellogg's

- Fibres : 5 g
- Sucre : oui
- IG élevé (84)

Du riz, de la farine de riz et de maïs. Un peu d'avoine et de blé et beaucoup de sucre. Peu de graisses certes mais un IG très élevé ! Pas sûr de mincir avec ça !

- Cal : 395
- Prot : 8
- Glu : 77
- Lip : 5

All Bran Pépites Chocolat Kellogg's

- Fibres : 12 g
- Sucre : oui
- IG modéré

De la farine soufflée en grande quantité, beaucoup de sucre et moins de 7 % de chocolat ! Si vous recherchez des fibres préférez les All Bran fibre plus.

- Cal : 493
- Prot : 7 g
- Glu : 60 g
- Lip : 24 g

Fitness chocolat noir Nestlé

- Fibres : 7.1 g
- Sucre : oui
- IG élevé

Des pétales de céréales (blé et riz), du sucre et du chocolat noir. Produit hautement transformé. De nombreux additifs.

- Cal : 397
- Prot : 8 g
- Glu : 72.3 g
- Lip : 6.9 g

Corn flakes Kellogg's

- Fibres : 3 g
- Sucre : oui
- IG élevé (82)

Des pétales de maïs et du sucre. Un IG très élevé (82), peu de fibres et du sel (2,5 g/100 g). Aucun intérêt nutritionnel.

- Cal : 378
- Prot : 7 g
- Glu : 84 g
- Lip : 0.9 g

Fruits rouges Stylesse Carrefour

- Fibres : 3.5 g
- Sucre : oui
- IG élevé

Peu de lipides certes mais beaucoup de farine de riz et de sucre, un peu de blé donc IG élevé. De plus, on ne retrouve que 6 % de fruits rouges. On laisse en rayon.

- Cal : 370
- Prot : 12 g
- Glu : 76.1 g
- Lip : 1.2 g

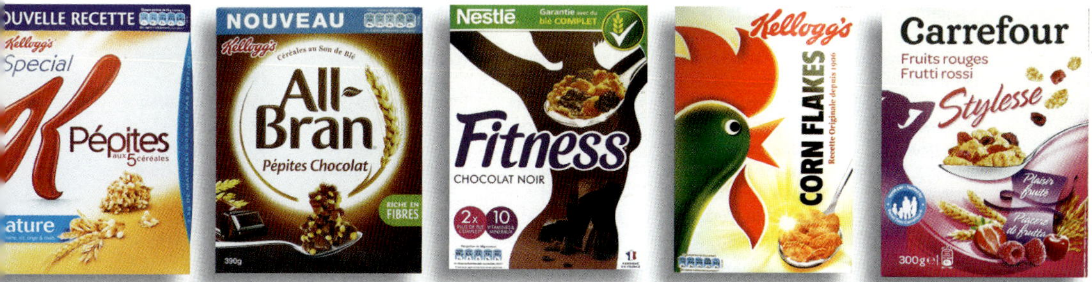

NON

OUI

Barres de céréales

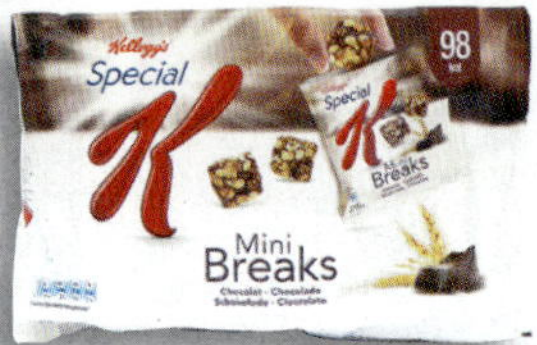

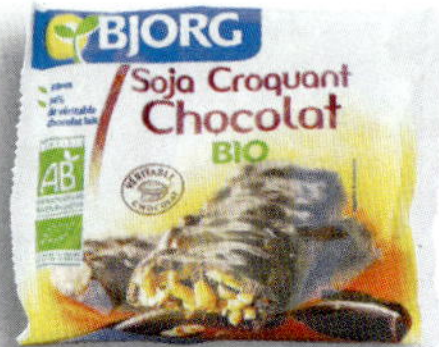

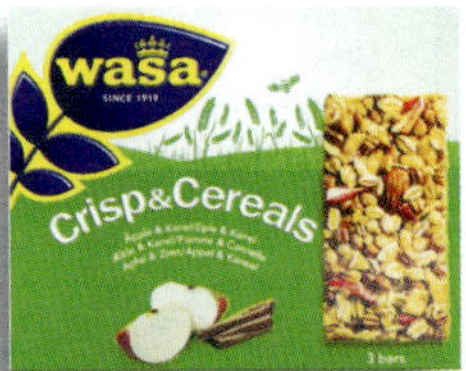

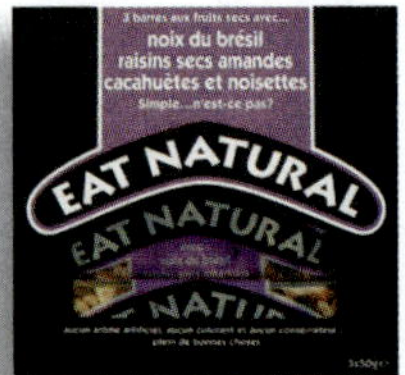

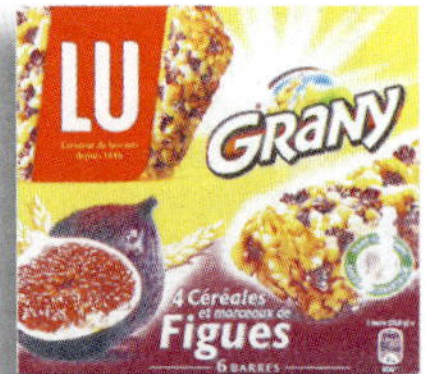

Crisp & cereals pommes cannelle Wasa

- Céréales : 46.5 %
- Additifs : 6
- Le plus : flocons d'avoine

Des flocons d'avoine en majorité et un mélange de fruits (pommes, amandes, noisettes, raisins secs). Quelques additifs. Une barre qui n'est pas trop sucrée.

- Cal : 419
- Prot : 7.8 g
- Glu : 56.9 g
- Lip : 15 g

Special K mini breaks chocolat Kellogg's

- Céréales : > 32 %
- Additifs : 5
- Le plus : avoine

Riz, farine de blé, avoine complète, blé complet et farine de riz. Une composition assez simple et peu d'additifs pour la gamme. A la rigueur.

- Cal : 407
- Prot : 9 g
- Glu : 74 g
- Lip : 7 g

Noix du Brésil, raisins... Eat Natural

- Céréales : NC
- Additifs : 0
- Le plus : oléagineux

Il y a beaucoup d'oléagineux et de fruits secs dans cette barre (raisins secs, cacahuètes, amandes, noix du Brésil et abricots secs). Pas d'additif ! Bon produit.

- Cal : 383
- Prot : 5 g
- Glu : 74 g
- Lip : 6.4 g

LE TOP

Soja croquant chocolat Bjorg

- Céréales : 43.5 %
- Additifs : 0
- Le plus : graines de soja

Une recette simple, des graines de soja, du chocolat, du miel et du sucre. Une barre riche en protéines. C'est sain et c'est bon.

- Cal : 499
- Prot : 19,7 g
- Glu : 50 g
- Lip : 23,5 g

Grany 4 céréales et figues LU

- Céréales : 40 %
- Additifs : 4
- Le plus : figues séchées

40 % de céréales (blé, avoine, seigle, riz), sirop de glucose, 17.1 % de figues séchées, matière grasse, sucre et quelques additifs. C'est correct.

- Cal : 400
- Prot : 5.6 g
- Glu : 65 g
- Lip : 12 g

Fitness Chocolat blanc Nestlé

- Céréales : 47.5 %
- Additifs : 10
- IG céréales élevé

Tout sauf un allié minceur. Une densité calorique comparable à celle de ses concurrents. Des sucres rapides et une multitude d'additifs.

- Cal : 384
- Prot : 6 g
- Glu : 67.9 g
- Lip : 6.8 g

Grany cœur fondant LU

- Céréales : 31.4 %
- Additifs : 6
- IG céréales élevé

Rien d'intéressant : des calories vides. Ça n'est pas une barre de céréales au chocolat mais une barre de chocolat aux céréales.

- Cal : 375
- Prot : 7.4 g
- Glu : 60 g
- Lip : 22 g

Galettes 4 céréales Bjorg

- Céréales : 100 %
- Additifs : aucun
- IG céréales élevé

Les céréales ont beau être complètes (riz, froment, millet, sarrasin), elles sont soufflées ce qui fait grimper la glycémie.

- Cal : 380
- Prot : 9.5 g
- Glu : 76 g
- Lip : 3 g

LE FLOP

Squares Rice Krispies Kellogg's

- Céréales : 27 %
- Additifs : nombreux
- IG céréales élevé

Des grains de riz soufflés et grillés, beaucoup de sucre et même un peu de gélatine. Trop transformé et riche en calories. Passez votre chemin.

- Cal : 432
- Prot : 4.5 g
- Glu : 74 g
- Lip : 13 g

Biscuit moments Spécial K Kellogg's

- Céréales : >33%
- Additifs : 18
- IG céréales élevé

Ces barres à l'apparence légère et fruitée sont en fait aussi caloriques et riches en sucres que les autres ! Une tonne d'additifs.

- Cal : 394
- Prot : 4.5 g
- Glu : 73 g
- Lip : 9 g

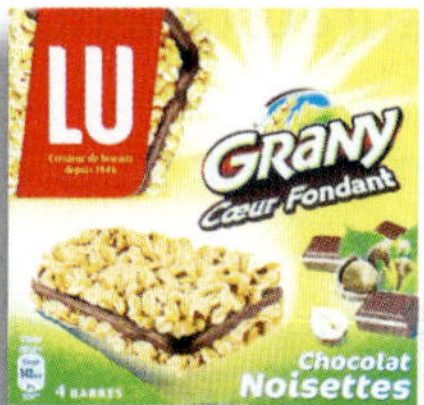

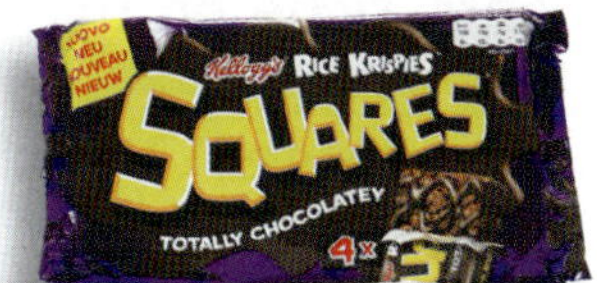

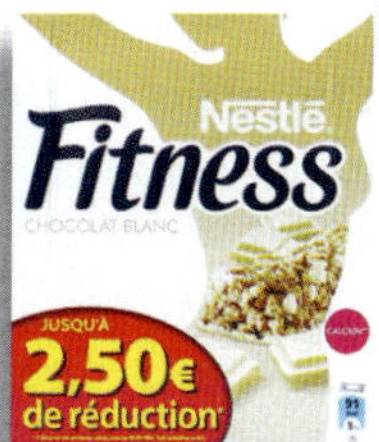

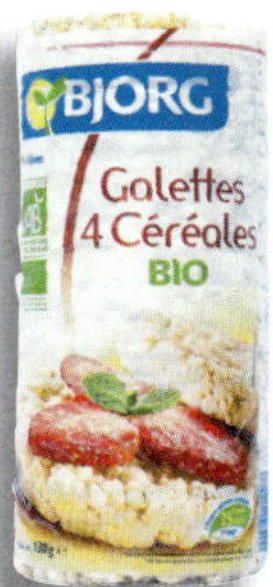

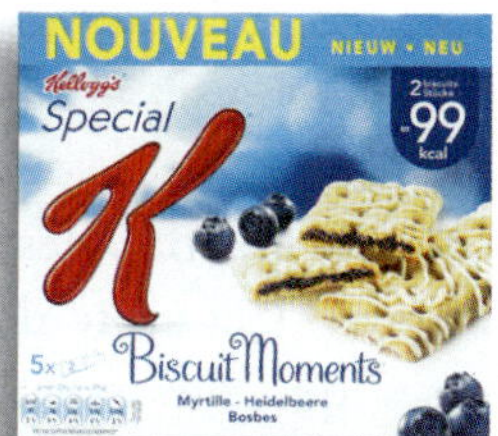

NON

L'or noir de nos placards

Douze grammes soit 3 carrés, c'est la quantité de chocolat consommée par un adulte en France chaque jour. La France regorge de chocophiles. Normal, le chocolat a tout pour séduire. Source d'arômes et de plaisir, il est anti-déprime, riche en antioxydants, riche en minéraux. Malheureusement, il est aussi riche en calories (dommage !). Les clés pour compulser sans complexer.

●●● La fabrication du chocolat ne compte pas moins de 15 étapes, entre la récolte de la cabosse, à l'autre bout du monde, et la tablette emballée de votre supermarché. À l'origine, un arbre des régions tropicales : le cacaoyer. Cet arbre donne des fruits, les cabosses qui elles-mêmes renferment des graines. Ces graines sont récoltées, fermentées naturellement puis séchées. On obtient alors les fèves de cacao. Ces fèves sont grillées puis broyées ce qui donne la pâte de cacao : un mélange de composés solides et de graisses, le beurre de cacao.

Pour fabriquer votre tablette de chocolat, on prend cette pâte, on y ajoute du sucre, on l'enrichit en beurre de cacao [extrait de

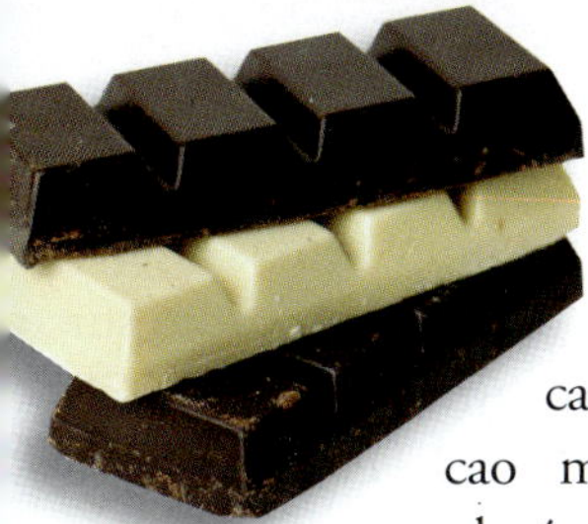

la pâte de cacao lors de la fabrication du cacao en poudre (cacao maigre)]. L'ensemble est malaxé, chauffé, émulsionné, refroidit puis moulé en forme de tablettes.

Les couleurs du chocolat

- **Chocolat noir** = pâte de cacao + beurre de cacao (éventuellement) + sucre
- **Chocolat au lait** = pâte de cacao + beurre de cacao + lait en poudre + sucre
- **Chocolat blanc** = beurre de cacao + lait en poudre + sucre

Un chocolat noir qui porte la mention « 70 % de cacao » signifie que le chocolat est composé soit :

- de 70 % de pâte de cacao,
- de 60 % de pâte de cacao et de 10 % de beurre de cacao,
- de 50 % de pâte de cacao et de 20 % de beurre de cacao,
- de 50 % de pâte de cacao, de 10 % de beurre de cacao et de 10 % de cacao maigre en poudre.

Des compositions réglementées

La réglementation définit les différents types de chocolat en fixant des teneurs minimales en cacao c'est-à-dire en pâte de cacao + beurre de cacao.

TYPE DE CHOCOLAT	TENEUR MINIMUM EN CACAO	REMARQUES
Chocolat noir	35 %	dont au moins 18 % de beurre de cacao
Chocolat noir de dégustation	43 %	dont au moins 26 % de beurre de cacao
Chocolat au lait	25 %	et au moins 14 % de lait en poudre
Chocolat au lait de dégustation	30 %	et au moins 18 % de lait en poudre
Chocolat blanc	Pas de cacao	Au moins 20 % de beurre de cacao

Cela ne vous renseigne pas sur la teneur en composés solides de cacao. En réalité, vous n'êtes sûr que d'une chose, de sa teneur en sucre : elle est de 30 %.

Nutritionnellement, ça donne quoi ?

Le chocolat est donc constitué schématiquement de composés solides de cacao, de matières grasses (beurre de cacao) et de sucre. La proportion de graisses est plus importante dans le chocolat noir alors que le chocolat au lait est plus riche en sucre.

Noir ou au lait, le chocolat renferme beaucoup de calories (545 kcal pour 100 g) mais pas forcément des calories vides.

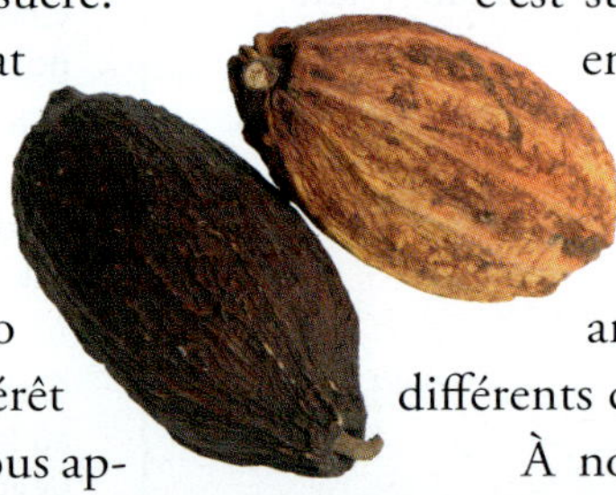

Le sucre et le beurre de cacao ne présentent pas un grand intérêt nutritionnel mis à part celui de vous apporter de l'énergie. Seuls les composés solides du cacao sont intéressants car comme le thé et le vin, le cacao est riche en polyphénols, des molécules **antioxydantes** qui protègent contre les maladies chroniques et le vieillissement. De nombreuses études mettent en avant les bienfaits du cacao sur la santé, notamment cardiovasculaire. Cible numéro 1 : les artères. Le cacao favorise la vasodilatation. Il fluidifie le sang et a des propriétés anti-inflammatoires.

Votre tablette de chocolat préférée renferme-t-elle beaucoup de ces polyphénols protecteurs ? Eh bien cela dépend.

Le chocolat blanc n'en contient aucun puisqu'il est exempt de pâte de cacao. Le chocolat au lait en contient un peu mais c'est surtout le chocolat noir qui en contient, en général deux fois plus que le chocolat au lait. Ceci est confirmé par la mesure de l'action antioxydante (ORAC) des différents chocolats.

À noter que la teneur en polyphénols est certes liée à la teneur en cacao de votre tablette mais pas seulement. Elle dépend également de la variété des fèves, de l'étape de fermentation et de torréfaction qui peuvent détruire jusqu'à 70 % des polyphénols. La teneur en antioxydants n'étant pas précisée sur l'emballage, comment choisir sa tablette ?

- **1** Vous regardez la teneur en cacao : plus elle est élevée, mieux c'est.
- **2** Vous vérifiez que la pâte de cacao est bien le premier ingrédient.
- **3** Vous regardez la teneur en lipides : plus elle est basse, mieux c'est.

En effet, le pouvoir antioxydant du chocolat dépend essentiellement de sa teneur en composés de cacao solides. La majorité des polyphénols est concentrée dans la fraction maigre du cacao. En conséquence les variétés de chocolat qui contiennent le moins de beurre de cacao sont celles qui ont l'action antioxydante la plus élevée. C'est la raison pour laquelle la poudre de cacao non sucrée (cacao maigre) est plus antioxydante que le chocolat noir.

ALIMENTS	INDICE ORAC POUR 100 G
Poudre de cacao non sucrée	80 940
Chocolat noir	49 930
Chocolat au lait	6 740
Chocolat blanc	0
Thé vert	1 250
Vin	3 870 à 5 030

Faites LE BON CHOIX

Consommez moins mais consommez mieux. Le chocolat a des atouts. On peut très bien se faire plaisir en consommant quelques carrés de chocolat par jour mais du vrai chocolat. Afin de concilier plaisir et bienfaits pour la santé, préférez le chocolat noir (sans fourrage), pur beurre de cacao (attention, certains chocolats noirs renferment du beurre laitier, Côte d'Or par exemple) avec une teneur la plus élevée possible en cacao.

Chocolats

OUI

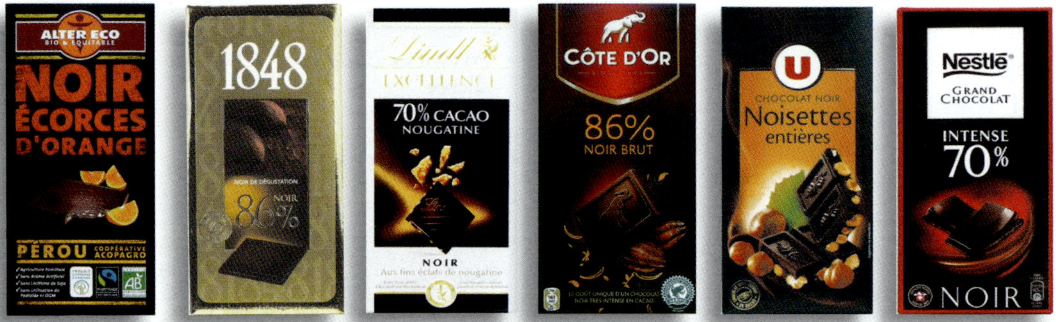

Noir écorces orange Alter Eco

- Cacao : 60 %
- 1er ingrédient : pâte de cacao

Pâte de cacao, sucre de canne, écorces d'oranges confites et beurre de cacao. C'est correct. Petit bémol pour la présence de sirop de glucose.

- Cal : NC
- Prot : NC
- Glu : NC
- Lip : NC

1848 Noir de dégustation 86 %

- Cacao : 86 %
- 1er ingrédient : pâte de cacao

Chocolat pur beurre de cacao. Chocolat le plus gras mais aussi peut-être l'un des plus riches en antioxydants alors... Un très bon produit.

- Cal : 595
- Prot : 9.2 g
- Glu : 18.1 g
- Lip : 51.4 g

LE TOP

Chocolat noir éclats de nougatine Lindt

- Cacao : 70 %
- 1er ingrédient : pâte de cacao

Une bonne teneur en cacao mêlée à des éclats de nougatine (12 %) et à du beurre de cacao. De la vanille naturelle. On garde pour se faire plaisir !

- Cal : NC
- Prot : NC
- Glu : NC
- Lip : NC

86 % Noir Brut Côte d'Or

- Cacao : 86 %
- 1er ingrédient : pâte de cacao

Un chocolat riche en cacao c'est bien mais pourquoi avoir ajouté du beurre concentré et de la poudre de lait ? On aurait pu s'en passer.

- Cal : 645
- Prot : 8.5 g
- Glu : 18.5 g
- Lip : 56.5 g

Chocolat noir noisettes entières U

- Cacao : 54 %
- 1er ingrédient : Pâte de cacao

La teneur en cacao diminue mais la pâte de cacao reste le 1er ingrédient. Le beurre est du beurre de cacao (la base pour un bon chocolat). 30 % de noisettes !

- Cal : 574
- Prot : 7.8 g
- Glu : 36.6 g
- Lip : 42.2 g

Chocolat noir Intense 70 % Nestlé

- Cacao : 70 %
- 1er ingrédient : pâte de cacao

Bonne teneur en cacao, suffisante pour bénéficier des antioxydants du chocolat. Beurre de cacao + beurre pâtissier. Un bon chocolat.

- Cal : 560
- Prot : 7.9 g
- Glu : 30.5 g
- Lip : 45.1 g

LE FLOP

Crunch chocolat noir Nestlé

- Cacao : 51 %
- 1er ingrédient : sucre

Un chocolat de piètre qualité et 15 % de céréales (riz et maïs) très transformées qui se comportent comme du sucre une fois dans l'organisme.

- Cal : 501
- Prot : 5.3 g
- Glu : 56.6 g
- Lip : 26.7 g

Mousse au chocolat blanc Lindt

- Cacao : 0
- 1er ingrédient : sucre

Du chocolat sans cacao. Juste du sucre et des graisses (beurre de cacao, graisses végétales hydrogénées) donc des calories vides. Aucun intérêt nutritionnel !

- Cal : NC
- Prot : NC
- Glu : NC
- Lip : NC

Ligne gourmande lait fondant Poulain

- Cacao : 32 %
- 1er ingrédient : édulcorant

Beaucoup d'édulcorants, peu de cacao, aussi gras que les autres chocolats (du beurre de cacao mais aussi des graisses laitières ce qui est moins bien).

- Cal : 500
- Prot : 4.6 g
- Glu : 53.9 g
- Lip : 36.7 g

Lindor Lindt

- Cacao : 47 %
- 1er ingrédient : sucre

Plus de mat. grasse végétale et de beurre concentré que de beurre de cacao. De la poudre de lait, du lactose, il y a mieux.

- Cal : NC
- Prot : NC
- Glu : NC
- Lip : NC

Praliné fondant noir Côte d'Or

- Cacao : NC
- 1er ingrédient : sucre

Plus de sucre que de cacao, des graisses végétales, du beurre concentré, du lait en poudre... Bref, rien de très intéressant. Il y a beaucoup mieux.

- Cal : 533
- Prot : 6.7 g
- Glu : 56.8 g
- Lip : 31 g

Tendres moments Milka

- Cacao : NC
- 1er ingrédient : sucre

Du chocolat au lait fourré avec une mousse au praliné bref rien que des graisses et du sucre autrement dit beaucoup de calories sans les bienfaits du chocolat. A éviter.

- Cal : 585
- Prot : 6.6 g
- Glu : 48 g
- Lip : 40 g

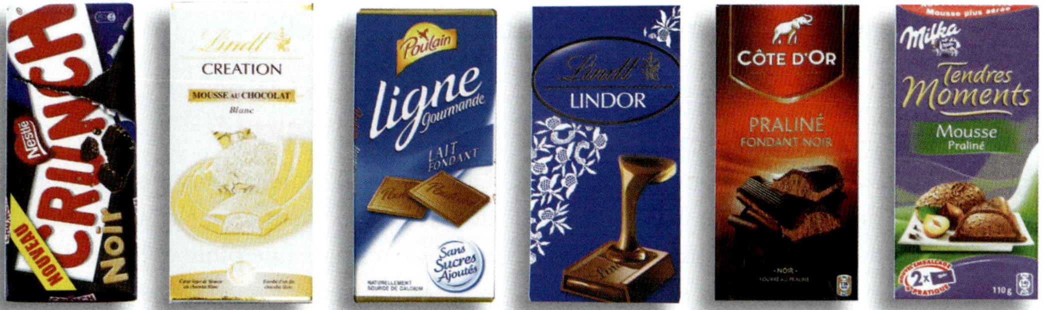

NON

Au délice des pâtes à tartiner

Qui n'a jamais mangé de Nutella ? Cette pâte à tartiner est un produit mythique et lorsque son fabricant Ferrero déclare que Nutella accompagne les petits déjeuners et goûters de millions d'enfants depuis 1965, on le croit. La France est le premier marché mondial pour Nutella.

●●● Onctueuse à souhait, il est difficile de résister à cette pâte à tartiner une fois que l'on y a goûté. Les marques de distributeur ont du mal à l'égaler. La raison de ce succès ? Un secret de fabrication jalousement gardé par Ferrero. Car si la liste des ingrédients est connue, cela ne suffit pas visiblement.

Nutritionnellement, ça donne quoi ?

Le spot TV de Nutella nous montre un flot de lait auquel vient se mêler une cascade de noisettes puis une pluie de chocolat en poudre. « *Que des bonnes choses pour les enfants !* ». La réalité est un peu différente. Le mini-film devrait en fait montrer une pluie de sucre à laquelle viendrait se mêler un flot d'huile suivie d'une petite cascade de noisettes.

Ingrédients :

sucre, huile végétale, noisettes (13 %), cacao maigre (7,4 %), lait écrémé en poudre (6,6 %), lactosérum en poudre, émulsifiant (lécithine de soja), arôme.

Nutella, c'est donc entre 60 et 70 % du sucre et de l'huile. Seules les noisettes ont un intérêt nutritionnel mais elles ne représentent que 13 % du produit. L'huile utilisée est de l'huile de palme que l'on trouve fréquement dans les aliments industriels en raison de son faible coût de production. Côté santé, elle a mauvaise presse car elle est très riche en graisses saturées : 50 % ! Certains chercheurs pensent que ces graisses saturées sont peu assimilées mais d'autres contestent cela. Quoi qu'il en soit, des graisses saturées nous en avons besoin, c'est l'excès qui pose problème. L'huile de palme raffinée a un seul avantage nutritionnel : sa grande stabilité à la chaleur ce qui justifie son utilisation dans les frites surgelées par exemple (non raffinée elle est très riche en antioxydants). Pour l'industriel, l'avantage est sa texture solide à température ambiante, sans doute ce qui a séduit Ferrero.

Faites LE BON CHOIX

- Les pâtes à tartiner sont des aliments bourrés d'énergie à classer parmis les aliments plaisir. Petits et grands peuvent s'en régaler de temps en temps à condition de les tartiner sur une tranche de pain de bonne qualité et de se dépenser physiquement après.
- Les purées d'oléagineux sont plus intéressantes sur le plan nutritionnel (plus de protéines, moins de sucre, de bonnes graisses). En vente dans les magasins bio, on les trouve désormais en supermarché.

Pâtes à tartiner

OUI

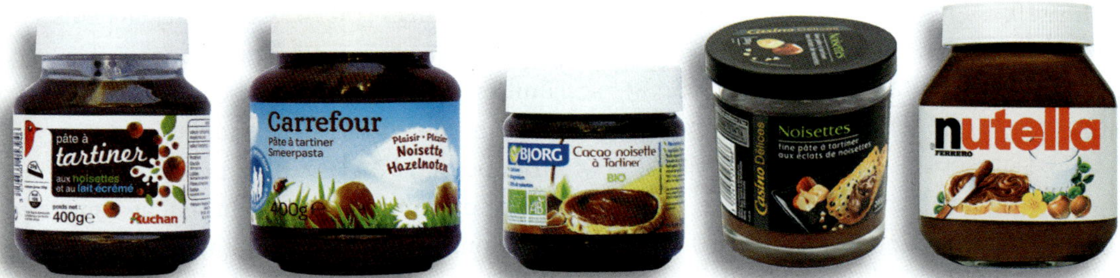

Pâte à tartiner Auchan

- Sucres : 55 %
- Noisettes : 13 %
- Huile : palme, colza

L'association de ces deux huiles assure un apport assez équilibré en graisses. Une teneur en cacao de 6%, c'est correct pour cette gamme de produit.

- Cal : 542
- Prot : 5,6 g
- Glu : 57.1 g
- Lip : 32.4 g

Pâte à tartiner noisette Carrefour

- Sucres : 57 %
- Noisettes : 13 %
- Huiles : palme, colza, tournesol

13 % de noisettes, 7 % de cacao et un mélange de 3 huiles qui assure un apport un peu plus équilibré en graisse que le Nutella. Bon produit.

- Cal : 524
- Prot : 6 g
- Glu : 58 g
- Lip : 29 g

Cacao Noisette à tartiner Bio Bjorg

- Sucres : 40 %
- Noisettes : 20 %
- Huiles : tournesol, palme

Une bonne teneur en noisettes et en cacao (9 %). Mais l'alliance d'huiles de tournesol et palme n'assure pas un apport très équilibré en graisse…

- Cal : 549
- Prot : 11,5 g
- Glu : 42,5 g
- Lip : 39,5 g

Noisette fine pâtes à tartiner Casino Délices

- Sucres : 50 %
- Noisettes : 16 %
- Huile : colza et palme

La teneur en noisettes est intéressante (16 %) dont une partie sous forme d'éclats de même que le mélange des huiles. Un produit de bonne qualité.

- Cal : 561
- Prot : 4,5 g
- Glu : 53 g
- Lip : 36 g

LE TOP

Nutella Ferrero

- Sucres : 56,7 %
- Noisettes : 13 %
- Huile : palme

La star du rayon. Une composition acceptable mais on peut trouver mieux : dommage que la seule matière grasse soit de l'huile de palme.

- Cal : 544
- Prot : 6 g
- Glu: 57,3 g
- Lip : 31,6 g

Pâte à tartiner chocolat blanc Auchan

- Sucres : NC
- Noisettes : 0 %
- Huile : palme, colza, beurre

Du sucre, de l'huile de palme, de l'huile de beurre, du lait en poudre... C'est non !

- Cal : 578
- Prot : 4.9 g
- Glu : 55.3 g
- Lip : 37.5 g

Speculoos à tartiner Lotus

- Sucres : 36.3 %
- Noisettes : 0 %
- Huiles : végétales, colza

Une bombe calorique. Une pâte à base de speculoos, biscuit déjà bien sucré et gras, avec de l'huile et du sucre en plus.

- Cal : 589
- Prot : 3 g
- Glu : 56 g
- Lip : 39 g

Philadelphia Milka

- Sucres : 36,5%
- Noisettes : 0 %
- Crème et beurre de cacao

Spécialité fromagère au chocolat. Moins calorique que les autres mais sans noisette, le seul ingrédient qui pouvait présenter un intérêt.

- Cal : 300
- Prot : 6.1 g
- Glu : 37 g
- Lip : 13.5 g

Ovomaltine Crunchy

- Sucres : 52 %
- Noisettes : 2.6 %
- Huile : végétale

Peu de noisettes et une huile dont on ignore la nature. Poudre d'ovomaltine, extrait de malt d'orge qui apporte de la saveur mais surtout du sucre.

- Cal : 547
- Prot : 4.2 g
- Glu : 62 g
- Lip : 31 g

LE FLOP

Noikaduo Noisette et lait Intermarché

- Sucres : 63 %
- Noisettes : 5 %
- Huile : palme et colza

63 % de sucre et seulement 5 % de noisettes dans cette pâte. Le reste ce sont des graisses. Des calories totalement vides !

- Cal : 535
- Prot : 3.2 g
- Glu : 66.4 g
- Lip : 28.3 g

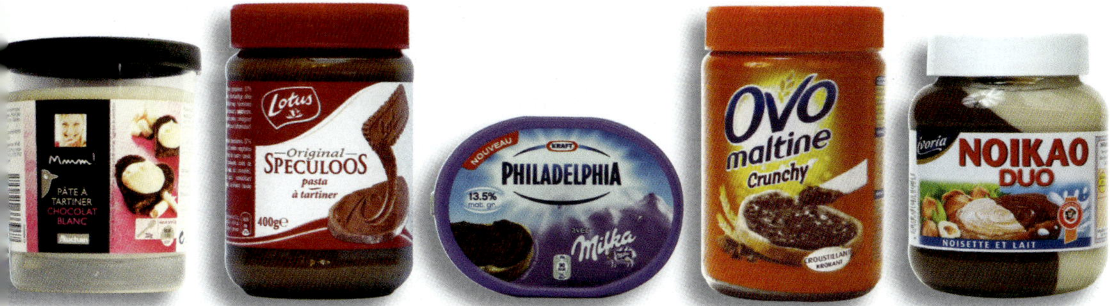

NON

Confitures

OUI

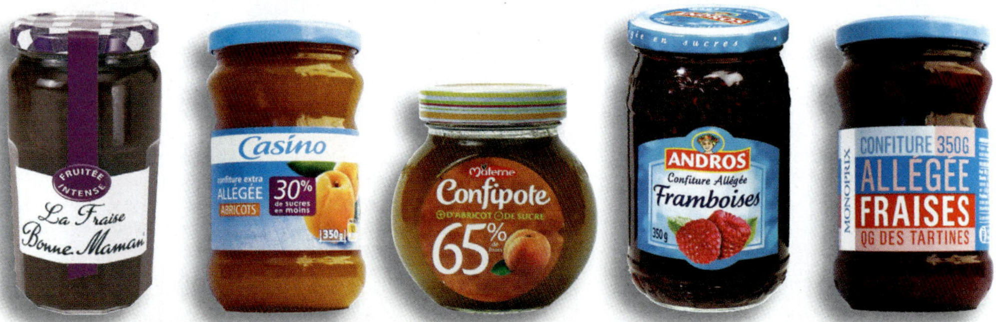

La Fraise fruitée intense Bonne Maman

- Fruits : 60 %
- Sucres totaux : 41 g

Confiture la plus riche en fruits et l'une des moins sucrée donc à l'arrivée moins calorique que les concurrentes. Un aliment plaisir de bonne qualité.

- Cal : 167
- Prot : 0.4 g
- Glu : 41 g
- Lip : 0.1 g

LE TOP

Confiture d'abricot allégée Casino

- Fruits : 50 %
- Sucres totaux : 42 g

Une bonne teneur en fruit et moins de sucre ajouté que dans une confiture standard (30 % en moins). Un bon produit.

- Cal : 173
- Prot : 0.5 g
- Glu : 42 g
- Lip : 0.1 g

Confipote abricot 65 % Materne

- Fruits : 65 %
- Sucres totaux : 41 g

Confiture parmi les plus riches en fruits, avec peu de sucre ajouté. Ajout d'un gélifiant naturel (la pectine de fruit) d'un acidifiant.comme dans toutes les confitures.

- Cal : 168.9
- Prot : 0.6 g
- Glu : 41 g
- Lip : 0.1 g

Confiture de framboises allégée Andros

- Fruits : 50 %
- Sucres totaux : 41 g

La teneur en fruits est satisfaisante, le sucre est diminué de 25 % sans pour autant être remplacé par des édulcorants ou de nombreux additifs.

- Cal : 167
- Prot : 0.6 g
- Glu : 41 g
- Lip : 0.1 g

Confiture fraises allégée Monoprix

- Fruits : 50 %
- Sucres totaux : 42 g

30 % de sucre en moins que dans une confiture de fraise classique, du sucre de canne, un gélifiant, du jus de cassis et un acidifiant. C'est correct.

- Cal : 173
- Prot : 0.4 g
- Glu : 42 g
- Lip : 0,2 g

LE FLOP

Gelée extra de mûres Bonne Maman

- Fruits : 50 % (jus)
- Sucres totaux : 60 g

Gelée donc produit à base de jus et non de fruits. La gelée est beaucoup plus sucrée qu'une confiture avec moins de fibres donc moins intéressante.

- Cal : NC
- Prot : NC
- Glu : 60 g
- Lip : NC

Confiture extra fraises Andros

- Fruits : 45 %
- Sucres totaux : 60 g

Peu de fruits pour beaucoup de sucre et principalement sous forme de sirop de glucose-fructose. Vraiment pas terrible ...

- Cal : NC
- Prot : NC
- Glu : 60 g
- Lip : NC

Confiture de lait Bonne Maman

- Fruits : 0 %
- Sucres totaux : 73 g

Pas de fruits mais du lait concentré sucré, du sirop de glucose, du sucre, du sel, un acidifiant. Aucun intérêt nutritionnel.

- Cal : NC
- Prot : NC
- Glu : 73 g
- Lip : NC

Confiture d'abricots Top budget

- Fruits : 35 %
- Sucres totaux : 60 g

Du sirop de glucose-fructose en 1er ingrédient, un peu d'abricots et encore du sucre... Résultat : une confiture très sucrée qu'il vaut mieux éviter !

- Cal : NC
- Prot : NC
- Glu : 60 g
- Lip : NC

Rhubarbe Bonne maman

- Fruits : 50 %
- Sucres totaux : 60 g

La rhubarbe ayant un goût acide, il faut ajouter beaucoup de sucre pour atténuer cette acidité. Résultat : une confiture avec plus de sucre et moins de fruits que les autres.

- Cal : NC
- Prot : NC
- Glu : 60 g
- Lip : NC

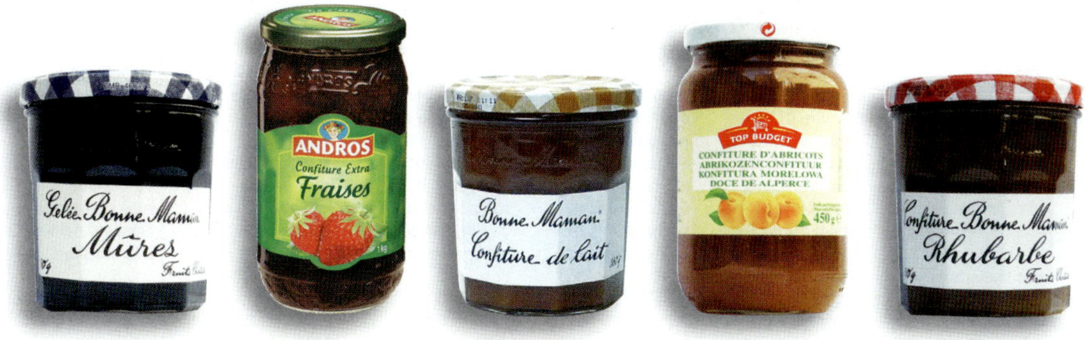

NON

Compotes

OUI

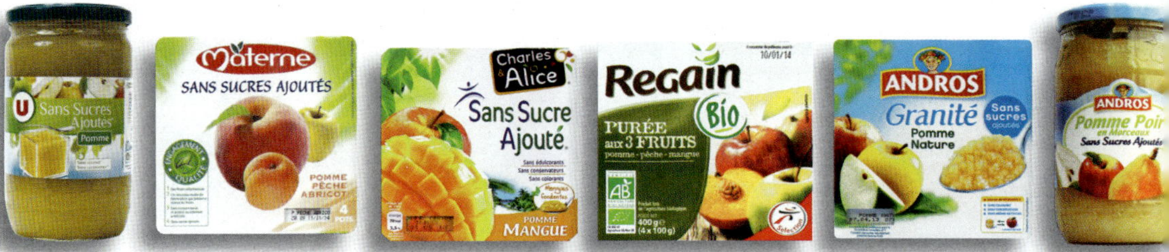

Pomme sans sucres ajoutés U

- Teneur en fruits : 99.9 %
- Sucre ajouté : non

Additifs : vitamine C

Purée de pommes en conserve 100 % naturelle. Sain et économique. À consommer en alternance avec des fruits frais.

- Cal : 47
- Prot : 0.3 g
- Glu : 10 g
- Lip : 0.2 g

Pomme-pêche-abricot Materne

- Teneur en fruits : 99.8 %
- Sucre ajouté : non

Additifs : arôme naturel, vitamine C

Teneur en fruits très intéressante (pomme 79.8 %, pêche 10 %, abricot 10 %). De la vitamine C pour la conservation.

- Cal : 57
- Prot : 0.4 g
- Glu : 11.6 g
- Lip : 0.5 g

Pomme Mangues Charles & Alice

- Teneur en fruits : 99.8 %
- Sucre ajouté : non
- Additifs : 2

Une compote avec autant de mangue que de pomme, des morceaux de fruits et pas de sucre ajouté. On en redemande !

- Cal : 70
- Prot : 0.5 g
- Glu : 15 g
- Lip : 0.5 g

Purée de pomme pèche Regain

- Teneur en fruits : 100 %
- Sucre ajouté : non
- Additifs : 1

Une compote lisse à base de trois: pomme : 62 %, pêche 30 %, mangue 8 %. Les fruits sont issus de l'agriculture biologique C'est correct.

- Cal : 52
- Prot : 0.3 g
- Glu : 11.4 g
- Lip : 0.4 g

Granité pommes Andros

- Teneur en fruits : 100 %
- Sucre ajouté : non
- Additifs : 2

Une compote sans sucre ajouté mixée grossièrement pour donner une consistance granitée. Ça change. Très bon produit !

- Cal : 47
- Prot : 0.2 g
- Glu : 9 g
- Lip : 0.2 g

Pomme poire en morceaux Andros

- Teneur en fruits : 100 %
- Sucre ajouté : non
- Additifs : 1

Un mélange de pomme et de poire laissées en morceaux, un peu de vitamine C et vous obtenez une compote comme à la maison !

- Cal : 47
- Prot : 0.3 g
- Glu : 10 g
- Lip : 0,2 g

LE TOP

Dessert pomme nature Andros

- Teneur en fruits : 88 %
- Sucre ajouté : oui
- Additifs : vitamine C

Moins de fruits plus de sucre dont du sirop de glucose-fructose. Préférez les conserves sans sucre ajouté.

- Cal : 87
- Prot : 0.2 g
- Glu : 20 g
- Lip : 0.2 g

LE FLOP

Pêche Melba Charles & Alice

- Teneur en fruits : 61 %
- Sucre ajouté : oui
- Additifs : 17

Une crème vanille à l'amidon, de la compote de fruits, une sauce à la fraise avec des épaississants, le tout recouvert d'une mousse à la gélatine.

- Cal : 472
- Prot : 1.7 g
- Glu : 14.5 g
- Lip : 5.3 g

Compote d'abricots Bonne Maman

- Teneur en fruits : 80 %
- Sucre ajouté : oui
- Additifs : 1

Peu de fruits et beaucoup de sucre (26 g/100 g). Cette compote est vraiment très sucrée. Consommez-la plutôt comme une confiture.

- Cal : NC
- Prot : NC
- Glu : 26 g
- Lip : NC

Pomme châtaigne Andros

- Teneur en fruits : > 60 %
- Sucre ajouté : oui
- Additifs : vitamine C

60 % de pommes et 40 % d'une crème de châtaignes sucrée. Résultat : une compote trop riche en sucre. À éviter.

- Cal : 130
- Prot : 0.6 g
- Glu : 30 g
- Lip : 0.4 g

Recette veloutée fraises Andros

- Teneur en fruits : 67 %
- Sucre ajouté : oui
- Additifs : 5

Des fraises du sucre mais aussi de l'amidon et un gélifiant. On peut trouver beaucoup plus naturel.

- Cal : 86
- Prot : 0.5 g
- Glu : 20 g
- Lip : 0.2 g

Pommes et speculoos Charles & Alice

- Teneur en fruits : 89.4 %
- Sucre ajouté : oui
- Additifs : 4

Une compote de pomme à laquelle on a ajouté un soupçon de speculoos et de la crème entière. Un stabilisant et un émulsifiant et le tour est joué.

- Cal : 97
- Prot : 0,6 g
- Glu : 18 g
- Lip : 2,2 g

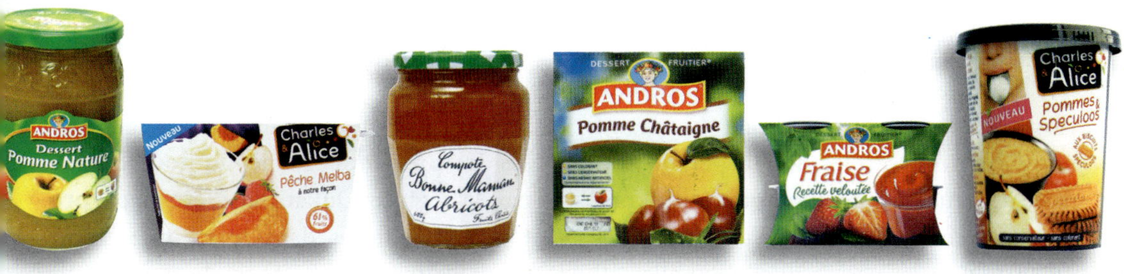

NON

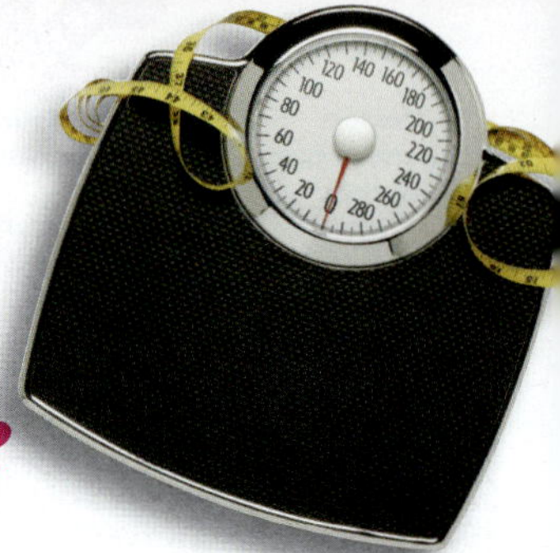

Il grossit... le rayon diététique

Les produits du rayon diététique sont en théorie des aliments qui répondent à des besoins nutritionnels spécifiques. Dans les faits, ils séduisent toutes les personnes attentives à leur alimentation et surtout... celles qui veulent perdre du poids.

●●● Vivis Fructose, Gayelord Hauser, Bio Céréal, Gerblé, Gerlinéa, Milical, Isostar, Allergo, Shär... Voilà les grands noms du rayon. Sur les emballages, on nous parle de vitalité, de bien-être, d'énergie, de magnésium, de fructose, de vitamines, du soja et de ses vertus nutritionnelles, du germe de blé.

La première des promesses : la minceur

Pour retrouver ou conserver la ligne, cap sur les protéines. Remis au goût du jour par le régime Dukan, **la diète hyperprotéinée** fait florès dans le rayon : crèmes pour les repas, biscuits et barres pour les petits creux. Si l'intérêt des protéines dans un programme minceur est avéré, on ne peut s'empêcher de douter du bien-fondé de ces produits. Souvent allégés en matières grasses, pour répondre aux attentes « plaisir et de gourmandise » du consommateur, ils renferment un festival d'épaississants, de stabilisants, d'émulsifiants et de colorants. Ce ne sont plus des aliments, ce sont des produits chimiques !

Le son qui monte

Le son d'avoine fait une entrée fracassante dans le rayon diététique. Et c'est encore à la *success story* du Dr Dukan qu'on le doit car c'est l'aliment-clé de sa méthode.

Le **son d'avoine** est très riche en fibres et la moitié des ces fibres sont des fibres solubles c'est-à-dire qu'elles ont la propriété de former un gel dans l'estomac puis l'intestin grêle. Ce gel a pour effet de ralentir la vidange gastrique et de freiner l'absorption du glucose. En d'autres termes, le son d'avoine abaisse l'index glycémique de l'aliment auquel il est incorporé. Conscientes de l'aubaine, plusieurs marques arrivent avec du son d'avoine en poudre, des biscuits, des préparations pour galette au son d'avoine...

Faites LE BON CHOIX

- Choisissez un complément protéiné (crème, barres...) qui apporte une quantité suffisante de protéines pour être efficace c'est-à-dire 18 à 20 g par portion.
- Veillez aussi à ce qu'il apporte plus de protéines que de sucre pour avoir un effet significatif sur la satiété et qu'il associe au moins trois sources de protéines sinon il risque d'être déséquilibré.
- Évitez les produits qui utilisent des arômes de synthèse, des colorants artificiels et des conservateurs (les édulcorants sont incontournables).

Le marché du « sans gluten » explose

Le gluten est une protéine présente dans la plupart des céréales : blé, seigle, orge, avoine, épeautre et donc dans leurs dérivés : farines, pains, biscuits, pâtes…

Les produits sans gluten que vous trouvez dans votre supermarché s'adressent aux personnes atteintes de maladie cœliaque. On parle aussi d'allergie au gluten mais le terme est impropre car il s'agit plutôt d'une **intolérance** non pas au gluten (qui est un ensemble de protéines) mais à la gliadine du blé qui est l'une des protéines du gluten.

Cette maladie autoimmune attaque les parois de l'intestin grêle. Les symptômes sont divers : diarrhée, amaigrissement, anémie, fatigue… La maladie peut également conduire à des carences nutritionnelles du fait de la malabsorption des nutriments et même entraîner chez l'enfant un retard de croissance.

Pour toutes ces personnes, pas d'autres choix que de suivre **un régime sans gluten strict et à vie**. Il n'existe aujourd'hui, aucun traitement médicamenteux.

De plus en plus d'intolérants

En France, on estime que 650 000 personnes seraient intolérantes au gluten mais que 10 à 20 % seulement seraient diagnostiquées. Le marché a donc de belles perspectives de croissance devant lui. Premier arrivé en grande surface, *Allergo* a été rejoint en 2009 par *Shär* et *Gerblé sans gluten*. Les marques de distributeur n'ont pas tardé à entrer dans la danse en jouant la carte des prix : Auchan tout d'abord avec sa gamme *Mieux vivre sans gluten* suivi par Carrefour, Leclerc et Casino.

Exit le blé

Les aliments sans gluten sont confectionnés le plus souvent avec de la farine de riz ou de maïs en lieu et place du blé : spaghetti à la farine de maïs, galettes de riz soufflé, baguette de pain à base d'amidon de maïs, crackers de riz, madeleine, marbré… Parfois on trouve également de la fécule de pomme de terre. Si ces produits sont une révolution pour tous les intolérants au gluten (de plus ils sont remboursés par la sécurité sociale), sont-ils pour autant nutritionnellement corrects ?

La réponse est non car tous ces ingrédients ont des **index glycémiques élevés** : ils conduisent à la prise de poids parce qu'ils bousculent les mécanismes de régulation de la glycémie (lire page 192).

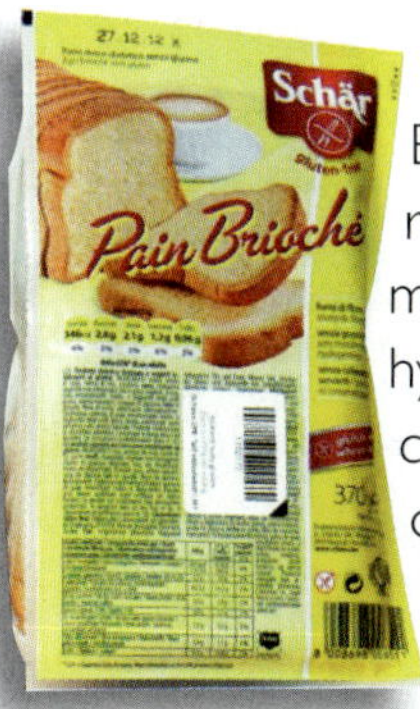

Ingrédients : Eau, amidon de maïs, farine de riz, sucre, oeufs, margarine végétale non hydrogénée, sirop de glucose, lait en poudre, fibres de pomme, épaississants, émulsifiant, levure, acidifiant, sel, arôme naturel.

Ce type d'aliment ne présente pas de grand intérêt nutritionnel : un index glycémique élevé, peu de vitamines et de minéraux, peu de fibres... S'il est pratique pour dépanner, un tel pain n'est pas l'idéal au quotidien. Mieux vaut un pain à base de farine de sarrasin, de riz complet, de légumineuses comme la farine de pois chiche. Pain que l'on peut confectionner soi-même ou acheter dans certains magasins diététiques. Pour sa santé et pour se régaler, un intolérant au gluten ne peut pas faire l'économie de cuisiner !

J'UTILISE D'HABITUDE…	JE REMPLACE PAR…
ALIMENTS À IG ÉLEVÉ	ALTERNATIVE À IG BAS
Pain sans gluten du supermarché	Pain à base de farine de légumineuses, aux graines
Céréales du petit déjeuner à base de maïs ou de riz soufflé ou extrudé	Céréales sans gluten avec du son de riz et du psyllium, des fruits
Gâteaux apéritifs ou crackers à base de riz et maïs	Mélanges de noix et graines nature, pois chiches grillés, crudités trempées dans du houmous
Gâteaux sans gluten	À réaliser avec des fruits frais et séchés, des noix, des graines, du psyllium ou du son de riz, des farines de légumineuses
Pâtes sans gluten à base de maïs	Pâtes soba (sarrasin), nouilles cellophane

Produits diététiques

OUI

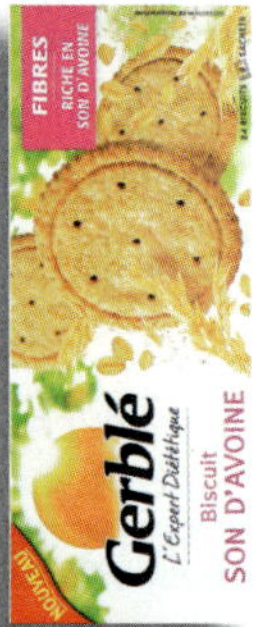

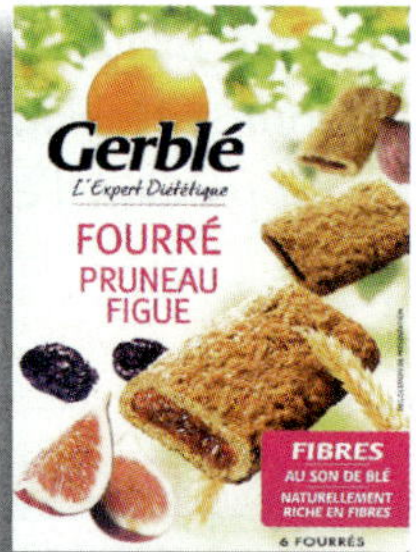

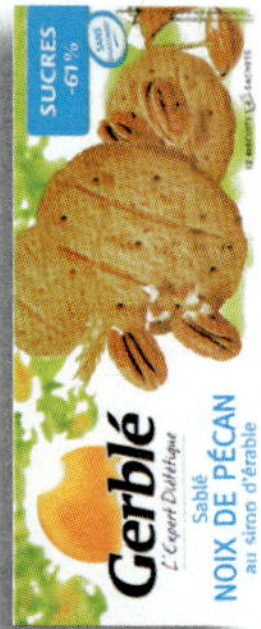

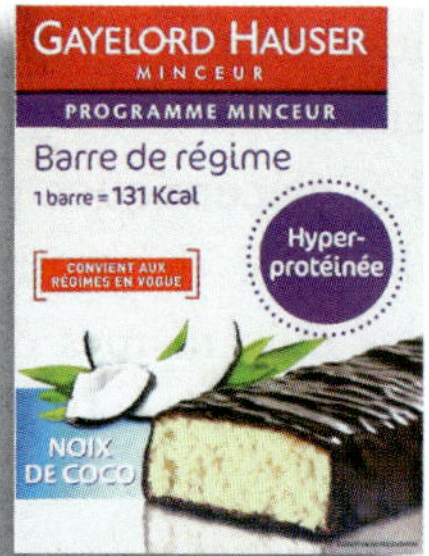

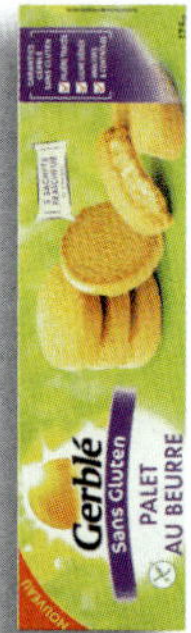

Biscuit au son d'avoine Gerblé

- Sucres : 14.5 g
- Fibres : 10.8 g

Un biscuit sec à base de farine de blé et de son d'avoine (35 %) riche en fibres solubles donc un IG bas. Peu de sucre ajouté. Un biscuit sain qui convient aux diabétiques.

- Cal : 438
- Prot : 12 g
- Glu : 57.9 g
- Lip : 15.2 g

LE TOP

Fourré pruneau figues Gerblé

- Sucres : 34 g
- Fibres : 13.3 g

Fabriqués avec du son de blé (20.5 %), de la farine intégrale et des pruneaux (4.2 %), ces biscuits sont intéressants pour leur grande richesse en fibres.

- Cal : 393
- Prot : 7.1 g
- Glu : 52 g
- Lip : 15.1 g

Sablé Noix de Pécan Gerblé

- Sucres : 14.3 g
- Fibres : 6.1 g

Un biscuit sec bien formulé : farines de blé raffinée et intégrale, huile de colza, noix de pécan (5.5 %). Peu de sucre ajouté. Un IG bas. Bon produit.

- Cal : 483
- Prot : 8.6 g
- Glu : 60 g
- Lip : 21.8 g

Barre de régime hyperprotéinée Gayelord Hauser

- Protéines : 15.6 g/barre
- Sucres : 2.9 g/barre

Mélange de protéines de lait, soja, blanc d'œuf enrobé de chocolat. Très peu de noix de coco mais barres bien mieux formulées que les barres concurrentes.

- Cal : 318
- Prot : 38 g
- Glu : 36.5 g
- Lip : 6 g

Palet au beurre Gerblé sans gluten

- Sucres : 26.3 g
- Fibres : 1.6 g

25 % de beurre et des œufs qui abaissent l'IG de ce biscuit à base de farine de riz. Peu d'additifs. Sans conteste, le meilleur biscuit « sans gluten » en supermarché.

- Cal : 490
- Prot : 5.3 g
- Glu : 67.8 g
- Lip : 21.6 g

Vivis Fructose

- IG : 19

Un sucre à index glycémique bas ça a l'air bien en apparence. Malheureusement, la consommation chronique de fructose favorise la prise de poids et la résistance à l'insuline.

- Cal : 400
- Prot : 0 g
- Glu : 100 g
- Lip : 0 g

Petit beurre sans gluten Schär

- Sucres : 16 g
- Fibres : 0,8 g

De l'amidon de maïs en 1er ingrédient puis de la farine de maïs, un peu de beurre et sucre puis de l'amidon de tapioca. Résultat : un IG sans doute élevé et des calories vides.

- Cal : 458
- Prot : 2.7 g
- Glu : 80 g
- Lip : 14 g

Galette riz choco Gerblé sans sucres ajoutés

- Sucres : 2.9 g
- Fibres : 4.5 g

Une galette de riz soufflé au chocolat noir avec édulcorant. Peu de sucre certes mais du riz soufflé qui fait grimper l'IG. Vraiment pas idéal quand on est diabétique.

- Cal : 473
- Prot : 6.8 g
- Glu : 59.7 g
- Lip : 25 g

Pause chocolat Gayelord Hauser

- Protéines : 5.2 g/barre
- Sucres : 7.8 g/barre

Barre au chocolat enrichie en protéines de lait avec des huiles végétales, de l'amidon modifié, des émulsifiants... Ça n'est plus un aliment c'est de la chimie.

- Cal : 408
- Prot : 20.6 g
- Glu : 47.7 g
- Lip : 14.7 g

LE FLOP

Crèmes saveur vanille Gerlinéa

- Protéines : 13 g/crème
- Sucres : 20.3 g/crème

Du sucre, des huiles végétales, des protéines de lait et de blé, de l'amidon, des épaississants, des édulcorants, du lait écrémé, de la maltodextrine. Miam !

- Cal : 87.4
- Prot : 5.7 g
- Glu : 10.6 g
- Lip : 2.2 g

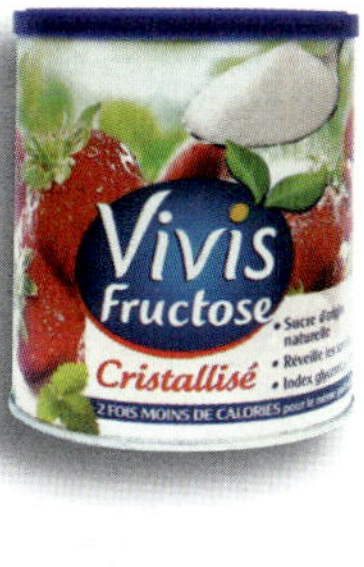

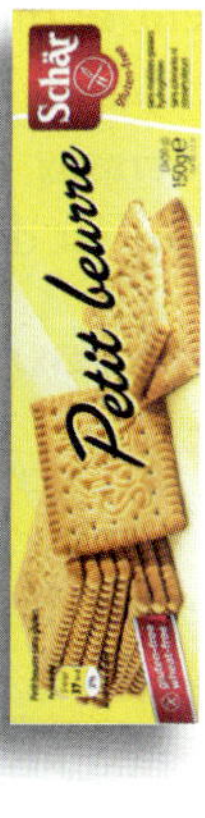

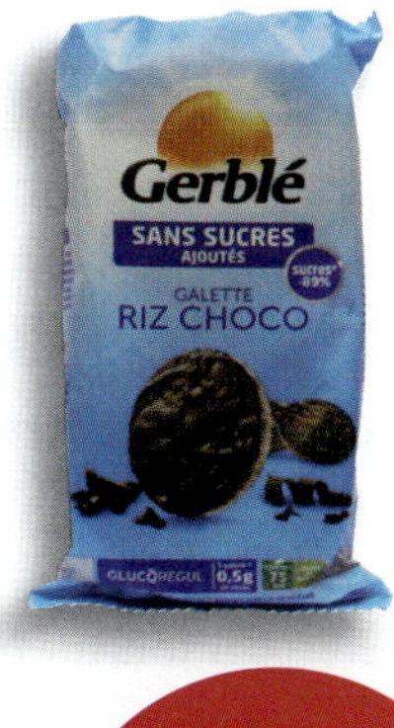

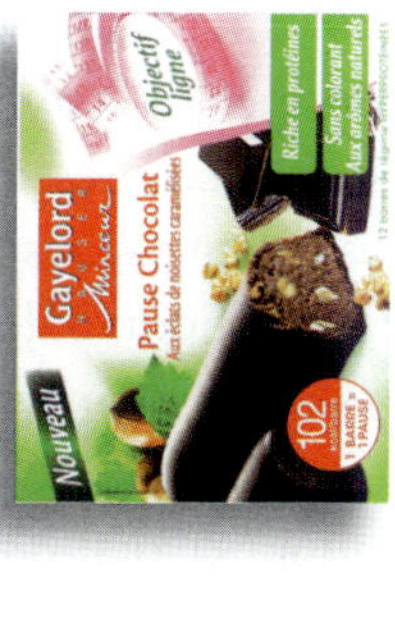

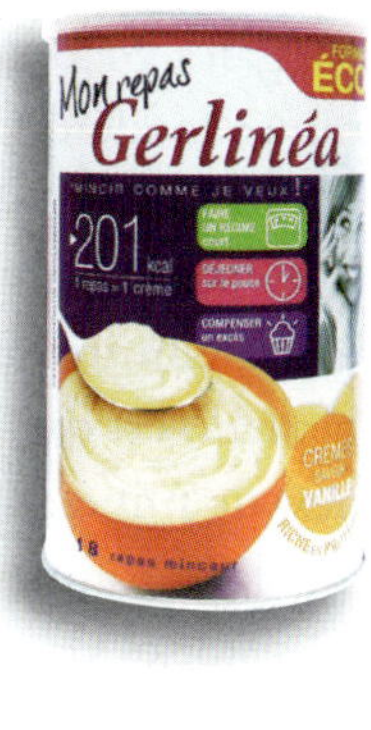

NON

À quel sucre se vouer ?

Tous les sucres ne se ressemblent pas. Sucre blanc, sucre roux, sucre intégral quelle différence ? Aspartame ou Stevia, quel édulcorant choisir ? Détails.

Le sucre blanc

Qu'il soit issu de la betterave sucrière ou de la canne à sucre, le sucre blanc est constitué à 99.7 % de saccharose, une molécule elle-même constituée de fructose et de glucose à parts égales. Si le sucre blanc a un index glycémique modéré (IG 68, lire page 193), il n'est absolument pas indispensable du point de vue nutritionnel ! Ce sucre très raffiné (on en a éliminé toutes les impuretés et on l'a blanchi) est totalement dépourvu de vitamines, de minéraux et d'oligo-éléments. Le sucre blanc n'apporte donc que des calories (3.87 calories par gramme) et rien d'autre. À long terme, une consommation élevée de sucre, surtout en dehors des repas, favorise non seulement la prise de poids et les caries mais également le diabète. Conventionnellement le saccharose sert de référence pour le pouvoir sucrant, on considère que son pouvoir sucrant est de 1.

Le sucre roux ou cassonade

Il renferme entre 85 et 98 % de saccharose. Moins raffiné que le blanc, il fournit davantage de vitamines

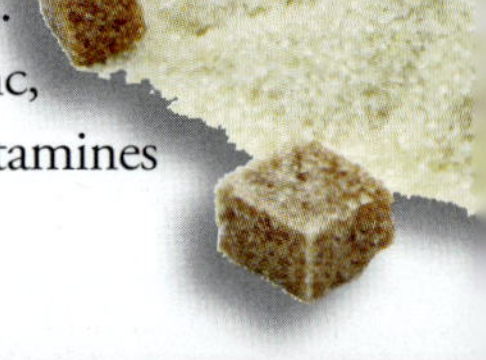

et de minéraux mais ramenées à des consommations quotidiennes, ces quantités sont négligeables pour l'organisme. Sucre roux et sucre blanc se différencient surtout par leurs saveurs. Ce sont en particulier des arômes de rhum, de vanille, ou de cannelle qui caractérisent le sucre roux de canne (cassonade), le sucre roux de betterave se caractérisant par une note de caramel. À noter qu'il existe également en supermarché du sucre « blond ». Il s'agit en fait d'un sucre blanc coloré avec du caramel.

Le Rapadura® ou mascobado

C'est un sucre de canne complet issu du commerce équitable, encore appelé sucre de canne intégral (à noter qu'il n'existe pas de sucre complet de betterave, tout simplement parce que son goût serait désagréable). Il s'agit d'un jus de canne à sucre que l'on a simplement déshydraté. Il n'est pas raffiné ni cristallisé. Composé principalement de saccharose (95 %), il apporte 3.16 calories par gramme mais contient les minéraux, vitamines et acides aminés présents dans la canne à sucre. Il est moins sucrant que le sucre roux. On le trouve surtout en magasin diététique.

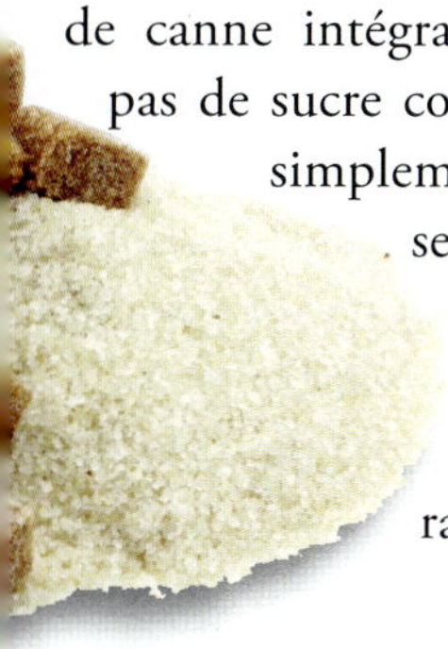

Le miel

Il compte 3 calories par gramme. Il a un index glycémique moyen de 55. Il apporte des vitamines, minéraux, acides aminés et autres substances aromatiques dont on ne connaît pas encore toutes les vertus sur l'organisme. Le miel est constitué de différents sucres : fructose, glucose, galactose, maltose, saccharose... Plus il est riche en fructose et plus il est liquide (il peut donc être utilisé en pâtisseries). À l'inverse, plus il est riche en glucose et plus il a tendance à cristalliser (il peut donc être utilisé pour les boissons chaudes par exemple). Si vous voulez préparer une pâtisserie pour une occasion spéciale, sachez que 100 g de sucre peuvent être avantageusement remplacés par 65 g de miel (ceci en raison de son pouvoir sucrant qui est 1,3 fois plus élevé que celui du saccharose) soit une « économie » de 192 calories !

Le fructose

Le fructose a un pouvoir sucrant 1,5 fois plus élevé que celui du saccharose pur, c'est-à-dire le sucre de table, et son index glycémique est beaucoup plus bas, de l'ordre de 15. Côté calorie c'est approximativement la même chose avec 3.68 calories par gramme. Le fructose bénéficie d'une meilleure réputation que le sucre blanc car on le trouve naturellement dans les fruits. Il constitue aujourd'hui un argument marketing pour les industriels afin de vendre confitures, biscuits diététiques ou compotes aux personnes qui cherchent dans les rayons de supermarché une « alternative santé » au sucre blanc. Il est aussi conseillé par les médecins aux patients diabétiques en lieu et place du sucre blanc parce qu'il ne stimule pas la sécrétion d'insuline. Malheureusement, le fructose présente quelques inconvénients. Il entraînerait une élévation du taux de graisses dans le sang. Selon le docteur Sharon Elliott (université de Californie, Davis), la consommation chronique de fructose ajouté conduit vraisemblablement au gain de poids, à l'obésité et au syndrome de résistance à l'insuline.

Le sucralose

Pendant des années le leader des édulcorants a été l'aspartame. Il était omniprésent. On le trouvait dans tous les produits dits « allégés » (soda light, yaourt light, biscuit aux édulcorants, « sucrettes », chewing-gum…). Controversé sur le plan sanitaire, les industriels l'ont progressivement remplacé par **le sucralose** (E955) ou le Stevia (lire ci-contre). Le sucralose est un édulcorant de synthèse qui a l'avantage d'être plus stable à la chaleur que l'aspartame. On peut donc l'utiliser pour la pâtisserie. Il est commercialisé par Canderel en comprimés, poudre et sticks. À noter qu'il n'y est pas pur mais mélangé à du lactose (le sucre du lait).

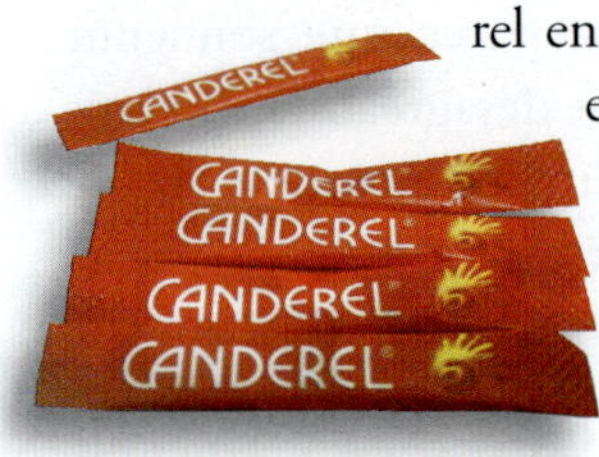

Le nouvel édulcorant : le Stevia, 0 calories, 0 glucides

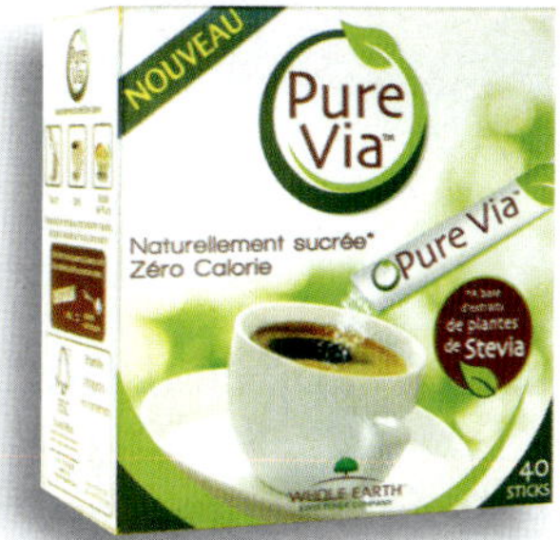

La *Stevia rebaudiana* est une plante originaire d'Amérique du sud dont la feuille renferme une substance ayant un pouvoir sucrant élevé (300 fois supérieur à celui du saccharose). Largement utilisé par les Japonais, l'édulcorant du même nom, extrait de la plante, est autorisé seulement depuis septembre 2009 en France. Selon une étude américaine, la consommation de boissons sucrées au Stevia apporte un effet satiétogène identique à une boisson sucrée. En revanche, l'impact sur la glycémie et la sécrétion d'insuline après le repas est significativement moindre. Attention : sur certains yaourts sucrés au Stevia, chez Taillefine par exemple, la liste des ingrédients comporte certes du Stevia mais également du sucre !

En vogue : le sirop d'agave

Le sirop d'agave, qui ressemble à du miel, est extrait d'un cactus mexicain : l'agave bleue. Moins calorique que les autres sucres (3 calories par gramme), son IG est de 19. Il est constitué à 70 % de fructose et à 7 % de glucose. De goût assez neutre, il peut sucrer un yaourt ou une pâtisserie (100 g de sucre dans un gâteau peuvent être remplacés par 75 g de sirop d'agave, soit une « économie » de 162 calories !)

Faites LE BON CHOIX

Le sucre appelle le sucre et même si le Stevia et le sirop d'agave semblent nutritionnellement corrects, il faut savoir les utiliser avec parcimonie afin de ne pas entretenir (voire accroître) notre penchant naturel pour la saveur sucrée.

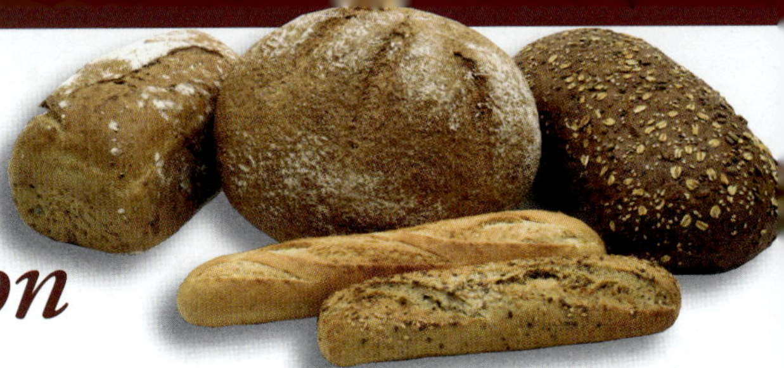

À votre bon pain !

N'est pas boulanger qui veut ! Pour avoir l'appellation boulangerie, il faut que le pétrissage, la fermentation, la mise en forme du pain et la cuisson se fassent sur le lieu de vente. Seuls les hypermarchés ont un vrai rayon boulangerie. Les moyennes surfaces, elles, se font livrer des pâtons surgelés qu'elles font décongeler, fermenter et cuire. Pour le pain comme pour le reste, le pire côtoie le meilleur.

La reine du rayon : la baguette

Longue, fine, dorée et croustillante, la baguette tient la vedette dans le rayon boulangerie de votre supermarché (comme dans les boulangeries artisanales). Avant de se généraliser, la baguette a d'abord été un « pain de fantaisie » (autrefois, le pain courant était un gros pain de campagne qui se conservait plusieurs jours d'affilée). La baguette a été inventée pour les citadins qui avaient une boulangerie à côté de chez eux et pouvaient aller chercher du pain frais tous les jours. Avec sa mie aérée et son faible diamètre, elle se conserve moins longtemps qu'un gros pain et doit être consommée dans la journée.

La recette du pain

Pour fabriquer du pain c'est très simple, il faut de la farine de blé, de l'eau potable, un peu de sel et un agent de fermentation. Du point de vue nutritionnel, la qualité du pain dépend donc essentiellement du **type de farine** utilisée et de l'agent levant (**levure** ou **levain**).

Les différentes variétés de pain du commerce sont obtenues à partir de farines plus ou moins raffinées (lire encadré ci-contre). Généralement :

- **Baguette :** farine T55
- **Pain de campagne :** farine T65
- **Pain bis :** farine T80 ou T110
- **Pain complet :** farine T150

Différents types de farine

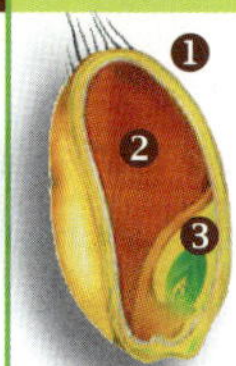

La farine est le produit de la mouture du grain de blé. Ce dernier est composé d'une écorce❶ (riche en fibres, protéines et vitamines B) qui enveloppe une amande❷ (riche en amidon) au cœur de laquelle se trouve le germe❸ (riche en graisses et vitamines). Lors de la fabrication de la farine, on ôte l'écorce et le germe, ce qui donne le son et on réduit l'amande en poudre. L'écorce peut être éliminée totalement (farine blanche), partiellement (farine bise) ou conservée et broyée en même temps que l'amande (farine complète). Les farines sont classées selon leur teneur en minéraux. Celle qui entre dans la composition de la baguette courante est une farine de type 55 (T55), cela signifie qu'elle renferme 0,55 g de minéraux/100 g. C'est la farine la plus raffinée en boulangerie, la plus pauvre d'un point de vue nutritionnel !

Ce qui fait lever la pâte

La **levure** est un champignon (*Saccharomyces cerevisiae*) cultivé à l'échelon industriel. Elle permet d'obtenir très rapidement un pain très volumineux. Le **levain** est une pâte composée de farine de blé ou de seigle et d'eau que l'on laisse fermenter à température ambiante c'est-à-dire que des bactéries s'y développent naturellement. On prélève une partie de ce levain pour ensemencer la pâte à pain. Plus un levain est ancien, plus il est performant dans la montée du pain. La fermentation au levain est plus lente que la fermentation à la levure mais elle donne plus de parfums au pain et améliore sa conservation : il rassit moins vite. La fabrication du pain au levain est plus contraignante. Elle demande beaucoup d'attention, de temps et de soins, ce qui explique que le pain au levain est souvent plus cher que le pain à la levure.

Le blé le plus couramment utilisé est le blé tendre ou froment. À noter qu'il existe d'autres variétés de blé panifiables : l'épeautre et le kamut, un blé tombé en désuétude et remis récemment sur le marché grâce à des agriculteurs biologiques américains. Mais ces variétés sont surtout utilisées dans les réseaux de magasins biologiques, elles sont rares en supermarché.

S'il est impossible de faire du pain sans blé (il faut absolument du gluten pour que la pâte lève), il est possible de lui additionner d'autres céréales comme le seigle, l'orge, l'avoine.

Les différentes appellations commerciales

Le pain de tradition française

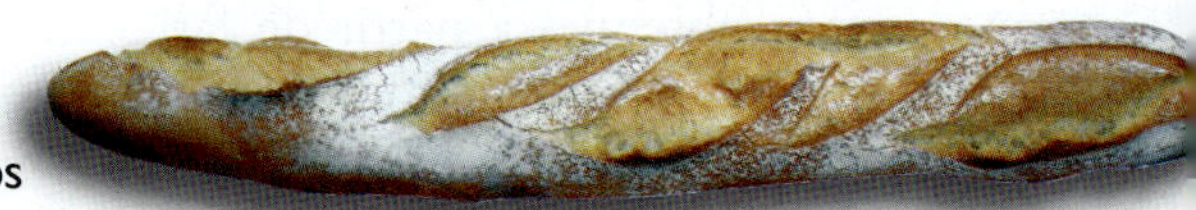

Pain sans additifs et n'ayant subi aucun traitement de surgélation au cours de son élaboration.

Le pain au levain

Pain fabriqué à partir de levain seul ou de levain dopé d'un peu de levure.

À noter qu'on emploie du levain désactivé pour parfumer des pains ensemencés à la levure industrielle. Les pains ainsi fermentés n'ont pas droit à l'appellation « pain au levain ».

Le pain de campagne

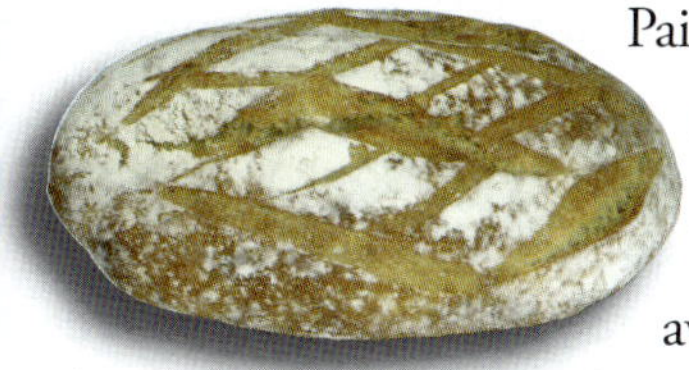

Pain fabriqué à partir d'une farine de blé mélangée ou non avec une farine de seigle selon un procédé qui développe une saveur acidulée et prolonge sa fraîcheur.

Les appellations « pain villageois », « pain rustique », « pain paysan », « pain fermier » sont équivalentes.

Le pain bis

Pain préparé à l'aide d'une farine de blé de type 80 ou 110 dite « bise » ou d'un mélange de farines équivalant à un de ces types.

Le pain complet

Pain préparé à l'aide d'une farine de blé dite « complète » ou « intégrale » (T150). Cette farine est obtenue soit par la mouture complète du grain de blé, soit il s'agit de farines raffinées auxquelles on ajoute l'intégralité des produits de la mouture.

Le pain de seigle

La farine doit contenir au moins 65 % de farine de seigle, complétés par de la farine de blé.

Le pain au seigle

La farine doit contenir au moins 10 % de farine de seigle, complétés par de la farine de blé.

Le pain de son

Il se compose de farine de blé additionnée de son (l'enveloppe du grain de blé).

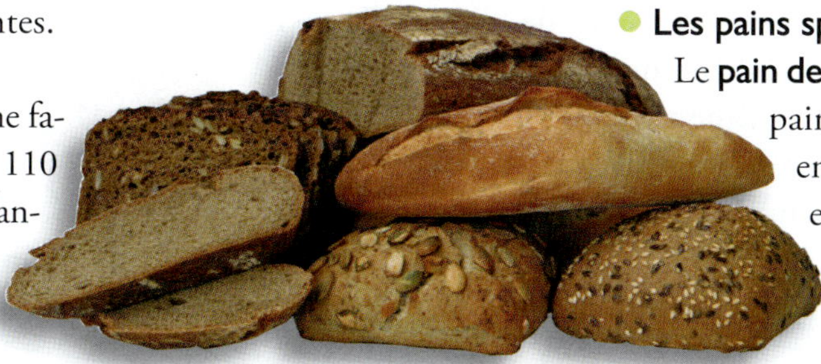

Les pains spéciaux

Le **pain de mie** est un pain enrichi en sucre et en matières grasses et cuit dans un moule. Le **pain viennois** est un pain de mie avec en plus du lait et des extraits de malt. Le **pain brioché** est un pain de mie avec des œufs. Le **pain aux céréales** est un pain qui se compose de farine de blé à laquelle sont ajoutées des céréales (seigle, maïs, orge, millet, avoine…) et/ou des graines (lin, pavot, tournesol…).

Pour votre santé baguette ou pain complet ?

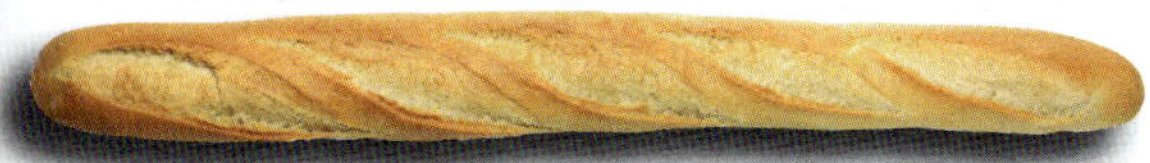

La baguette blanche est fabriquée à partir d'une farine de type T55. Nous venons de le voir, cette farine a perdu une grande partie des fibres, des protéines, des vitamines et minéraux du grain de blé. Elle renferme essentiellement de l'amidon et un amidon hautement digestible. La baguette (au même titre que les pommes de terre cuites) produit une augmentation du taux de sucre dans le sang similaire à celle du glucose. Elle a un index glycémique élevé. Difficile dans ce cas de parler d'aliment santé. Malheureusement, 80 % des pains en supermarché sont de ce type.

La consommation régulière et importante de ces pains est associée à un risque accru de **diabète de type 2**. Les personnes en surpoids et les diabétiques devraient les éviter. Et même si vous ne souffrez pas de diabète de type 2, les pains ainsi confectionnés favorisent la **prise de poids** ! Plusieurs études en attestent, dont une dans laquelle les volontaires qui suivaient un régime « baguette de pain blanc », ont vu leur tour de taille augmenter en moyenne d'un centimètre, soit 3 fois plus que ceux qui mangeaient des céréales complètes.

Le **pain complet** a une meilleure qualité nutritionnelle. Il apporte plus de fibres, de vitamines et dans certains cas de minéraux que les pains à base de farine raffinée. Par rapport aux pains blancs, leur consommation régulière est associée

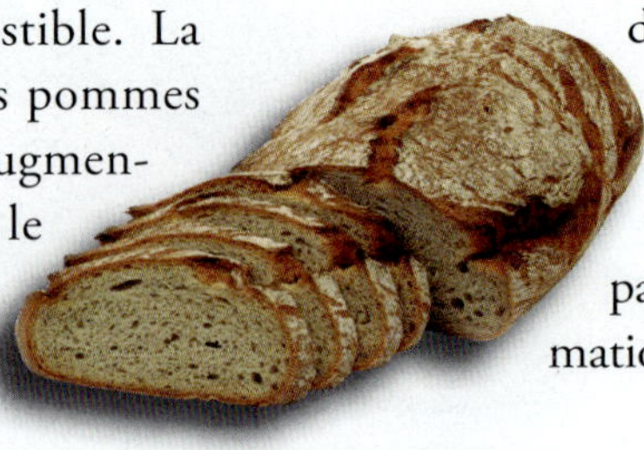

à un risque plus faible de constipation, de troubles intestinaux, d'infarctus et de cancers de l'estomac, du côlon, de la vésicule biliaire et des ovaires.

À noter que si par rapport au pain blanc, le pain complet affiche des teneurs supérieures en vitamines, minéraux et fibres, son index glycémique est en revanche aussi élevé. Pourquoi ? Parce que le son de blé renferme principalement des fibres insolubles qui ne ralentissent pas la digestion de l'amidon et n'ont donc quasiment pas d'impact sur la glycémie.

Levure ou levain, c'est pareil ?

Non, loin de là. Le levain « digère » l'acide phytique, un composé des céréales qui séquestre les minéraux (zinc et magnésium notamment) et réduit leur absorption. Ainsi, les minéraux du pain complet au levain sont mieux absorbés par l'organisme que ceux du pain complet à la levure.

Les pains au levain ont un avantage supplémentaire. Ils présentent un index glycémique plus bas que les pains à la levure.

Faites LE BON CHOIX

Si l'on devait recommander une variété de pain pour ses qualités nutritionnelles, ce serait un pain complet multicéréales (blé, seigle, orge, avoine) au levain. La mie dense, peu aérée, est signe d'un index glycémique bas. L'idéal serait d'introduire également dans le pain des graines entières (graines de lin, sésame par exemple).
Lorsque vous achetez votre pain au supermarché, vérifiez que :
1- plusieurs farines entrent dans la composition de ce pain (farine de blé type 65 au minimum + seigle et autres éventuellement),
2- l'agent levant est du levain seul ou en plus forte concentration que la levure.

Notre sélection des

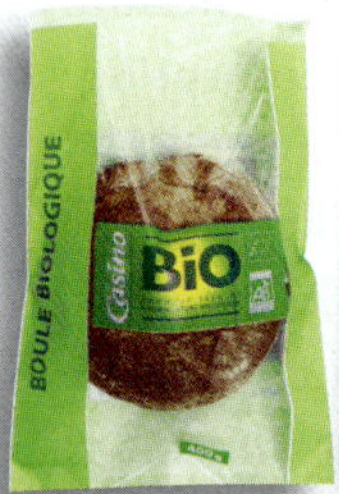

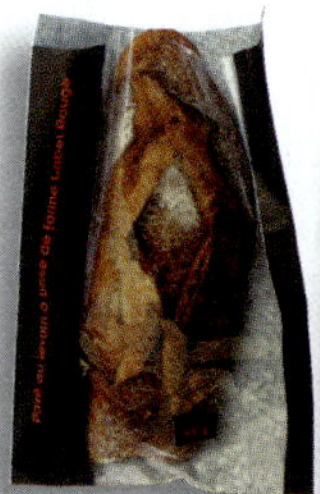
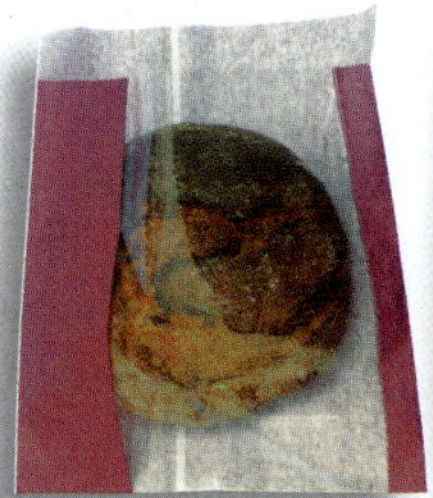
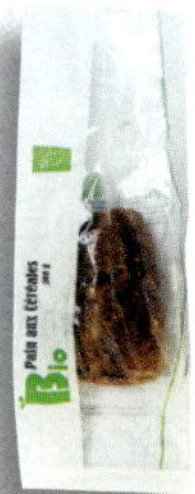

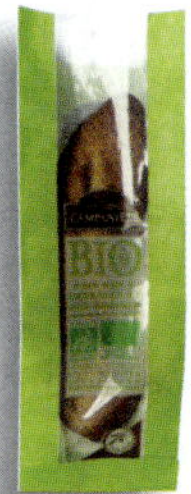

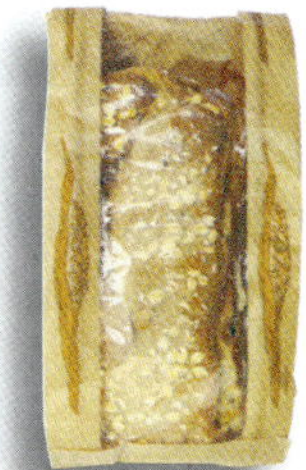

Casino

Boule biologique

- Farine : blé
- Agent levant : levain + levure
- Prix : 4 €/kg

Un pain de 400 g fabriqué avec de la farine de blé bio, de l'eau, du levain bio, du sel et de la levure. Un bon produit.

Pavé au levain farine Label Rouge

- Farine : blé
- Agent levant : levain (11 %) + levure
- Prix : 3.50 €/kg

Un pavé de 500 g, à base de farine blanche mais avec un goût prononcé de levain. Un très bon produit dont le prix est raisonnable.

Pain de seigle – 500 g

- Farine : blé, seigle
- Agent levant : levain + levure
- Prix : 3.70 €/kg

La mie est dense, bien brune avec un bon goût de seigle. Un pain de très bonne qualité.

Auchan

Pain aux céréales bio Auchan – 300 g

- Farine : blé bio
- Agent levant : levain + levure
- Prix : 5.83 €/kg

Un pain bio avec 10 % de graines (flocons d'avoine, lin, tournesol, millet), du levain d'épeautre bio et de la levure. Un bon produit.

Intermarché

Pain aux 5 céréales Campanière Bio

- Farine : blé, seigle, avoine, orge épeautre
- Agent levant : levain + levure
- Prix : 6.67 €/kg

Le moins salé de la gamme de pains bio au levain d'Intermarché : 1.2 g de sel/100 g c'est moins que dans beaucoup de pains concurrents.

Pavé aux céréales

- Farine : blé, seigle
- Agent levant : levain + levure
- Prix : 6.13 €/kg

Farine de blé et de seigle, graines (tournesol, sésame, lin brun et jaune) et flocons d'avoine. Un pain de qualité qui est plutôt cher, dommage.

meilleurs pains

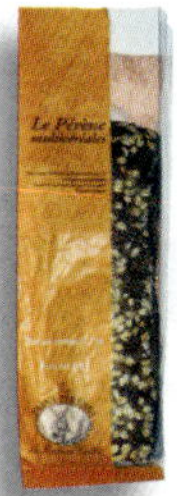

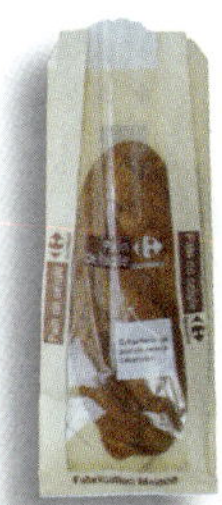

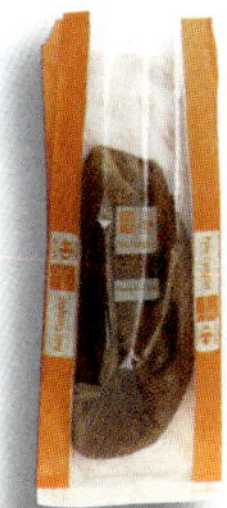

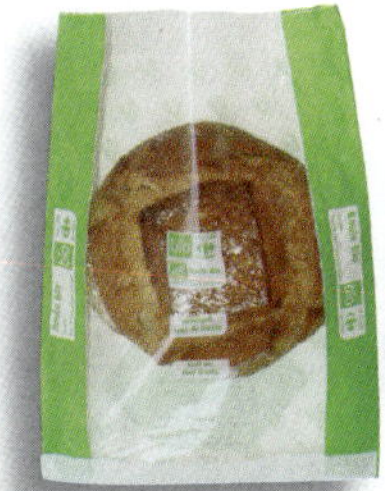

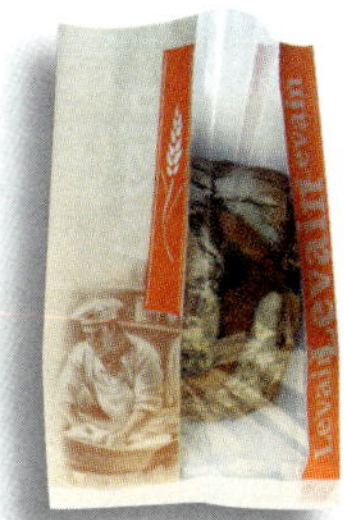

Marché U

Le Pérène multicéréales

- Farine : blé, seigle, avoine, orge
- Agent levant : levain (19 %) + levure
- Prix : 5.80 €/kg

Les pains Pérènes de Roland Cottes sont des pains au levain. Croûte épaisse, mie dense, de bons pains.

Carrefour

Pain de seigle Carrefour

- Farine : seigle (33%), blé
- Agent levant : levain + levure
- Prix : 4.67 €/kg

Mélange de farines avec au minimum 65 % de seigle d'où l'appellation « pain de seigle », levé au levain donc un index glycémique modéré.

Pain complet Agir Carrefour

- Farine : blé complète
- Agent levant : levain + levure
- Prix : 4.33 €/kg

Avec 7.1 g de fibres/100 g, ce pain est très riche en fibres, plus riche que le pain au son. Des fibres insolubles qui favorisent le transit.

Boule Bio Agir Carrefour

- Farine : blé bio
- Agent levant : levain
- Prix : 3.35 €/kg

Un vrai pain au levain (pas de levure). Farine bio, mouture à la meule de pierre. Un excellent pain à la saveur marquée, peu cher. Une belle réussite de Carrefour.

Leclerc

Boule au levain

- Farine : blé
- Agent levant : levain + levure
- Prix : 4.20 €/kg

De la farine de blé raffinée, de l'eau, du levain, du sel et un peu de levure. Acceptable en théorie mais le goût du levain est absent, bizarre...

Tous les pains ont peu ou prou les mêmes valeurs nutritionnelles.

Pour 100 g
- Cal : 253
- Prot : 8.5 g
- Glu : 52 g
- Lip : 1.4 g

Toute grande surface avec une boulangerie a la possibilité de fabriquer des pains au levain. Se renseigner auprès du chef de rayon.

Pains de mie et pains emballés

OUI

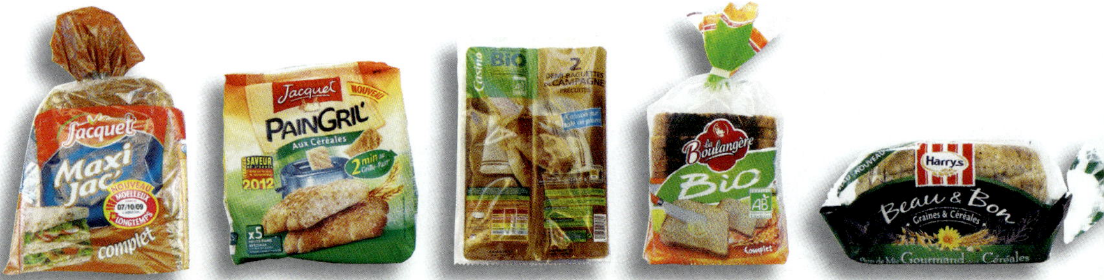

Maxi Jac'complet Jacquet

- Céréales : blé complet
- Additifs : ++

De la farine complète de blé (61 %), de l'eau, du sucre et de l'huile de colza. Une recette classique. Un IG sans doute un peu élevé comme tous les pains de mie.

- Cal : 241
- Prot : 11 g
- Glu : 44 g
- Lip : 2.5 g

PainGril' Jacquet

- Céréales : blé + flocons
- Additifs : +

Petits pains à finir de cuire au grille-pain. La recette est simple, quelques graines de sésame, peu d'additifs. Un produit tout à fait correct.

- Cal : 263
- Prot : 7.5 g
- Glu : 50 g
- Lip : 3 g

2 demi-baguettes Casino Bio

- Céréales : blé et seigle
- Additifs : -

Deux petites baguettes au levain précuites à finir de cuire au four. Mélange de blé et de seigle bio. Un pain qui se mâche, un bon produit pratique pour dépanner.

- Cal : 244
- Prot : 8.6 g
- Glu : 50 g
- Lip : 0.3 g

LE TOP

Pain de mie complet Bio La Boulangère

- Céréales : blé
- Additifs : -

Un pain de mie avec une farine T65 et du son de blé. La mat. grasse c'est de l'huile de colza. Tous les ingrédients sont issus de l'agriculture biologique. C'est un bon produit.

- Cal : 271
- Prot : 9.5 g
- Glu : 51.4 g
- Lip : 4.2 g

Beau & Bon graines et céréales Harrys

- Céréales : multi
- Additifs : +

57 % de céréales (blé, seigle, orge, riz et avoine) et 7 % de graines (sésame, lin, pavot...). Peu d'additifs, 8 g de fibres aux 100 g. L'un des meilleurs pains de mie.

- Cal : 298
- Prot : 12.7 g
- Glu : 40.1 g
- Lip : 8.1 g

LE FLOP

Crousti Moelleux nature Jacquet

- Céréales : blé
- Additifs : +++

De la farine de blé raffinée (60 %) et une matière grasse de bonne qualité (huile de colza) mais beaucoup de sucre ajouté. Hausse rapide de la glycémie assurée.

- Cal : 275
- Prot : 7.5 g
- Glu : 53 g
- Lip : 3 g

Pain de mie complet Weight Watchers

- Céréales : blé
- Additifs : ++

Un pain de mie sans croûte avec un peu de farine complète. Sans matières grasses, ce pain se veut moins calorique que ses concurrents mais forcément il faut quelques additifs. Bof...

- Cal : 198
- Prot : 8.1 g
- Glu : 37.3 g
- Lip : 0.5 g

American Sandwich nature Harrys

- Céréales : blé
- Additifs : +++

Un classique du pain de mie malheureusement du blé raffiné (63 %), peu de fibres et du sucre. Un aliment qui se comporte comme du glucose dans l'organisme. Des calories et c'est tout.

- Cal : 275
- Prot : 8 g
- Glu : 50.3 g
- Lip : 4.3 g

Carrément mie sans croûte nature Jacquet

- Céréales : blé
- Additifs : +++

Un pain de mie blanc sans croûte, il fallait y penser. Un aliment extra mou qui fond dans la bouche équivalent à du sucre pour l'organisme. IG élevé.

- Cal : 263
- Prot : 8 g
- Glu : 50 g
- Lip : 3 g

Tartines 'UP viennoises La Boulangère

- Céréales : blé
- Additifs : +++

Une farine raffinée donc peu de fibres à l'arrivée. Ajout de sucre en quantité non négligeable (7.3 %). Un produit mou qui fond dans la bouche pour aller droit sur les hanches.

- Cal : 322
- Prot : 9.9 g
- Glu : 54.2 g
- Lip : 6.5 g

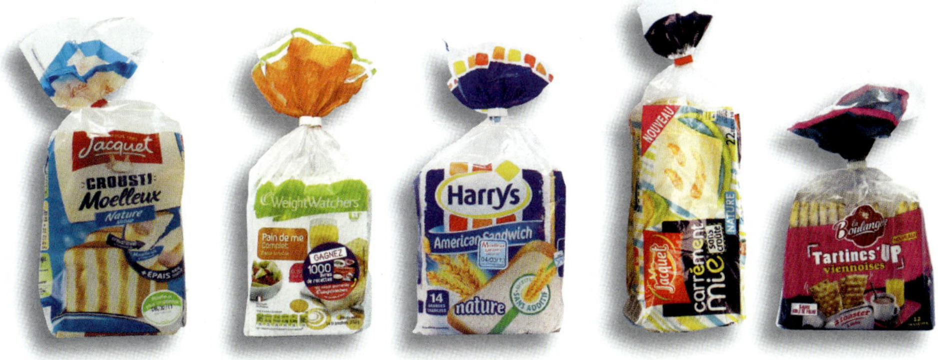

NON

OUI

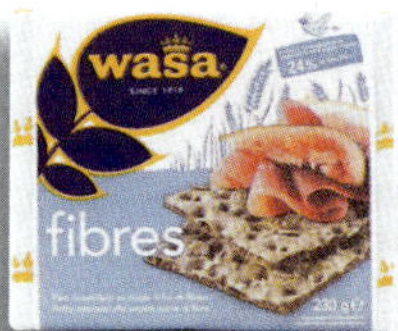

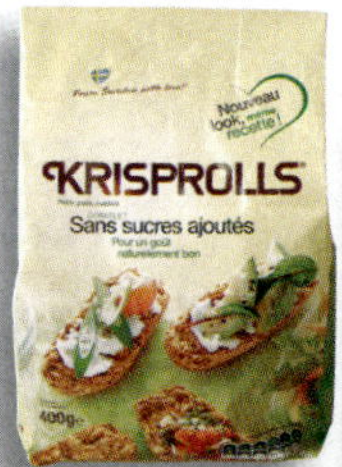

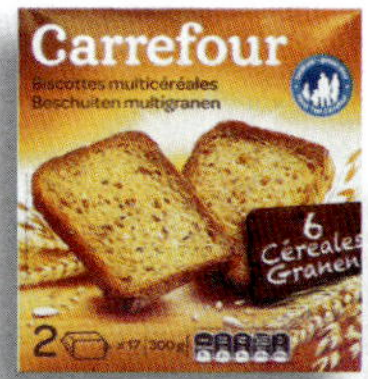

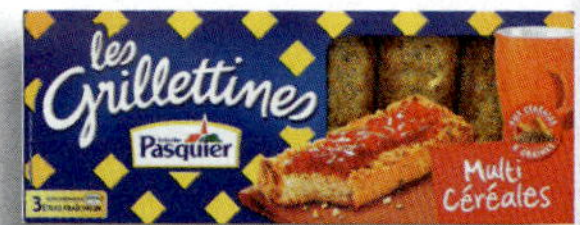

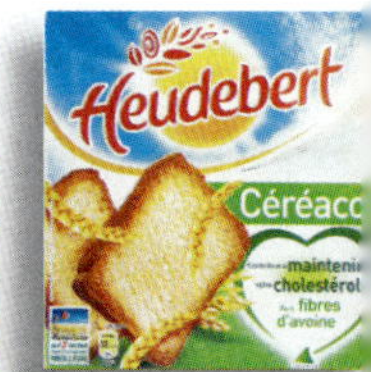

Wasa fibres Wasa

- Céréales : multi
- Sucre : non

Farine complète de seigle, flocons d'avoine et graines de sésame. Pas de mat. grasses, juste des céréales. Produit moins calorique que ses concurrents, très riche en fibres (24 g/100 g).

- Cal : 350
- Prot : 13 g
- Glu : 48 g
- Lip : 6.5 g

LE TOP

Krisprolls sans sucre ajouté

- Céréales : blé
- Sucre : non

Farine 60 % complète/30% raffinée et de l'huile de colza. Une bonne teneur en fibres 9,5 g/100 g. Un produit de qualité qui favorise la mastication.

- Cal : 370
- Prot : 12 g
- Glu : 65 g
- Lip : 7 g

Biscottes multicéréales Carrefour

- Céréales : multi
- Sucre : non

Un mélange de farines (80 %), des graines de lin et de sésame (6.7 %), un peu d'huile de colza. Pas d'additifs. L'une des meilleures biscottes parmi les marques de distributeurs.

- Cal : 385
- Prot : 14 g
- Glu : 60 g
- Lip : 8.5 g

Les Grillettines multicéréales Pasquier

- Céréales : multi
- Sucre : oui

64 % de blé, 5,7 % de flocons d'avoine, 3,9 % de seigle et 11.6 % de graines (sésame et lin). Fibres 10.5 g/100 g. Un IG inférieur à celui de ses concurrentes 100 % froment.

- Cal : 425
- Prot : 14 g
- Glu : 52 g
- Lip : 15.5 g

Céréacol Heudebert

- Céréales : multi
- Sucre : oui

Une biscotte au son d'avoine (9.8 %) intéressant pour sa richesse en fibres solubles (elles aident à maîtriser la glycémie). Mais quelques additifs et du sucre. Dommage.

- Cal : 390
- Prot : 12.5 g
- Glu : 67.5 g
- Lip : 5.9 g

LE FLOP

Pains grillés viennois Pelletier

- Céréales : blé
- Sucre : oui

De la farine raffinée (81.6 %), des œufs en poudre, une pincée de sucre et de sel et des additifs. Un produit qui n'a pas un grand intérêt nutritionnel.

- Cal : 445
- Prot : 11 g
- Glu : 65 g
- Lip : 15 g

Cracotte craquinette fraise

- Céréales : multi
- Sucre : oui

44.2 % de céréales (principalement du blé raffiné) fourrées avec du sucre. Un IG élevé plus deux colorants potentiellement cancérigènes.Un aliment hautement transformé.

- Cal : 370
- Prot : 5.50 g
- Glu : 75 g
- Lip : 6.90 g

Viennoiseries croustillantes Heudebert

- Céréales : blé
- Sucre : oui

De la farine raffinée, de la margarine, du sucre, des œufs en poudre et du lait en poudre. Des ingrédients très transformés. Aucun intérêt sinon celui de faire monter votre glycémie.

- Cal : 455
- Prot : 11 g
- Glu : 63 g
- Lip : 16 g

Petits pains grillés gourmands Carrefour

- Céréales : blé
- Sucre : oui

80 % de blé raffiné et 18 % de purée de pommes et de raisin bourrées d'additifs (glycérol, glucose-fructose, pectine, amidon, graisse), façonnée en pépites. Pas très naturel tout ça !

- Cal : 413
- Prot : 9.5 g
- Glu : 71 g
- Lip : 9 g

Cracotte LU

- Céréales : multi
- Sucre : oui

93 % de farine de blé raffinée, un peu de seigle, un peu de sucre et de graisse et un IG très élevé. Produit à éviter le matin au petit déjeuner, fringale à 10 h assurée.

- Cal : 385
- Prot : 11 g
- Glu : 78 g
- Lip : 3.2 g

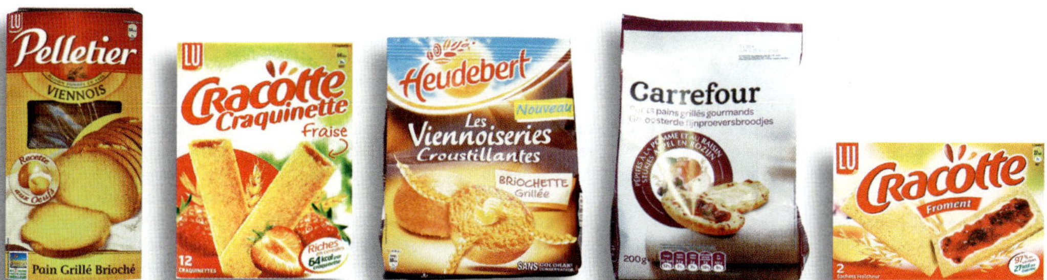

NON

OUI

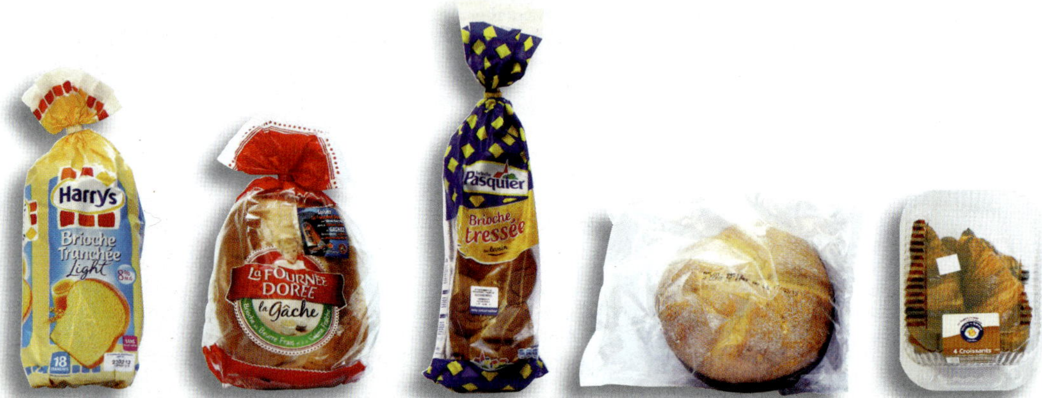

Brioche tranchée light Harry's

- **Additifs : 4**
- **Graisses :** beurre

Une brioche allégée en mat grasses qui ne contient pas beaucoup d'additifs, c'est rare ! Malheureusement c'est extra mou, ça fond dans la bouche...

- Cal : 320
- Prot : 9 g
- Glu : 51.9 g
- Lip : 7.8 g

La Gâche La Fournée Dorée

- **Additifs : 5**
- **Graisses :** beurre et crème

Farine, sucre, œufs, beurre frais, crème fraîche et quelques additifs. Une recette simple pour une gâche de bonne qualité.

- Cal : 363
- Prot : 7.7 g
- Glu : 49.9 g
- Lip : 14.9 g

Brioche tressée Pasquier

- **Additifs : 5**
- **Graisses :** beurre et colza

Une brioche industrielle de bonne qualité dans l'ensemble (œufs frais 14,5 %, levain 11%). Tout à fait acceptable pour se faire plaisir de temps en temps.

- Cal : 350
- Prot : 8.5 g
- Glu : 47 g
- Lip : 14 g

LE TOP

Mouna Les Délices Dauphinois

- **Additifs : 3**
- **Graisses :** beurre

Une brioche avec des écorces d'orange confites et des grains d'anis. On n'est pas loin de la recette traditionnelle. Trois émulsifiants, un conservateur. C'est correct.

- Cal : 392
- Prot : 9 g
- Glu : 53 g
- Lip : 16 g

Croissants Terre et saveur Casino

- **Additifs : 2**
- **Graisses :** beurre

La recette classique du croissant au beurre pour se faire plaisir. Le hic c'est que ces croissants ne se gardent pas 20 jours (!) comme les croissants Pasquier.

- Cal : NC
- Prot : NC
- Glu : NC
- Lip : NC

Les tortis au sucre perlé Harrys

- Additifs : 4
- Graisses : tournesol et végétale

Des brioches qui fondent dans la bouche et empâtent le palais. Pas de beurre mais de l'huile de tournesol et sans doute de palme. Moelleuses 25 jours !

- Cal : 379
- Prot : 8 g
- Glu : 53.8 g
- Lip : 14 g

LE FLOP

Chinois La Fournée dorée

- Additifs : 10
- Graisses : huiles végétales, beurre

Brioche fourrée à la crème. Farine, sucre, œufs, huiles végétales, amidon modifié, maltodextrine et une tonne d'additifs.On laisse.

- Cal : 277
- Prot : 5.6 g
- Glu : 48.8 g
- Lip : 6 g

Pains au chocolat Pasquier

- Additifs : 11
- Graisses : beurre et palme

Un pain au chocolat avec un fourrage pâtissier. Seul le chocolat est de bonne qualité. Beaucoup d'additifs dans tout le reste : stabilisants, épaississants...

- Cal : 402
- Prot : 6.2 g
- Glu : 45.5 g
- Lip : 21.7 g

Chaussons aux pommes Auchan

- Additifs : 10
- Graisses : palme, tournesol et coprah, colza, beurre

Une pâte feuilletée à la margarine avec un fourrage à la pomme : un mélange de fruit, glucose, beurre, d'amidon modifié et d'émulsifiants.

- Cal : 356
- Prot : 4.13g
- Glu : 45.1 g
- Lip : 16.9 g

Croissants au levain Pasquier

- Additifs : 5
- Graisses : beurre et palme

Du sirop de glucose-fructose et de l'huile de palme. Ces croissants ont beau être au levain, ça n'est pas vraiment la recette classique.

- Cal : 419
- Prot : 7.2 g
- Glu : 48.7 g
- Lip : 21.7 g

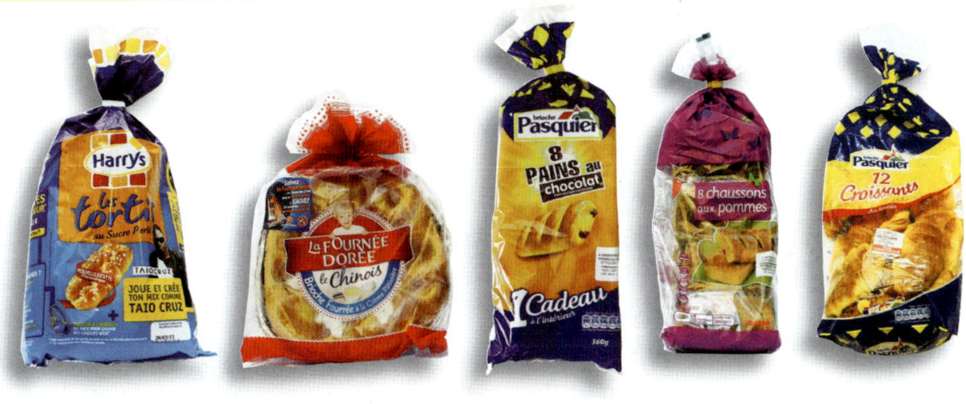

NON

Plate, légère ou à fines bulles ?

L'eau est la première des boissons consommées et à vrai dire la seule indispensable à notre organisme. Toutes les eaux sont-elles bonnes à boire ? Certaines sont-elles plus bénéfiques que d'autres ? Que penser des eaux aromatisées ? Le point sur la question.

●●● On boit en France environ 145 litres d'eau en bouteille par an et par habitant. En Bretagne, région connue pour la pollution de ses sols par les nitrates, les habitants en consomment 4 fois plus. Pourtant 1 litre d'eau minérale en bouteille coûte 2 fois plus cher qu'un litre d'eau de source en bouteille, et 90 fois plus qu'un litre d'eau du robinet ! Et plus la bouteille est petite, plus elle est chère (à cause du traitement, de l'emballage, du transport et de la publicité). Depuis quelques années, le choix des eaux en bouteille dans les linéaires s'est diversifié avec l'arrivée de nouveaux produits comme les eaux aromatisées ou enrichies.

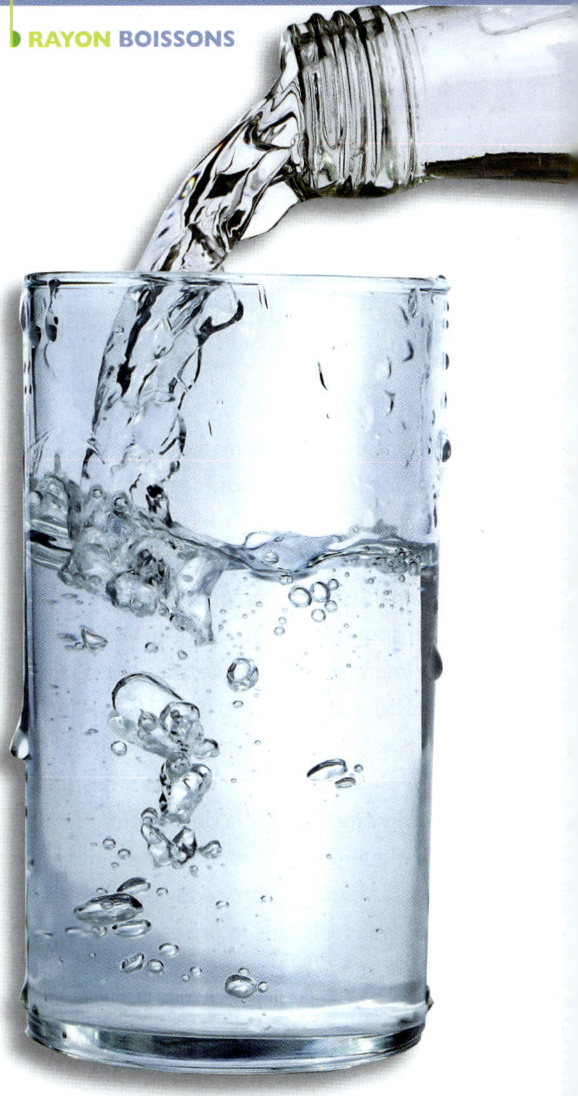

Eau de source, eau minérale et eau du robinet

Il existe trois sortes d'eaux autorisées à la consommation en France : l'eau de source, l'eau minérale naturelle et l'eau du robinet.

- **L'eau de source** est d'origine souterraine, sans microbe et protégée contre la pollution. Elle ne peut subir que des traitements prévus par la législation : séparation des éléments instables, séparation des constituants indésirables, élimination (partielle ou totale) du gaz carbonique, incorporation de gaz carbonique. La mention « Eau de source » est une dénomination de vente qui doit apparaître clairement et lisiblement. Sur l'étiquette de la bouteille doivent également figurer le nom de la source exploitée, le lieu d'exploitation et/ou pays d'origine, la mention des traitements. Les eaux de source peuvent être ou non minéralisées : elles ressemblent à l'eau du robinet, le chlore et l'aluminium en moins. Leur composition est variable et elles ne peuvent se prévaloir de propriétés favorables à la santé. Elles peuvent provenir de sources différentes, même de régions éloignées, sous une même marque.

Mauvaise note environnementale

L'eau en bouteille a un coût non négligeable pour l'environnement. D'abord, la fabrication des bouteilles plastique nécessite l'utilisation de ressources non renouvelables (pétrole, gaz naturel) et peut polluer. Ensuite, leur transport, de la source jusqu'aux lieux de vente et au domicile, puis le transport des bouteilles usagées vers le site de destruction, pollue, consomme du pétrole et est source de nuisances (bruit notamment). Enfin, la destruction du plastique dégage des fumées polluantes. Certes plusieurs procédés de recyclage existent. Mais plus le procédé est sûr, plus il requiert d'énergie et donc, moins il est rentable.

- **L'eau minérale naturelle** a, quant à elle, des propriétés particulières qui restent stables au cours du temps. Elle provient de gisements souterrains et tire son originalité d'une certaine teneur en minéraux, ou oligo-éléments ou en espèces amphotères comme les bicarbonates ou de sa pureté d'origine. Sur l'étiquette de la bouteille doivent là aussi figurer le nom de la source exploitée, le lieu d'exploitation et/ou pays d'origine, la mention des traitements et, en plus, la composition analytique avec ses constituants caractéristiques.
- Consommée par un Français sur deux, **l'eau du robinet** peut provenir de sources, de nappes souterraines ou de rivières. Cette eau doit répondre à des critères réglementaires stricts (une soixantaine au total). Claire, sans odeur ni saveur, elle ne doit contenir aucun microbe, germe ou parasite, ni aucune substance à des concentrations toxiques (nitrate, plomb, arsenic, cyanure, hydrocarbures, pesticides, etc.). Sa composition en sels minéraux est extrêmement variable d'une région à

l'autre, mais il est possible de la connaître en s'adressant aux mairies ou préfectures. Souvent très polluée au départ, cette eau doit être impérativement traitée pour devenir potable. Si les traitements qu'elle subit (filtration, désodorisation, chloration...) sont efficaces du point de vue de la sécurité alimentaire, ils confèrent souvent à l'eau du robinet un goût désagréable (chloré) et il est impossible de choisir sa qualité minérale.

Les minéraux de l'eau sont-ils absorbés ?

L'eau est un excellent vecteur pour les minéraux. Ces minéraux se retrouvent dans les tissus biologiques. Ils exercent également une fonction physiologique. Ainsi, des études expérimentales ont montré que le magnésium de l'eau est mieux absorbé (30 % de plus) et plus rapidement que le magnésium des aliments solides. Plusieurs études ont aussi trouvé que les personnes qui consomment une eau riche en magnésium ont un risque moins élevé de maladies cardiovasculaires que celles qui consomment une eau pauvre en magnésium. Le calcium de l'eau est lui aussi très bien absorbé. Cette absorption peut varier avec d'autres constituants de l'eau, comme les sulfates.

Des bouteilles en plastique toxiques ?

Régulièrement des études font état d'une pollution possible de l'eau en bouteille par le plastique qui constitue cette dernière. Parmi les substances soupçonnées de passer du plastique à l'eau : le bisphénol A (qui peut perturber le fonctionnement hormonal) ou l'antimoine (un composé toxique). Malgré tout, les taux relevés sont toujours très faibles. Et pour le Pr Jean-François Narbonne, toxicologue et expert à l'Agence française de sécurité des aliments (Anses), il n'existe aucun risque sanitaire lié aux bouteilles d'eau en plastique.

De la même manière, des travaux conduits en France ont montré qu'une eau riche en aluminium et pauvre en silice augmente le risque d'Alzheimer. Donc l'eau peut à la fois être le vecteur de minéraux favorables, comme elle peut en apporter qui nuiront à la santé.

Certains thérapeutes soutiennent malgré tout que les minéraux de l'eau ne seraient pas du tout ou alors peu absorbés par l'organisme. Selon eux, pour que les minéraux soient absorbés, il faudrait qu'ils aient d'abord été assimilés par des végétaux ou des tissus animaux. C'est donc seulement en mangeant des végétaux ou des aliments d'origine animale qu'on se procurerait les minéraux dont on a besoin. Un tel phénomène n'a jamais été mis en évidence au plan scientifique. Au contraire, ce qui est démontré, c'est que ces minéraux se retrouvent dans les tissus biologiques, preuve qu'ils ont bien été absorbés. S'il est incontestable qu'il y a des différences dans l'absorption de minéraux selon leur nature (organiques ou non) il n'existe aucune preuve.

Comment choisir une eau en bouteille

Choisir une eau n'est pas anodin pour la santé. Ce choix dépend aussi de ses propres besoins et ceux de sa famille. Si, en apparence, toutes les eaux se ressemblent, certaines peuvent toutefois être contre-indiquées. Ainsi, une eau minérale doit être choisie en fonction de ses antécédents médicaux, du régime en cours (sans sel par exemple), de sa situation (grossesse, allaitement, adolescent, sportif, etc.) et de son statut en minéraux : carence ou au contraire excès en un sel minéral...

Si l'on ne s'intéresse qu'aux effets des eaux minérales sur la santé, il existe en gros trois grands critères à surveiller :

- la teneur en bicarbonates, des ions qui interviennent dans la prévention de l'ostéoporose et qui aident également à préserver la masse musculaire (qui a tendance à « fondre » avec l'âge) ;
- la teneur en magnésium, un minéral important dans la gestion du stress et la prévention du vieillissement ;

- la teneur en calcium, un minéral qui joue notamment un rôle dans la santé osseuse ;
- la teneur en chlorures, nitrates et fluor, qui peuvent poser des problèmes lorsqu'ils sont en excès.

La teneur en bicarbonates

Certaines eaux – celles qui sont riches en bicarbonates – permettent de lutter contre un phénomène lié à l'alimentation actuelle et peu connu des nutritionnistes : l'acidose chronique. Nous mangeons en effet de plus en plus de protéines animales (viandes, charcuteries, laitages), de produits céréaliers, d'aliments salés. Tous ces aliments libèrent des acides dans l'organisme (respectivement acides phosphorique, sulfurique, chlorhydrique). Ces acides peuvent théoriquement être neutralisés par des éléments alcalins fournis par les fruits et légumes – à condition d'en manger beaucoup ! Comme c'est rarement le cas, l'organisme baigne en permanence dans une acidose chronique qui met en péril l'équilibre acide-base pour

pH et propriétés acidifiantes

Il ne faut pas confondre le pH qui mesure l'acidité de l'eau aux effets que l'eau peut avoir dans l'organisme : acidifiants ou alcalinisants. Une eau peut avoir un pH acide et des propriétés alcalinisantes, c'est le cas de Quézac par exemple. Ce que nous mangeons – ou buvons – a tendance à acidifier notre organisme ou au contraire à le rendre plus basique, quel que soit le pH. Nos aliments – donc nos bouteilles d'eau – contiennent en effet des minéraux que l'on peut répartir en deux camps selon qu'ils tendent à acidifier ou à alcaliniser l'organisme. Dans le premier camp, on retrouve le soufre, le phosphore et le chlore. Dans le deuxième, on a affaire au calcium, au magnésium, au sodium et au potassium. La nature alcalinisante ou acidifiante d'une eau est déterminée par l'indice Pral (pour *Potential renal acid load*) qui prend en compte tous ces ions.

lequel nous sommes génétiquement conçus. Pour en sortir, il puise dans les sels de calcium des os et dans les protéines musculaires, ce qui peut à la longue conduire d'une part à l'ostéoporose et d'autre part à la fonte des muscles. Les bicarbonates des eaux minérales sont intéressants justement parce qu'ils sont alcalinisants et contribuent donc à neutraliser l'acidose.

À retenir si vous voulez lutter contre l'acidose :

- Votre eau devrait apporter au moins 1 000 mg de bicarbonates au litre et si possible plus de 1 500 mg.
- Les eaux en bouteille les plus intéressantes sont : Quézac, Badoit et Vernière. St-Yorre et Vichy Célestins sont encore plus alcalinisantes mais elles apportent trop de fluor. On peut les consommer de temps en temps. Les eaux plates sont moins alcalinisantes que les eaux gazeuses, mais nous recommandons : Evian, Thonon, Valvert, Volvic, Vittel et Spa.

« Convient aux nourrissons »

Les critères encadrant une eau destinée aux nourrissons sont encore plus sévères. L'eau doit répondre à des seuils limites pour chacun de ses composants comme :

- Calcium < 100 mg/litre
- Magnésium < 50 mg/litre
- Fluor < 0,3 mg/litre
- Nitrates < 10 mg/litre

Lorsque la concentration de fluor est supérieure à 1,5 mg/litre, les eaux minérales naturelles doivent comporter lisiblement la mention : « Contient plus de 1,5 mg/litre de fluor : ne convient pas aux nourrissons et aux enfants de moins de 7 ans pour une consommation régulière ».

La teneur en magnésium

Chacun connaît les effets presque miraculeux de l'Hépar sur la constipation, notamment des jeunes enfants. Ces effets sont dus à la richesse de cette eau en magnésium (qui, en plus de lutter contre les effets négatifs du stress, est légèrement laxatif).

À retenir si vous avez besoin de magnésium :

- Votre eau devrait en contenir 80 mg au moins par litre.
- Parmi les eaux plates : Contrex (84 mg/L) et Hépar (110 mg/L), mais ces deux eaux sont acidifiantes.
- Côté eaux gazeuses, Rozana est à la fois alcalinisante et renferme 160 mg/L de magnésium, mais avec un peu trop de chlorures. Les autres eaux alcalinisantes et riches en magnésium sont : Quézac (95 mg/L), Badoit (85 mg/L).

La teneur en calcium

Certaines eaux se distinguent aussi par leur richesse en calcium. Le calcium est un minéral indispensable à l'os, mais ce n'est ni le seul ni le plus important déterminant de la santé de l'os comme certaines publicités pourraient nous le faire croire ! On ne connaît pas très bien les besoins en calcium : ils varient avec l'âge et la qualité de l'alimentation, selon qu'elle est plus ou moins riche en éléments acidifiants comme les protéines animales (lire ci-contre). Une alimentation très acidifiante augmente les besoins en calcium car le corps a tendance à puiser dans le calcium osseux. A l'inverse, une alimentation alcalinisante, c'est-à-dire riche en fruits et légumes, en bicarbonates, réduit les besoins en calcium alimentaire car elle préserve le calcium qui est dans les os. Si vous suivez ce type de régime, vos besoins en calcium sont probablement couverts par votre alimentation. Vous n'avez pas besoin de surconsommer du calcium en mangeant de grandes quantités de laitages ou en prenant des suppléments. L'eau contribue aussi aux apports en calcium.

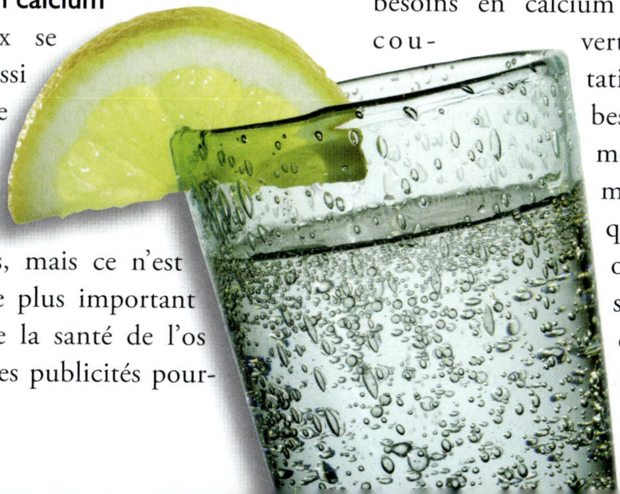

À retenir si vous avez besoin de calcium :

- Choisissez une eau avec un minimum de 200 mg de calcium au litre.
- Parmi les eaux les plus riches en calcium, figurent Hépar (555 mg/L), Courmayeur (533 mg/L) et Contrex (486 mg/L). Mais ces eaux sont acidifiantes, ce qui signifie qu'il faut consommer parallèlement suffisamment de fruits et légumes. Parmi les eaux alcalinisantes ou neutres riches en calcium, vous pourriez choisir : Rozana (301 mg/L, mais avec un peu trop de chlorures), Salvetat (253 mg/L), Quézac (241 mg/L) ou Vittel (202 mg/L).

La teneur en chlorures, nitrates, fluor

Un litre d'eau ne devrait pas apporter plus de :

- 40 mg de chlorures
- 5 mg de nitrates
- 2,5 mg de fluor

Dans la sélection des eaux minérales présentée dans les pages qui suivent, le premier critère de sélection a été la teneur en chlorures, nitrates et fluor. Le deuxième critère est la nature alcalinisante ou acidifiante des eaux. Le troisième est leurs teneurs en minéraux et surtout l'équilibre entre ces minéraux (ce qui nous a amené à privilégier les eaux buvables par toute la famille).

Les eaux aromatisées

Vendues au rayon des eaux en bouteille, elles sont à base d'eau de source ou d'eau minérale. Elles ne sont pas soumises à la réglementation concernant les eaux minérales et peuvent comporter tous les ingrédients autorisés dans les « boissons rafraîchissantes sans alcool » : édulcorants, colorants, arômes, sucre. Une eau aromatisée peut réellement être sans sucre, juste aromatisée mais elle est souvent à base d'édulcorants pour imiter la saveur sans les calories. Certaines peuvent toutefois contenir jusqu'à 15 morceaux de sucre par litre (75 g) !

Une tendance semble se dégager parmi ces eaux : on retrouve une dominante d'arôme citron dans les eaux aromatisées sans sucre ajouté alors que parmi les plus sucrées on retrouve les eaux aromatisées aux fruits rouges (avec l'équivalent de 3 morceaux de sucre par verre !). Les eaux aromatisées les moins bonnes sont souvent celles qui se parent de vertus santé ou minceur : sous prétexte d'apporter une quantité infime d'éléments favorables, elles renferment de nombreux composés indésirables.

Un bon exemple en est la boisson Vitaminwater®, constituée d'eau de source additionnée de fructose et de sucre à raison de 23 g par bouteille de 50 cl (soit l'équivalent de près de 5 morceaux de sucre) et de vitamines.

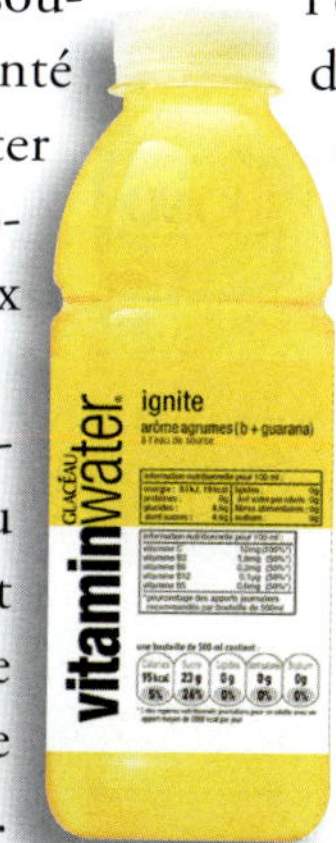

Un produit tellement trompeur qu'un diabétique américain en a consommé après l'effort pendant des années croyant faire du bien à sa santé. Puis il s'est rendu compte que cette boisson contenait presqu'autant de sucre qu'une canette de Coca-cola, commercialisée par le même industriel, et a porté plainte. Moralité : pour l'instant l'eau reste la meilleure des boissons. Dès qu'une bouteille d'eau vous promet plus que de vous hydrater et de vous désaltérer, réfléchissez à deux fois avant de l'acheter.

Faites LE BON CHOIX

- Variez les marques d'eau pour bénéficier des propriétés de chacune et veillez à ce que les marques proposées conviennent à toute la famille.
- Préférez les eaux aromatisées sans sucre ajouté, avec, dans la liste d'ingrédients, juste de l'eau et un arôme (naturel de préférence).

Eaux minérales

OUI

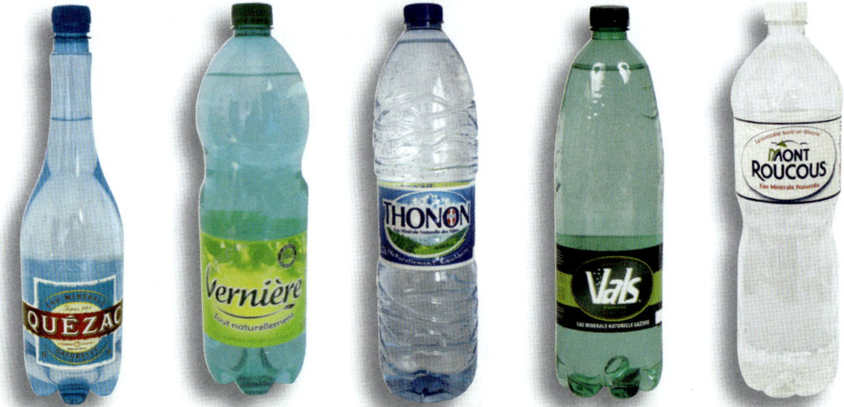

Quézac

- Chlorures : 18 mg/l
- Nitrates : <0.5 mg/l
- Fluor : 2.1 mg/l

Peu connue en raison de ses origines lozériennes, Quézac a pourtant tout pour plaire : elle est alcalinisante et riche en calcium et en magnésium.

Vernière

- Chlorures : 18 mg/l
- Nitrates : <2 mg/l
- Fluor : NC

Dans les eaux gazéifiées, Vernière se distingue par sa faible teneur en chlorure. Un bon point pour cette eau qui est aussi alcalinisante.

Thonon

- Chlorures : 9 mg/l
- Nitrates : 8 mg/l
- Fluor : NC

Avec Evian, elle est l'eau plate la plus alcalinisante. Mais elle contient un peu plus de nitrates et de chlorures que cette dernière.

Vals

- Chlorures : 24,6 mg/l
- Nitrates : <1 mg/l
- Fluor : NC

Une eau alcalinisante avec des teneurs correctes en chlorures et nitrates.

Mont Roucous

- Chlorures : 3 mg/l
- Nitrates : 3 mg/l
- Fluor : NC

Appréciée pour son goût particulièrement frais et montagnard, l'eau Mont Roucous se distingue aussi par sa faible minéralisation qui la rend buvable par toute la famille.

LE TOP

LE FLOP

Volvic

- Chlorures : 13.5 mg/l
- Nitrates : 6.3 mg/l
- Fluor : NC

L'eau des volcans d'Auvergne jaillit avec plus de 5 mg de nitrates par litre ! Par ailleurs ses teneurs en calcium et magnésium ne sont pas intéressantes.

Wattwiller

- Chlorures : NC
- Nitrates : 0 mg/l
- Fluor : 0.5 mg/l

Plutôt riche en calcium, sans nitrates, Wattwiller avait tout pour plaire ! Malheureusement elle est acidifiante...

Saint Yorre

- Chlorures : 322 mg/l
- Nitrates : NC
- Fluor : 1 mg/l

Avec 1708 mg/l de sodium et 322 mg/l de chlorure, la Saint Yorre est l'une des eaux minérales les plus salées. C'est aussi elle qui détient le record de la teneur en fluor en France.

San Pellegrino

- Chlorures : 54.8 mg/l
- Nitrates : 2.9mg/l
- Fluor : 0.5 mg/l

Prisée des gourmets, la San Pellegrino est l'une des eaux gazeuses les moins minéralisées. C'est aussi l'une des plus acidifiantes. Dommage.

Vichy Celestin

- Chlorures : 235 mg/l
- Nitrates : NC
- Fluor : >1,5

Une eau certes alcalinisante mais avec des teneurs élevés en chlorures et fluor et peu intéressante pour ses teneurs en calcium et magnésium.

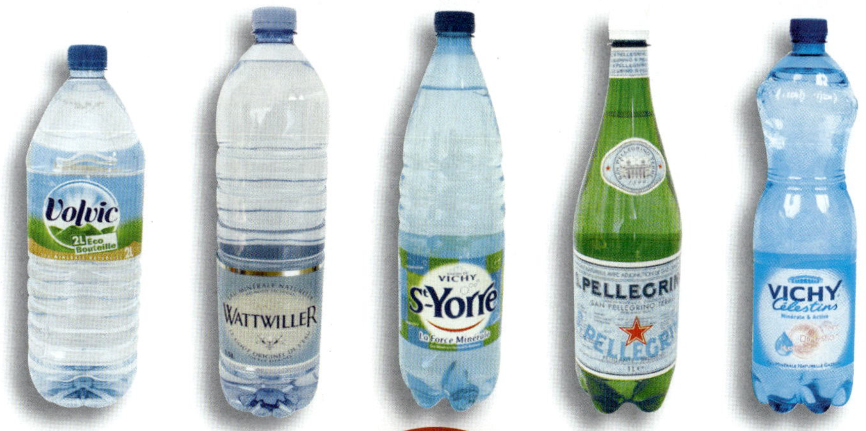

NON

Eaux aromatisées

OUI

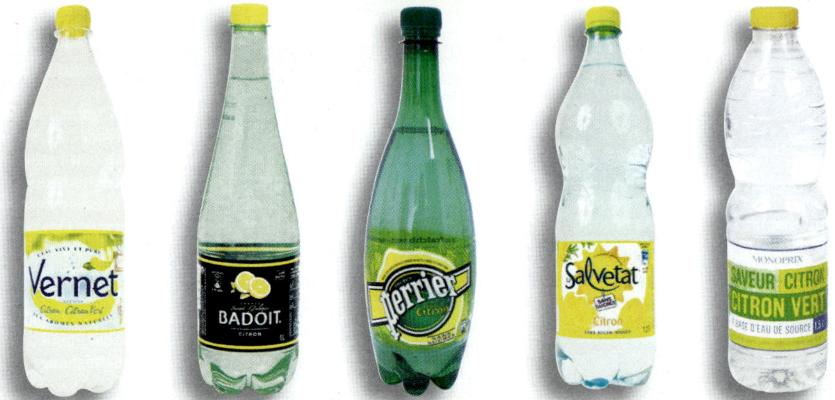

Vernet citron-citron vert

- Cal : 0.4
- Glu : 0.1 g
- Sucre ajouté : non

Une recette très simple : eau minérale naturelle gazeuse et arômes naturels. Le tout pour seulement 0.4 calories ! C'est bien...

Badoit Bulles de citron

- Cal : 0
- Glu : 0
- Sucre ajouté : non

Une eau finement gazeuse aromatisée au citron qui plus est, très riche en bicarbonates. C'est bon pour la digestion et c'est bon pour la santé des os.

Perrier citron

- Cal : 0.4
- Glu : 0
- Sucre ajouté : non

Rien à redire : de l'eau minérale et un arôme naturel. À consommer les yeux fermés.

Salvetat citron

- Cal : 0
- Glu : 0
- Sucre ajouté : non

De l'eau à 99,9 % et un arôme naturel de citron... Le presque équivalent d'un verre d'eau pétillante additionné d'une rondelle de citron...

Citron citron vert Monoprix

- Cal : 1
- Glu : 0.2 g
- Sucre ajouté : non

De l'eau, des arômes naturels de citron et citron vert, un bon produit comme toutes les eaux aromatisées au citron.

LE TOP

LE FLOP

Taillefine fiz

- Cal : 1.9
- Glu : 0.3
- Sucre ajouté : non (édulcorants)

Une eau aromatisée qui s'apparente fortement à du soda light avec des conservateurs et des émulsifiants en prime !

Volvic touche de thé vert menthe

- Cal : 15
- Glu : 3.7 g
- Sucre ajouté : oui

Une eau minérale avec des extraits naturels et des conservateurs, jusque là c'est correct. Mais c'est sans compter sur les calories.

Taillefine fraise framboise

- Cal : 0.7
- Glu : 0
- Sucre ajouté : non (édulcorants)

Un des champions au niveau de la longueur de la liste d'ingrédients avec, notamment, deux acidifiants, deux conservateurs et deux édulcorants.

Citronnade Pulco

- Cal : 29
- Glu : 6.5
- Sucre ajouté : oui

De l'eau, du jus de fruits et des arômes naturels, pas mal non ? Sauf qu'un verre de 200 ml apporte près de l'équivalent de trois sucres, ce qui n'est pas rien !

Volvic pêche orange

- Cal : 16
- Glu : 3.7
- Sucre ajouté : oui

Près de l'équivalent de deux sucres par verre ! Et que vient faire l'huile végétale dans la composition de cette eau aromatisée ?

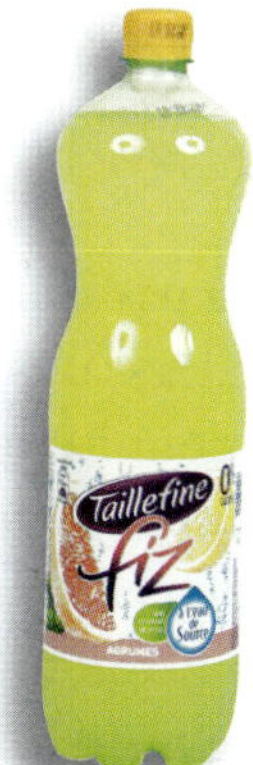

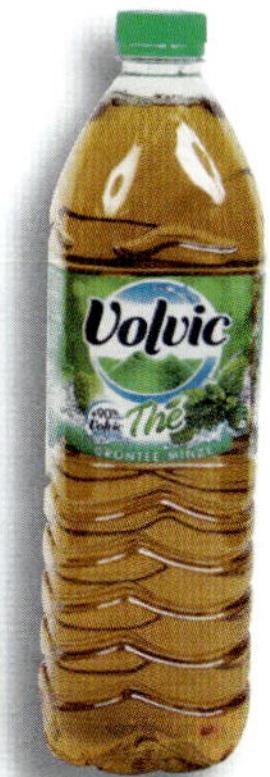

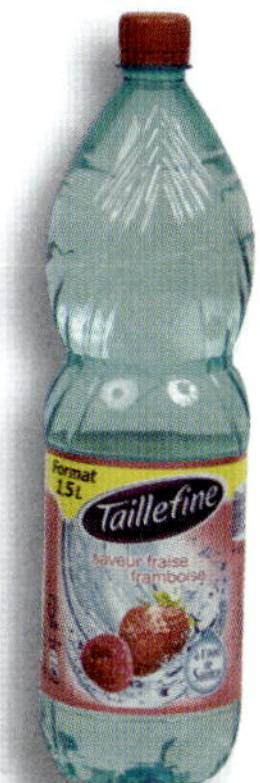

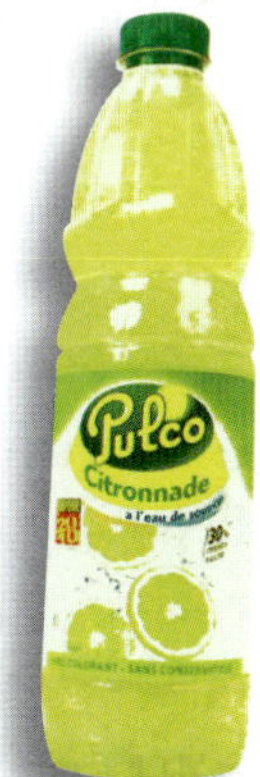

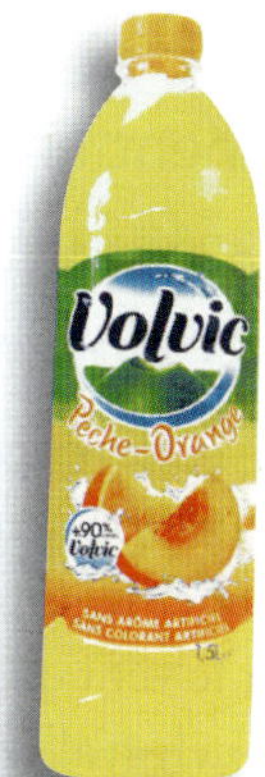

NON

Les boissons aux fruits

Les Français sont de gros consommateurs de boissons aux fruits et en particulier de jus de fruits. Du coup, à ce rayon, l'offre est énorme et elle s'est encore enrichie ces dernières années de nouveaux venus : les smoothies. Comment s'y retrouver parmi toutes ces boissons ? Et, au fait, un verre de jus de fruits remplace-t-il vraiment un fruit ?

Les jus de fruits et les smoothies

Poussés par les slogans du Programme national nutrition santé (PNNS) « manger cinq fruits et légumes par jour », les jus de fruits ont le vent en poupe. Mais sur le plan nutritionnel, n'allez pas croire qu'un verre de jus de fruit remplacera avantageusement la pomme que vous n'avez pas mangée : les jus n'ont pas les vertus des fruits entiers. Certes, comme les fruits dont ils sont issus, les jus de fruits apportent des vitamines et des antioxydants. En revanche, ils ne contiennent pas de fibres sauf certains smoothies fabriqués à partir de fruits entiers. Et ils pourraient, lorsqu'on en boit trop, avoir des inconvénients que les fruits n'ont pas. Des études montrent ainsi que la consommation régulière et soutenue de jus de fruits pourrait augmenter le risque d'obésité et de caries dentaires et élever le taux de triglycérides, un facteur de risque cardiovasculaire. Par ailleurs, les glucides des jus sont assimilés plus vite que ceux d'un fruit ce qui explique qu'on est rassasié après avoir mangé une pomme mais pas après avoir bu un verre de jus de pomme.

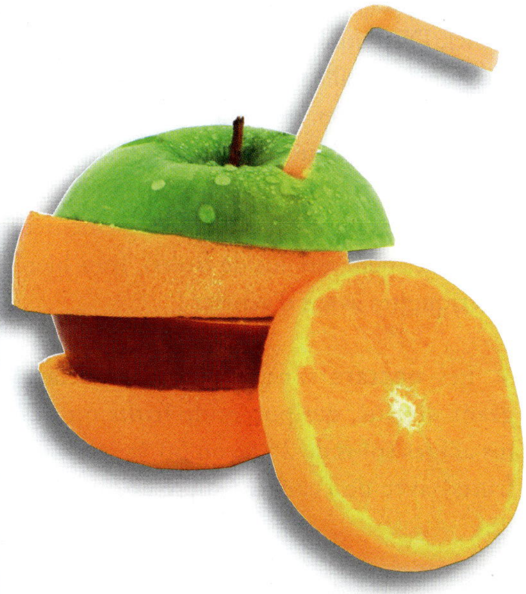

- Les **100 % purs jus de fruits** sont obtenus par simple pression des fruits. Leur conservation est assurée par pasteurisation. Ils sont qualifiés de « purs » lorsqu'ils ne comportent aucun additif ou ingrédient ajouté (sucre notamment). Ils peuvent être conditionnés dans du verre, du plastique ou du carton et stockés et vendus au rayon ambiant. En revanche, si ces jus ont été conditionnés à froid (quel que soit l'emballage) et s'ils passent dans la filière du frais, ils seront qualifiés de « réfrigérés ». Ce sont les jus qui se rapprochent le plus de ceux que vous pourriez faire à la maison mais ce sont aussi les plus chers.

- Les **jus à base de concentré** sont obtenus par pression des fruits sur le lieu de la cueillette ou à proximité. Immédiatement après le pressage, environ 4/5 de l'eau est évaporée. Les arômes sont récupérés et l'on obtient un jus de fruit concentré qui est conservé et transporté à -18 °C. Pour la fabrication, on réincorpore de l'eau et des arômes. Leur conservation est assurée par pasteurisa-

Les boissons fonctionnelles

De plus en plus de marques misent sur le marché des boissons fonctionnelles aux fruits. Ces boissons se parent de vertus nutritionnelles et de santé : elles sont tantôt antioxydantes, vitalisantes, amincissantes… grâce à l'ajout de nutriments spécifiques dont les bienfaits santé sont étayés par la science. Sur le papier, le concept est séduisant. Dans les faits, ces nutriments sont le plus souvent présents en quantités microscopiques tandis que le prix de la boisson, lui, devient macroscopique. Hydration Tao, une boisson à l'acérola, au cassis, au ginseng et aux acides aminés, « source d'antioxydants », renferme ainsi 4 fois moins de vitamine C qu'un jus d'orange flash pasteurisé pour un prix 4 fois plus élevé. Point positif, ces boissons sont peu sucrées, bien moins qu'un jus de fruits ou un soda.

tion. Ils peuvent être conditionnés dans du verre, du plastique ou du carton et stockés et vendus au rayon ambiant. Les jus de fruits ne font l'objet d'aucune addition de sucres.

- Trop liquides pour de la compote, trop épais pour des jus de fruits, les **smoothies** sont en plein essor. Il existe depuis peu en supermarchés des smoothies « naturels » ne comportant ni additif, ni conservateur, ni sucre ajouté, ni eau ajoutée, ni concentré (marques Innocent ou Smoovie notamment). Disponibles au rayon frais, ces fruits mixés en bouteille sont 100 % fruits. Si vous souhaitez acheter des smoothies c'est vers ce type de produit qu'il faut vous tourner. Mais l'appellation « smoothie » recouvrant un peu de tout car elle n'est pas réglementée (contrairement aux jus de fruits), lisez bien les étiquettes avant d'acheter !

- Les **nectars** sont obtenus en mélangeant des jus, des purées de fruits ou des jus acides (plus de 25 % ou 50 % selon les fruits) avec de l'eau, du sucre et/ou édul-

DÉNOMINATION	CONSERVATION	TENEUR EN FRUITS	SUCRE AJOUTÉ	PASTEURISATION	DURÉE DE VIE
100% pur jus	Frais	100 %	Non	Non	1 semaine
	Réfrigéré	100 %	Non	Oui	3 à 4 semaines
	Ambiant	100 %	Non	Oui	12 mois
À base de jus concentré	Réfrigéré	100 %	Autorisé avec mention obligatoire	Oui	3 à 4 semaines
	Ambiant	100 %	Autorisé avec mention obligatoire	Oui	12 mois
Nectar	Réfrigéré	25 à 50 % minimum	Autorisé avec mention obligatoire	Oui	3 à 4 semaines
	Ambiant	25 à 50 % minimum	Autorisé avec mention obligatoire	Oui	12 mois

Source : Union Nationale Interprofessionnelle des Jus de fruits

corants intenses. Lorsqu'ils sont préparés à partir d'une purée ou un jus concentré, ces nectars sont dits « à base de jus et/ou purées concentrés ». Seuls un tout petit nombre d'additifs peut être ajouté aux nectars et les seuls arômes pouvant leur être restitués sont ceux provenant strictement des fruits en question. Inutile de dire qu'avec les nectars on s'éloigne vraiment du fruit entier.

Les différentes allégations

À côté des principales appellations que nous venons d'évoquer, vous pouvez retrouver d'autres mentions sur les emballages des jus et nectars.

- La mention **« À teneur garantie en vitamines et/ou minéraux »** signifie que le jus de fruits ou le nectar a fait l'objet d'un ajout de vitamines et/ou minéraux (qui peuvent être perdus lors de la fabrication ou l'entreposage) à des quantités au moins égales à celles présentes dans l'aliment avant la fabrication.

- L'allégation nutritionnelle **« Naturellement riche en… »** atteste quant à elle que le jus contient naturellement plus de 15 % des AJR (Apports Journaliers Recommandés) du nutriment (vitamines ou minéraux) concerné.

- Les 100 % purs jus sont toujours **« sans sucre ajouté »** conformément à la législation. Mais les jus à base de concentrés peuvent faire l'objet ou non d'ajout de sucre, il est donc important de bien regarder la liste des ingrédients.

- Enfin, la mention **« À faible teneur en calories »** concerne seulement les nectars de fruits sans addition de sucres ou dont la faible valeur énergétique s'explique par le fait que les sucres peuvent être remplacés totalement ou partiellement par des édulcorants.

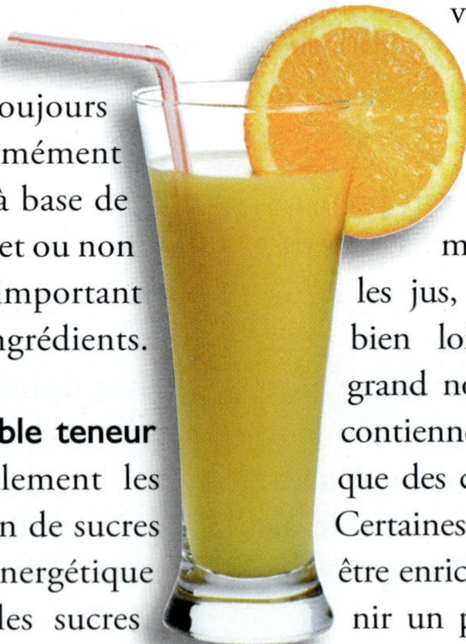

Côté pratique, sachez que tous ces jus, une fois entamés, ne peuvent être gardés au réfrigérateur que quelques jours. Préférez donc les petites briques aux grandes bouteilles si vous êtes le seul à en consommer. En revanche, si toute la famille consomme du jus de fruit, optez pour les grands conditionnements et gérez la part de votre enfant sans dépasser un verre de 200 ml par jour.

Des boissons… not so good !

Si elles peuvent sembler moins chères à l'achat que les jus, les boissons aux fruits sont bien loin de leur ressembler. Un grand nombre de boissons aux fruits contiennent ainsi surtout du sucre ainsi que des colorants et arômes artificiels. Certaines boissons aux fruits peuvent être enrichies de vitamine C, ou contenir un peu de jus naturel, mais elles n'offrent pas le potassium, les vitamines B et les autres nutriments que l'on trouve dans le jus de fruits 100 % pur. Les plus répandues sur le marché contiennent autour de 20 % de fruits. Comme toutes les « boissons rafraîchissantes sans alcool », les boissons aux fruits peuvent contenir : édulcorants, colorants, arômes, sucre.

Choisissez donc un produit dont l'étiquette porte le mot « jus » pour vous assurer d'acheter un produit tout à fait naturel. Attention aux boissons aux fruits rouges qui contiennent généralement beaucoup de jus de pomme et peu de fruits rouges. Méfiez-vous de tout produit appelé « boisson », « cocktail », « délice » ou dont le nom se termine par « ade » (comme Pressade) qui contient habituellement très peu de jus de fruits. De fait, ces produits sont formés surtout de sucre et d'eau.

COMBIEN DE SUCRE DANS LES BOISSONS AUX FRUITS ?

Equivalence en morceaux de sucre de 250 ml de boisson

Eau	0
Jus de pomme	5,5
Jus de raisin	7,5
Jus d'orange	5
Jus de pamplemousse	5
Jus d'ananas	6
Cola	5,5
Orangina	5
Sprite	4

Faites LE BON CHOIX

- Préférez les jus de fruits pressés frais 100 % pur jus (troubles pour les jus de pomme ou avec de la pulpe pour les jus d'agrumes) ou mieux encore les smoothies avec des fruits entiers mixés.
- Evitez les produits avec du sucre ou des édulcorants ajoutés : ils n'ont vraiment plus rien à voir avec des fruits sur le plan nutritionnel.

OUI

Jus de fruits et boissons fruitées

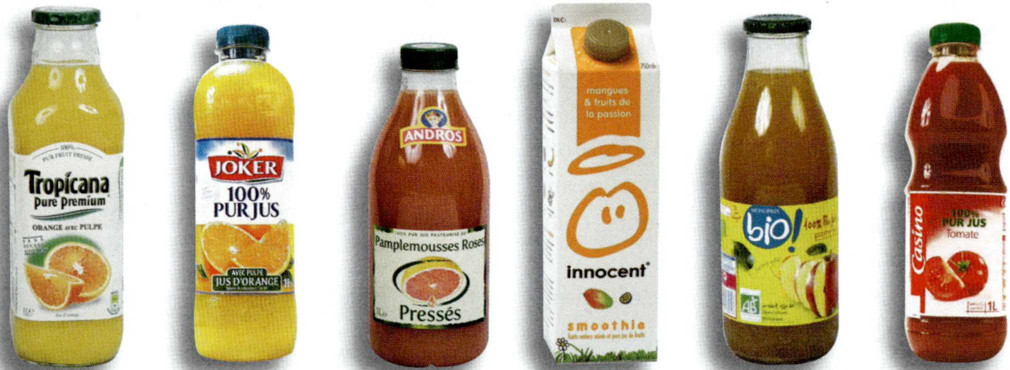

Orange avec pulpe Tropicana

- Fruits : 100 %
- Vitamine C : 30 mg
- Fibres : 0.5 g

Plus de fibres qu'un jus normal sans pulpe et plus de vitamine C. Un jus savoureux de très bonne qualité.

- Cal : 47
- Prot : 0.8 g
- Glu : 10 g
- Lip : 0 g

100 % pur jus Jocker

- Fruits : 100 %
- Vitamine C : 45 mg
- Fibres : 0.1 g

Un jus d'orange 100 % pur jus avec pulpe et sans ajout de sucre. Très bonne teneur en vitamine C.

- Cal : 40
- Prot : 1 g
- Glu : 8.7 g
- Lip : 0.16 g

Jus de pamplemousse rose Andros

- Fruits: 100 %
- Vitamine C : 20 mg
- Fibres : 0.3 g

Un jus de fruits frais avec pulpe, 100 % pur jus avec une teneur en vitamine C intéressante.

- Cal : 43
- Prot : 0.5 g
- Glu : 10 g
- Lip : 0.1 g

Mangue passion Innocent

- Fruits : 100 %
- Vitamine C : 24 mg
- Fibres : 12 mg

Des fruits entiers et une pasteurisation légère donc une excellente teneur en fibres et en vitamine C. Sans conteste, la Rolls du jus de fruit.

- Cal : 57
- Prot : 0.6 g
- Glu : 12.5 g
- Lip : 0.2 g

LE TOP

Pur jus de pomme Monoprix Bio

- Fruits: 100 %
- Vitamine C : NC
- Fibres : traces

Les jus de pommes troubles ont 2 à 4 fois plus d'antioxydants que ceux qui sont limpides. Une bonne raison de choisir ce jus non clarifié.

- Cal : 44
- Prot : 0.1 g
- Glu: 11 g
- Lip : 0 g

Jus de tomate 100 % pur jus Casino

- Fruits : 100 %
- Vitamine C : NC
- Fibres : 0.1 g

Un jus pauvre en calories qui apporte 6 g de sel par litre, c'est correct puisque le minimum pour les jus de tomate est de 5 g.

- Cal : 29
- Prot : 0.9 g
- Glu : 5.8 g
- Lip : 0.2 g

LE FLOP

Cranberry Classic Ocean Spray

- Fruits : 25 %
- Vitamine C : 24 mg
- Fibres : 0 g

« Sans conservateur ni colorant », peut-être... mais du sirop de fructose et de glucose. Tant pis pour les vertus antioxydantes de la canneberge !

- Cal : 49
- Prot : 0 g
- Glu : 11.7 g
- Lip : 0 g

Pamplemousse Pulco Les recettes

- Fruits : 12 %
- Vitamine C : NC
- Fibres : 0.1 g

On s'attend à un produit simple. Pourtant, à côté de l'eau et des jus de fruits, on trouve des acidifiants, des arômes, un colorant. Bof !

- Cal : 28
- Prot : 0.1 g
- Glu : 6.4 g
- Lip : 0 g

Nectar de jus de pomme bio Pressade

- Fruits : 50 %
- Vitamine C : NC
- Fibres : NC

Même bio, ça n'est ni plus ni moins qu'un jus de pomme coupé avec de l'eau et du sucre. Évidemment (et encore heureux !) c'est moins cher qu'un vrai jus de pomme bio !

- Cal : 47
- Prot : 0.6 g
- Glu : 11.2 g
- Lip : traces

Sunny Delight orange fraise

- Fruits : 15 %
- Vitamine C : 24 mg
- Fibres : < 0.1 g

Beaucoup d'eau, peu de fruits (0.5 % de fraise !). Présence étonnante d'un épaississant et d'un émulsifiant. On laisse au rayon.

- Cal : 40
- Prot : <0.1 g
- Glu : 9.5 g
- Lip : <0.1 g

Jus de raisin Bio Village

- Fruits : 100%
- Vitamine C : NC
- Fibres : traces

Un jus de fruit contenant 100 % de fruits mais deux fois plus calorique que les jus de fruits classiques. À réserver pour les sportifs.

- Cal : 70
- Prot : traces
- Glu : 18 g
- Lip : traces

Banane Granini

- Fruits : 25 %
- Vitamine C : NC
- Fibres : NC

Inintéressant sur le plan nutritionnel car pauvre en vitamines, minéraux et antioxydant. À la rigueur pour les efforts physiques...

- Cal : NC
- Prot : NC
- Glu : NC
- Lip : NC

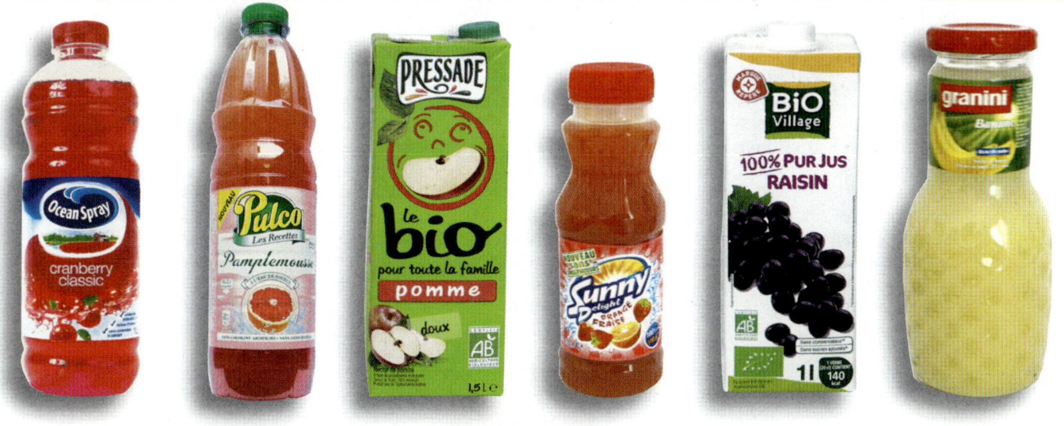

NON

Sirops et antésite

OUI

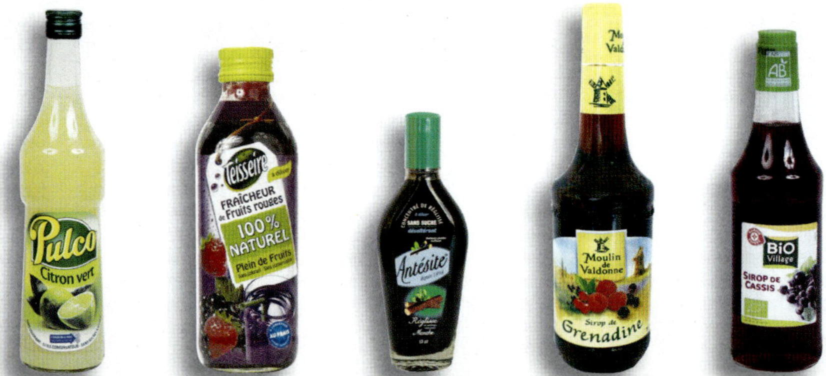

Pulco citron vert

- 1er ingrédient : eau
- Colorants : non

Jus de citron vert à base de concentré avec 4 % de pulpe sans sucre. Le sucre, c'est vous qui décidez d'en ajouter ou pas. Une citronnade sur mesure, l'idéal.

- Cal : 40
- Prot : 0.2 g
- Glu : 5.9 g
- Lip : 0.1 g

LE TOP

Fraîcheur de fruits rouges Teisseire

- 1er ingrédient : jus de fruits
- Colorants : non

95 % de jus de fruits à base de concentré, du sucre, de la pulpe d'agrumes et des arômes naturels. Un très bon sirop.

- Cal : 220
- Prot : < 0.1 g
- Glu : 55 g
- Lip : < 0.1 g

Antésite réglisse

- 1er ingrédient : eau
- Colorants : non

Pas de fruit ni de sucre, mais un extrait de réglisse au parfum puissant et à la saveur légèrement sucrée pour aromatiser vos boissons. 15 gouttes pour 1 verre.

- Cal : 24
- Prot : < 5 g
- Glu : < 4 g
- Lip : < 1 g

Sirop grenadine Moulin de Valdonne

- 1er ingrédient : sucre
- Colorants : non

La recette du sirop classique. Du vrai sucre, de l'eau et du jus de fruit (12 %). Pas de colorants, pas de conservateurs. Un bon produit.

- Cal : NC
- Prot : NC
- Glu : NC
- Lip : NC

Sirop cassis Bio village

- 1er ingrédient : sucre de canne
- Colorants : non

Du sucre, de l'eau et du jus de cassis à base de concentré (10 %), le tout issu de l'agriculture biologique. Pas de colorant, pas de conservateur.

- Cal : 340
- Prot : 0 g
- Glu : 84 g
- Lip : 0 g

Grenadine Paquito (recette William)

- 1er ingrédient : sirop de glucose-fructose
- Colorant : non

Plus de sirop de glucose-fructose, de sucre et d'eau que de jus de fruits. Sans colorant et sans conservateur mais cela n'est pas suffisant !

- Cal : NC
- Prot : NC
- Glu : NC
- Lip : NC

LE FLOP

Teisseire 0 % framboise cranberry

- 1er ingrédient : eau
- Colorants : oui

Zéro sucre donc pour leurrer vos yeux et vos papilles : des épaississants, un arôme, des édulcorants, des colorants et des conservateurs. Drôle de sirop !

- Cal : 18
- Prot : <0.1 g
- Glu : 1.2 g
- Lip : <0.1 g

Sirop de menthe sans sucre Monoprix

- 1er ingrédient : eau
- Colorants : oui

Un sirop certes sans sucre mais contenant des épaississants, des édulcorants, des conservateurs et des colorants dont un pouvant entraîner des réactions allergiques.

- Cal : 10
- Prot : < 0.1 g
- Glu : 0.7 g
- Lip : < 0.1 g

Sirop de menthe Casino

- 1er ingrédient : sucre
- Colorants : oui

Les deux colorants ont changé depuis l'édition précédente mais c'est toujours zéro fruit, du sucre, de l'eau, le tout aromatisé et coloré.

- Cal : 290
- Prot : <0.1 g
- Glu : 72 g
- Lip : <0.1 g

Eyguebelle citron jaune

- 1er ingrédient : sucre
- Colorants : oui

Jus de citron mis en œuvre 7 %. Contient un colorant interdit aux États-Unis (la tartrazine) qui peut entraîner de l'asthme chez les personnes sensibles.

- Cal : NC
- Prot : NC
- Glu : NC
- Lip : NC

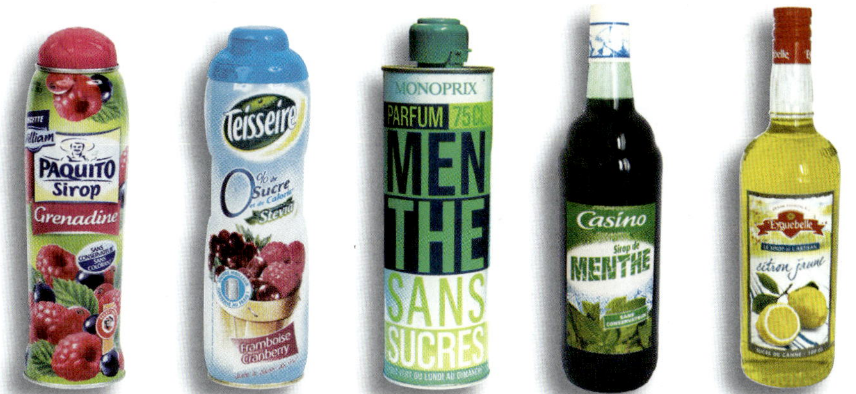

NON

Pepsi ou Coca ?

Souvent montrés du doigt comme un des responsables de l'obésité galopante ou de la déminéralisation osseuse, les sodas ne bénéficient pas de circonstances atténuantes. Pour quelles raisons ? C'est ce que nous allons voir…

●●● Les plus consommés sont certainement les colas dont les ingrédients de base sont : eau gazéifiée, sucre, colorant (caramel E150d), acidifiant (acide phosphorique), extraits végétaux, arôme caféine. Comment fabrique-t-on le *Coca-Cola* ? Dans l'usine, une station de traitement d'eau fournit une eau neutre à laquelle sont rajoutés les extraits végétaux sous forme liquide ou en poudre. Personne ne connaît la formule exacte de ces extraits, c'est le grand secret de *Coca-Cola*, probablement le secret le mieux gardé du monde car ce sont eux qui donnent au breuvage son goût unique. Puis, l'eau et les extraits sont mélangés au sucre liquide dans une grande cuve. Du dioxyde de carbone (CO_2) est ensuite ajouté avant la mise en bouteille.

Nutritionnellement, ça donne quoi ?

Tous les sodas, colas ou autres, n'ont aucun intérêt nutritionnel. Et pour cause : leur apport calorique est très élevé pour un pouvoir satiétant quasi nul (le pouvoir satiétant est la capacité d'un aliment à maintenir la satiété dans le temps c'est-à-dire un état de non faim). En clair, ils n'ont qu'un seul effet (lorsqu'ils sont consommés en excès) : celui de participer à une surcharge en sucres qui peut favoriser prise de poids et caries.

- La plupart des sodas contiennent beaucoup de sucre (saccharose) et ces sucres libres sont cariogènes.
- Les sodas ont aussi un pH très bas, du fait des acides (citrique, phosphorique) qu'ils contiennent. Cette caractéristique favorise l'érosion dentaire, c'est-à-dire la perte d'émail et de dentine (ivoire), qui affecte surtout les incisives, et qui est fréquente chez les jeunes adultes.
- De plus, certains sodas favorisent la déminéralisation osseuse. Comme le rappelle le docteur Jean-Paul Curtay, nutrithérapeute (Paris), « *la consommation fréquente de « colas » est associée à une forte augmentation de la fréquence des fractures chez les adolescentes. Les boissons de ce type contiennent en effet des doses élevées d'acide phosphorique. Les excès de phosphore, en précipitant le calcium, réduisent l'absorption de ce minéral* ». À la fin de la croissance, le capital calcique osseux est constitué. Moins il est élevé, plus le risque d'ostéoporose, quelques décennies plus tard, est grand. D'où l'importance d'adopter tôt des comportements alimentaires qui favorisent une densité osseuse optimale (alimentation riche en fruits et légumes, amandes, yaourts).

Que penser des sodas light ?

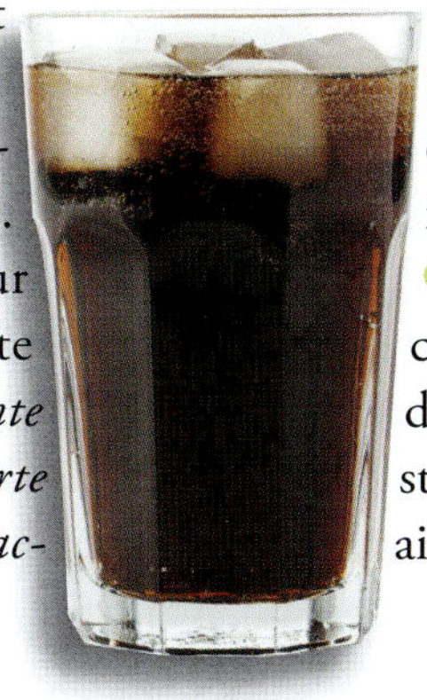

Pour obtenir un soda light, il suffit de remplacer le sucre par des édulcorants : aspartame, acésulfame-K, etc.

- **Avantages :** les édulcorants que contiennent les sodas n'ont pas d'effet sur le taux d'insuline et ne stimulent donc pas l'appétit. Par ailleurs, les études montrent que la consommation d'aliments édulcorés ne conduit pas à une augmentation de l'apport d'énergie (ni d'ailleurs à une perte de poids). Pour ces raisons, les sodas light peuvent avoir un intérêt pour les personnes qui ont du mal à renoncer à ce genre de boisson.

- **Inconvénients :** les édulcorants confèrent la même saveur sucrée aux sodas que le sucre classique ce qui risque d'entretenir voire d'aviver notre attirance naturelle pour les aliments sucrés. De plus, pour le toxicologue Jean-François Narbonne, à partir du moment où il y a des doutes sur la toxicité d'une substance comme c'est le cas pour l'aspartame, autant ne pas prendre de risque et consommer des produits les plus naturels possibles.
- **Conclusion :** si la consommation de sodas est occasionnelle, évitez le light, surtout pour vos enfants.

Quid des boissons énergisantes ?

Après le cola – caféiné – les boissons préférées des ados et des sportifs sont les *energy-drink* : Red-Bull, Monster Energy, Dark Dog... Destinées à donner un regain d'énergie à son consommateur, ces boissons mélangent différents ingrédients stimulants dont le principal est la caféine, à raison de 80 à 150 mg pour 25 cl. Si un verre de cola apporte en caféine l'équivalent d'un tiers d'une tasse de café, un verre de boisson énergisante en contient l'équivalent de 1 à 3 tasses ! Comme les colas, les boissons énergisantes sont très sucrées : 25 cl contiennent 30 g de sucre

CHIFFRE D'AFFAIRES DES 10 PREMIÈRES MARQUES DE SOFT-DRINKS

PRODUIT	C.A.
Coca-Cola regular	34,0 %
Coca-Cola Zero	7,1 %
Coca-Cola Light	6,9 %
Oasis	6,7 %
Orangina	4,5 %
Schweppes	3,4 %
Lipton Ice Tea	3,2 %
Red Bull	2,9 %
Fanta	2,6 %
Pepsi Cola	1,7 %

Source : panels de distributeurs (2011)

environ (près de 8 morceaux de sucre). Parmi les autres substances actives de ces boissons, on trouve : la taurine (un acide aminé qui n'a rien à voir avec les taureaux mais qui est un antioxydant), des vitamines B, du glucuronolactone (un sucre naturellement produit par le foie à partir du glucose) ou encore des plantes (guarana, ginseng, ginkgo biloba).

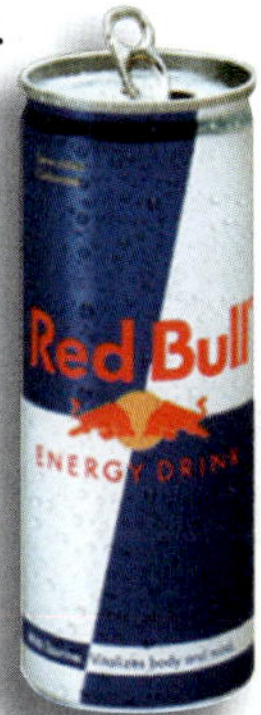

Sur le plan santé, aucune dangerosité. Le principal risque est celui lié à une surdose de caféine : hypertension, palpitations, maux de tête... Autre risque pointé en cas de consommation conjointe d'alcool : les effets de l'alcool sont masqués par la boisson ce qui peut induire des comportements à risque (conduite en état d'ivresse par exemple).

Faites LE BON CHOIX

- Réservez les sodas à des occasions particulières en veillant à ce que vos enfants les consomment avec modération.
- N'oubliez pas que la seule boisson indispensable est l'eau et que les sodas – ou même les jus de fruits et les sirops – ne doivent pas trôner sur la table de vos déjeuners et dîners.
- Brossez-vous les dents plutôt deux fois qu'une après avoir consommé des sodas.
- Évitez les sodas qui contiennent de l'acide phosphorique. Évitez également les sodas light.

Sodas

OUI

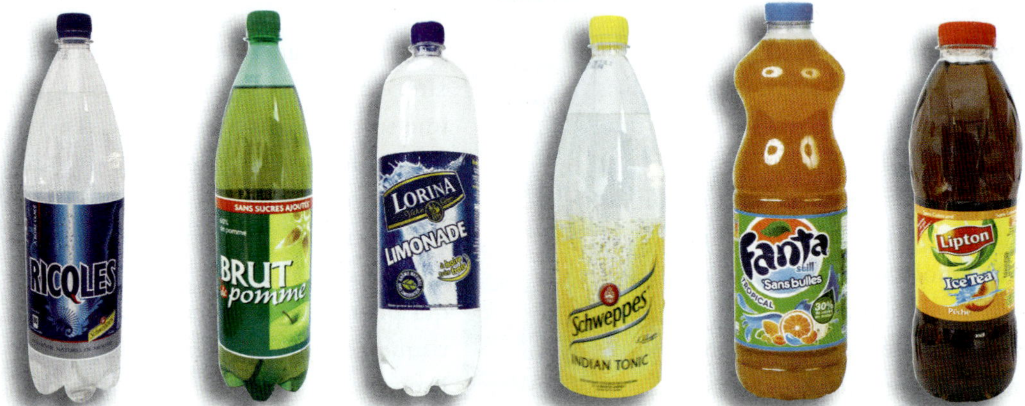

Ricqlès

- Additifs : 1
- Ingrédient naturel : arôme menthe

Avec 7 g de sucre pour 100 ml, c'est l'un des sodas les moins sucrés. Un arôme comme seul additif. Une composition simple. Bien si on aime la menthe.

- Cal : 28
- Prot : 0 g
- Glu : 7 g
- Lip : 0 g

Brut de pomme

- Additifs : 4
- Ingrédient naturel : jus de pomme

Un soda constitué à 77 % de jus de pomme et à 33 % d'eau gazéifiée. C'est pas mal même s'il contient quelques additifs.

- Cal : 32
- Prot : 0 g
- Glu : 7.5 g
- Lip : 0 g

Limonade Lorina

- Additifs : 2
- Ingrédient naturel : arômes citron/citron vert

De l'eau gazéifiée, du sucre, un acidifiant et des arômes naturels. En plus ce n'est pas trop sucré ! Que demander de plus ?

- Cal : 32
- Prot : traces
- Glu : 7.5 g
- Lip : 0 g

Tonic Schweppes

- Additifs : 2
- Ingrédient naturel : arôme quinine

Boisson raisonnablement sucrée avec des arômes naturels. Intéressant si on cherche un peu d'amertume.

- Cal : 36
- Prot : 0 g
- Glu : 8.7 g
- Lip : 0 g

Fanta Still Tropical

- Additifs : 5
- Ingrédient naturel : jus de fruits, arômes naturels

Malgré la présence d'additifs dont deux stabilisants, cette boisson est l'une des moins sucrée et contient de la stévia, mieux que l'aspartame.

- Cal : 25.5
- Prot : 0 g
- Glu : 6.1 g
- Lip : 0 g

Ice Tea Pêche

- Additifs : 3
- Ingrédients naturels : extrait de thé, jus de pêche

Boisson la moins sucrée des sodas sans édulcorants. Seuls additifs : un acidifiant, un arôme… et de la vitamine C. Un bon choix.

- Cal : 26
- Prot : 0 g
- Glu : 6.4 g
- Lip : 0 g

LE TOP

LE FLOP

Seven-Up

- Additifs : 4
- Ingrédient naturel : extrait de citron

Une boisson trop sucrée, avec des additifs. Mieux vaut choisir un soda de la page de gauche.

- Cal : 45
- Prot : 0 g
- Glu : 11.3 g
- Lip : 0 g

Gini

- Additifs : 4
- Ingrédients naturels : jus de citron, arôme quinine

Très sucré avec de nombreux additifs (acidifiant, conservateur, antioxygène et arôme). Verdict : ça n'en vaut pas la peine.

- Cal : 48
- Prot : 0 g
- Glu : 11 g
- Lip : 0 g

Monster energy

- Additifs : 7
- Ingrédients naturels : extraits de ginseng et de guarana

Du sirop de glucose, de nombreux additifs, du sel et, hors caféine, peu de nutriments « énergisants ». À éviter, même pour se réveiller !

- Cal : 48
- Prot : 0 g
- Glu : 12 g
- Lip : 0 g

Pepsi

- Additifs : 3
- Ingrédient naturel : extraits végétaux

Semblable au Coca-Cola. L'acide phosphorique qu'il contient est mauvais pour les muscles et les os. En plus ce soda est trop sucré !

- Cal : 42
- Prot : 0 g
- Glu : 10.4 g
- Lip : 0 g

Coca-Cola zéro

- Additifs : 6
- Ingrédients naturels : extraits végétaux, arôme caféine

Beaucoup d'additifs et de l'acide phosphorique néfaste. Légèrement plus sucré au goût que le Coca light.

- Cal : 0.3
- Prot : 0 g
- Glu : 0 g
- Lip : 0 g

Schweppes Lemon

- Additifs : 8
- Ingrédients naturels : extraits et arômes naturels de citron

Une liste d'ingrédients longue avec de l'amidon modifié, deux stabilisants, deux édulcorants, un conservateur. On évite !

- Cal : 26
- Prot : 0 g
- Glu : 6.2 g
- Lip : 0 g

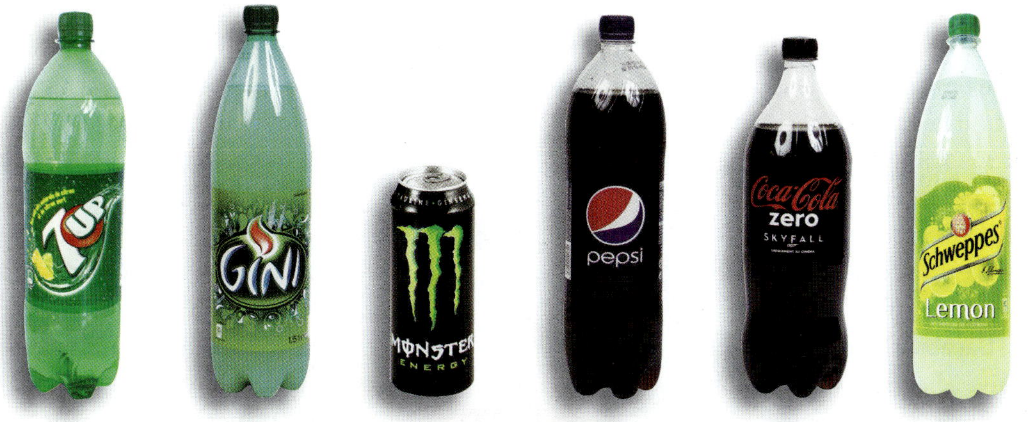

NON

Les boissons chaudes

Pris tout au long de la journée, cafés, thés, tisanes contribuent à une bonne hydratation de l'organisme. Outre l'eau, ces boissons chaudes apportent des substances naturelles bénéfiques pour la santé.

Le café

C'est une graine extraite d'un fruit appelé cerise en raison de sa couleur rouge. Il provient d'un arbre appelé le caféier dont la hauteur varie de 2 à 12 m et qui a besoin de chaleur et d'humidité pour se développer. Il existe deux grandes variétés de café.

- **L'arabica** qui est cultivé à haute altitude en Amérique centrale et en Amérique du sud (Brésil, Colombie, Equateur, Venezuela). Il possède une faible teneur en caféine (0.8-1.4 %) et donne un café au goût fin et parfumé.

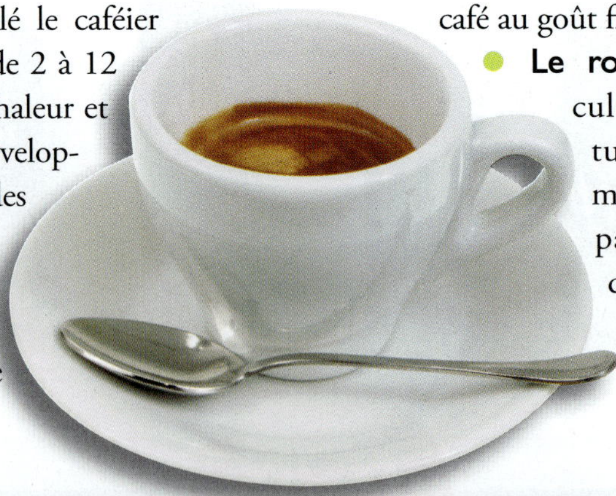

- **Le robusta** qui peut être cultivé à basse altitude. Il est principalement produit dans les pays d'Afrique (Côte d'Ivoire, Cameroun, Ethiopie) et en Indonésie. Sa teneur en caféine (2-3 %) est le double de celle de l'arabica et donne un café au goût moins raffiné et plus âcre.

Les grains de café verts lavés et emballés dans des sacs de jute sont expédiés dans les pays consommateurs où ils sont torréfiés c'est-à-dire grillés ce qui développe leurs arômes et leur donne leur couleur foncée. La torréfaction est l'étape la plus importante de la fabrication car d'elle dépend la qualité du café.

Le café au supermarché est composé soit d'une seule variété (arabica le plus souvent) soit d'un mélange. Notez que ce qui différencie le café d'une marque de distributeur d'un café de marque nationale (Carte Noire, Maison du café, Jacques Vabre, Lavazza, Malongo…), c'est la constance du mélange et donc de la saveur de votre café tout au long de l'année. Autrefois conditionnés en grains, le café est désormais vendu moulu et sous vide afin de conserver un maximum d'arômes. Il arrive qu'avant ouverture un paquet ou l'opercule d'une boîte soit légèrement bombé. N'ayez pas d'a priori négatif, c'est au contraire un signe de qualité.

Zoom sur le café soluble

Créé par Nestlé en 1938, le Nescafé a été le premier café soluble commercialisé. Depuis, il a fait des émules. Le café soluble dit instantané est un café concentré qui a été lyophilisé. Cette déshydratation produit les petits granulés bruns typiques du café soluble. Très pratique, le café instantané a un inconvénient : il contient davantage de composés de Maillard que le café moulu ou en grains (source Anses). Or ces composés ont une activité pro-oxydante et accélèrent le vieillissement.

Nutritionnellement, ça donne quoi ?

Le café contient des quantités non négligeables de potassium (66 mg/100 ml) et de vitamine B3 (200 ml couvre 30 % des apports conseillés en cette vitamine). Mais le café est intéressant pour la santé surtout en raison de sa richesse en **antioxydants**. Une tasse de café renfermerait autant d'antioxydants que trois oranges. Environ 300 sortes d'antioxydants nageraient dans le fond de la tasse ou flotteraient dans les vapeurs de café. Ainsi 150 ml de café en contiendraient 200 à 550 mg (contre 150 à 200 mg pour la même quantité de thé). Une alimentation riche en antioxydants protège contre les maladies chroniques (maladies cardio-vasculaires, diabète, cancer) et les maladies liées au vieillissement.

L'autre composé majeur du café est la **caféine**. Cette substance naturelle est un stimulant du système nerveux : elle permet de lutter contre la fatigue. À court terme elle induit aussi une élévation de la tension artérielle, a un effet diurétique et « brûle-graisse ». La teneur en caféine d'une tasse de café peut varier de façon considérable selon l'origine et la composition du mélange, la méthode de préparation et la dose de mouture.

TENEUR EN CAFÉINE DES BOISSONS

BOISSONS	TENEUR
Café filtre (100 ml)	75.5 mg
Café percolateur (100 ml)	50 mg
Café soluble (100 ml)	32 à 45 mg
Expresso (50 ml)	89 mg
Thé (200 ml)	12 à 20 mg
Coca Cola (33 cl)	33 mg

Source : Food and Drug Administration

Le café vous énerve ?

Eh bien buvez du décaféiné ! Vous trouvez désormais dans votre supermarché du café décaféiné moulu en paquet ou boîte, en dosettes et aussi soluble. Comment le débarrasse-t-on de sa caféine ? Il y a plusieurs façons.

- La méthode chimique, la plus utilisée, fait appel à un solvant pour extraire la caféine des grains de café encore non torréfiés. Les grains sont ensuite lavés à la vapeur afin d'éliminer les résidus de solvant puis ils sont séchés et torréfiés. Le solvant n'est présent qu'à l'état de traces dans le produit fini.
- La décaféination dite naturelle utilise de l'eau et du charbon actif qui fixe préférentiellement la caféine mais ce procédé est plus délicat à mettre en œuvre. Les cafés Malongo sont décaféinés de cette façon.

À noter que la décaféination n'est jamais totale. La législation impose une teneur en caféine inférieure ou égale à 0,1% pour le café moulu soit 3 mg par tasse.

Le thé

Noir, vert ou blanc, tous les thés proviennent du même arbuste, le théier, qui pousse essentiellement dans les régions tropicales. L'Inde est le premier producteur mondial devant la Chine et le Sri Lanka (anciennement Ceylan). C'est uniquement l'environnement, l'époque de la cueillette et le mode de transformation qui donnent les différentes variétés de thé.

- **Le thé noir** est obtenu après flétrissage des feuilles puis fermentation et séchage. La fermentation est une étape importante car c'est elle qui va donner tout son goût et son caractère au thé. Elle peut prendre jusqu'à trois heures. Plus la fermentation est longue et plus le thé est noir.
- **Le thé vert** est un thé non fermenté. Les feuilles sont flétries et passées à la vapeur après récolte afin d'empêcher la fermentation.
- **Le thé blanc** est le plus fin et donc le plus cher. Il s'agit des bourgeons recouverts d'un duvet blanc que l'on a fait sécher à l'air.

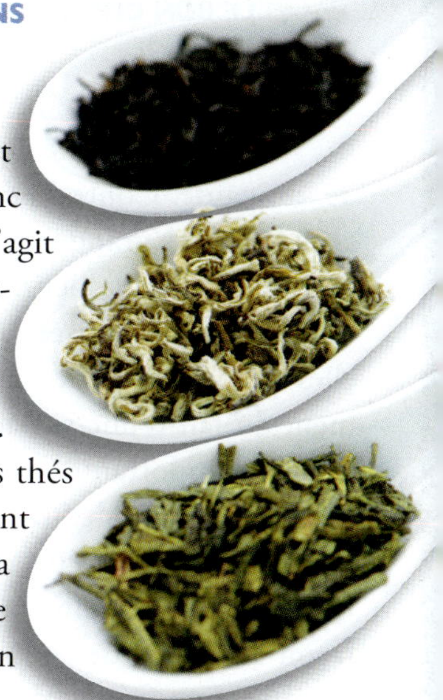

Le classement des thés s'effectue également en fonction de la finesse et la taille des feuilles. On parle de grades :

- feuilles entières (*leaf*) : bourgeon, feuille jeune ou feuille basse et large ;
- feuilles brisées (*broken*) ;
- feuilles broyées (*fannings et dust*).

Les feuilles entières sont principalement réservées à la vente du thé en vrac. Les feuilles brisées et les feuilles broyées sont sélectionnées pour le conditionnement en sachet. Plus les feuilles sont brisées ou broyées, plus la feuille de thé est petite, plus l'infusion sera courte et la boisson corsée.

Le grade du thé ne préjuge en rien de sa qualité. Contrairement à ce que l'on croit, un thé à grandes feuilles n'est pas supérieur à un thé à petites feuilles. Simplement les feuilles brisées sont plus fragiles : elles perdent leur fraîcheur plus rapidement du fait d'une surface d'échange avec l'air plus importante.

La plupart des thés sont un mélange de 20 à 40 variétés de feuilles de thé. Chaque fabricant effectue ses mélanges de façon à obtenir des goûts spécifiques à la marque et uniformes dans le temps.

Les thés parfumés sont des thés auxquels on a ajouté des essences (bergamote), des écorces, des morceaux de fruits ou des arômes.

LE THÉ AU SUPERMARCHÉ

MARQUE	PART DE MARCHÉ EN VOLUME
Lipton	44.8 %
Twinings	24.9 %
MDD	13.8 %
Tetley	8.9 %
Autres	7.5 %

Source : Panel distributeurs

L'innovation de Lipton

En 2003, la marque Lipton a lancé un sachet pyramidal avec de plus longues feuilles de thé et des morceaux de fruits censés apporter une meilleure infusion. Cette gamme en sachets Pyramid® propose des thés noirs, verts et blancs. La mise au point de ce contenant a nécessité cinq années de recherche.

Nutritionnellement, ça donne quoi ?

Le thé contient de la caféine mais en moindre quantité que le café. Une tasse de thé (200 ml) en apporte entre 20 et 60 mg. Une astuce pour décaféiner un thé, laissez infuser votre thé 45 secondes puis jeter l'eau et laisser infuser à nouveau. Vous éliminez ainsi 80 % de la caféine. Improprement appelé thé rouge, le rooibos n'est pas un thé mais une infusion. Il est sans caféine.

Comme le café, le thé est une boisson très riche en antioxydants. Le thé vert a un pouvoir antioxydant comparable à celui du thé noir, seule la nature des antioxydants diffère.

Les infusions

La tisane est une infusion de plantes autres que le thé : camomille, menthe, verveine, tilleul, hibiscus, rooïbos… On peut également y ajouter des fruits et des épices.

Au supermarché, vous trouverez soit des boîtes contenant des sachets individuels de plantes (une seule variété, des mélanges de plantes, ou des mélanges aromatisés), soit des plantes en vrac (une variété ou des mélanges). Comme pour le thé, les sachets contiennent souvent des mélanges de récolte. Les plantes en vrac, à condition d'être conservées dans des contenants hermétiques, sont de meilleure qualité gustative.

Faites LE BON CHOIX

- Pour ne pas dépasser la dose journalière de caféine conseillée par les autorités de santé (300 mg), ne buvez pas plus de 3-4 tasses de café ou 6 tasses de thé par jour.
- Préférez le café en grains à moudre vous-même sinon placez votre café moulu dans une boite hermétique, au frais à l'abri de l'humidité, au bas du réfrigérateur.
- Le thé a des vertus santé et peut se boire tout au long de la journée. L'offre en supermarché est très variée. Noir, vert ou blanc, Darjeeling (Inde), Earl grey (thé de Chine aromatisé à la bergamote), Breakfast, Grand Yunnan (Chine), Gunpowder, thé au jasmin... Il y en a pour tous les palais.

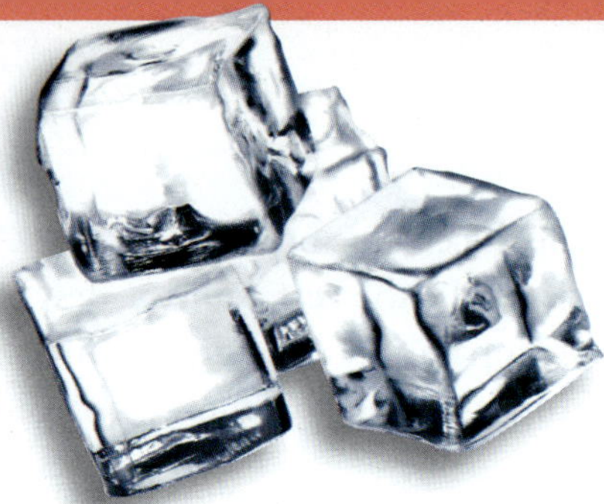

Vive le froid !

Les aliments surgelés sont généralement des produits prêts à l'emploi qui ne nécessitent pas d'épluchage, pas de nettoyage, pas de découpage, ce qui explique leur succès. Avec 12 kg de surgelés consommés chaque année par habitant, la France se place loin derrière la Grande-Bretagne (23 kg annuels par habitant) mais devant l'Allemagne (11 kg), l'Espagne (9 kg) et l'Italie (6 kg).

Congelé ou surgelé ?

La distinction entre congélation et surgélation serait une pratique très franco-française. Mais puisqu'elle existe, expliquons-la rapidement. La surgélation est une technique industrielle alliant des températures très basses (-30 °C à -50 °C) à une très grande rapidité de refroidissement. La rapidité du refroidissement préserve la structure cellulaire de l'aliment, donc par conséquent son goût, sa texture et son apparence. Les produits alimentaires doivent être, au moment de la surgélation, parfaitement sains et frais. Les aliments surgelés sont obligatoirement vendus dans des préemballages et leur température de conservation de -18 °C doit être maintenue sans aucune rupture jusqu'au consommateur.

La congélation est au contraire une pratique « maison » qui s'effectue assez lentement à -18 °C et n'offre pas les mêmes garanties que la surgélation en termes de sécurité sanitaire ou de respect de la structure de l'aliment. Comme la glace a une masse volumique supérieure à celle de l'eau, la congélation à -18 °C se traduit par une augmentation de volume du produit (ce qui explique pourquoi on ne remplit jamais en entier une bouteille avant de la congeler). Cette augmentation de volume alliée à l'effet des cristaux de glace (cristaux d'autant plus gros et acérés que la congélation est lente) peut altérer la texture ou la saveur de l'aliment.

Aliments frais et surgelés : même profil nutritionnel ?

La congélation a très peu d'impact sur la teneur en nutriments des aliments. Certains fruits et légumes sont blanchis (ébouillantés) avant congélation afin d'inactiver les enzymes et les levures qui pourraient continuer à les détériorer dans le congélateur. Ce traitement peut causer une perte en vitamine C (de l'ordre de 15 à 20 %). Cependant les fruits et légumes sont surgelés juste après leur récolte, dans des conditions optimales. Ils présentent donc souvent davantage de qualités nutritives que leurs équivalents « frais » qui subissent des temps de transport et de stockage plus longs avant d'atterrir dans votre caddie. Pendant cette période, les vitamines et les minéraux peuvent progressivement être perdus. Les fruits frais et les légumes verts peuvent ainsi perdre jusqu'à 15 % de leur vitamine C par jour lorsqu'ils sont conservés à température ambiante.

EVOLUTION DE LA TENEUR EN VITAMINE C

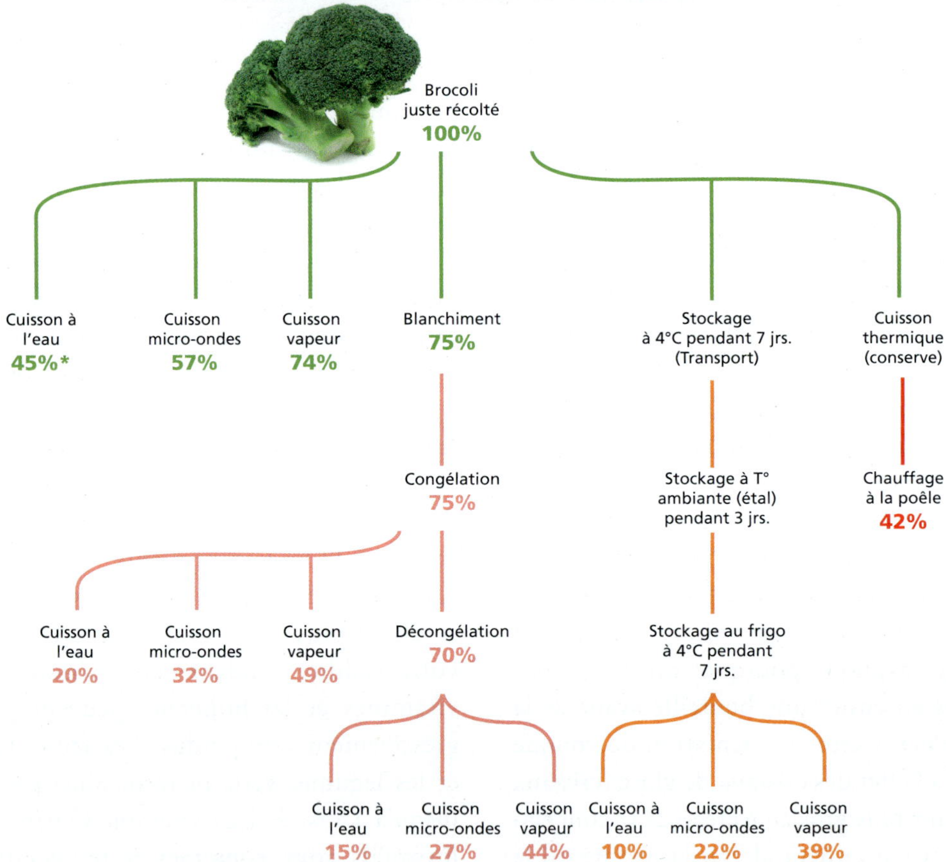

* Teneur finale en vitamine C exprimée en % de la teneur initiale

En revanche, il n'y a pratiquement aucune perte de vitamines ni de minéraux dans les viandes, les poissons et les volailles surgelés puisque les protéines, les vitamines A et C ainsi que les minéraux ne sont pas affectés par la congélation. Au cours de la décongélation, il y a en revanche une perte de liquide contenant des vitamines solubles et des sels minéraux. Ceux-ci seront perdus au cours de la cuisson si ce liquide n'est pas récupéré.

Les bons plans du rayon surgelé

Les meilleurs plans du rayon sont les fruits et légumes nature (c'est-à-dire non cuisinés). Leur premier atout : ils renferment souvent plus de vitamine C que les légumes frais car, comme on l'a déjà vu, ils sont cueillis à maturité et surgelés sur place sans subir de stockage et de transport longs. Par ailleurs, pour les fruits exotiques ou les fruits rouges, cela permet de s'approvisionner toute l'année sans les faire venir de contrées lointaines et à des prix défiant tous les primeurs.

Les filets de poissons surgelés représentent aussi de bons plans car ils sont nutritionnellement aussi intéressants que les frais et ne demandent pas d'être achetés le jour même de leur consommation. Ils sont aussi vendus par lot, ce qui permet de réduire là aussi les prix de vente.

Pour la viande, il semblerait également que la congélation ne soit pas un mauvais choix. Les viandes congelées sont en général un peu plus tendres que les fraîches, ce qui est un réel avantage pour certaines viandes comme le bœuf ou le mouton mais peut être moins intéressant pour le poulet dont on déplore souvent le manque de fermeté. Sur le plan nutritionnel, il n'y a pas de différence notable entre les viandes congelées et les fraîches.

Les mauvais plans du rayon surgelés

Sans hésiter, ce sont les plats préparés. Comme leurs homologues frais, ils sont souvent bourrés d'additifs en tout genre : conservateurs, exhausteurs de goûts, émulsifiants,

Durée de conservation des surgelés

La durée de conservation des produits surgelés est très variable selon le type de produits, mais aussi selon le type d'appareil dont vous disposez.

- dans un réfrigérateur simple, (de 4°C à 8°C) : 24 heures maximum
- dans un freezer 1 étoile (-6°C) : 3 jours maximum
- dans un freezer 2 étoiles (-12°C) : 1 mois maximum
- dans un freezer 3 étoiles (-18°C) : plusieurs mois (date sur l'emballage).
- dans un congélateur 4 étoiles (-18°C à -30°C) : plusieurs mois (date sur l'emballage). Possibilité de congeler des produits frais. À titre indicatif, la durée de conservation des produits surgelés dans un congélateur 4 étoiles est de :
- 8 à 24 mois pour les viandes et les poissons ;
- 12 à 24 mois pour les pâtisseries ;
- 24 à 36 mois pour les fruits et légumes.

etc. Rares sont ceux qui présentent une liste d'ingrédients courte avec des aliments que l'on trouverait dans nos placards. Il en existe cependant quelques-uns, et pas forcément les plus chers. Parmi les bonnes surprises des plats préparés : les pizzas Brossard Label rouge au fromage. Si elles ne figurent pas dans notre sélection de quiches et pizzas (car on ne les trouve que très rarement en magasin), ces pizzas sont pourtant d'excellente facture : une pâte composée uniquement de farine, d'huile d'olive, de levain et de sel et une garniture avec de la tomate, des fromages Label rouge et des herbes.

De mauvaises surprises peuvent en revanche vous attendre dans les poêlées ou les purées de légumes : certaines contiennent pas mal d'eau ou de matière grasse, s'éloignant des plats que l'on ferait à la maison. Dernier piège des plats préparés : certains d'entre eux se révèlent plus onéreux que les mêmes réalisés à la maison. Pour un gain de temps pas forcément intéressant. Par exemple : quel est l'intérêt d'acheter des macaronis au gruyère et au jambon surgelés ?

Du supermarché au congélateur

Lors de vos courses, achetez les surgelés en dernier et placez-les dans des sacs isothermes afin d'éviter de rompre la chaîne du froid (si la température extérieure est de 20°C, ce type de sac permet de garder les produits au froid pendant deux heures environ).

Du congélateur à l'assiette

La plupart des aliments se préparent sans décongélation préalable : les poissons panés se cuisent directement à la poêle, les légumes à la vapeur, les plats cuisinés en sachet se plongent dans l'eau bouillante, les petites découpes de volaille se cuisent comme de la viande fraîche. En revanche, les grosses pièces de viande, les poissons entiers et les crustacés nécessitent une vraie décongélation. Pour cela, il faut soit les laisser plusieurs heures hors de leur emballage dans le réfrigérateur, soit les mettre au four à micro-ondes en mode « décongélation ». Attention : ne jamais décongeler dans un four traditionnel ou hors du réfrigérateur. Dans tous les cas, respectez les conseils de préparation donnés par le fabricant.

Faites LE BON CHOIX

- Lisez bien les étiquettes et choisissez les produits sans additifs.
- Faites attention à la teneur en sel.
- N'achetez jamais un produit dont l'emballage est abîmé.
- Préférez les filets de poissons nature et les légumes nature aux plats préparés ; ils offrent l'avantage d'une préparation rapide et offrent les mêmes avantages nutritionnels que leurs homologues frais.
- Respectez les dates limites de conservation.

Légumes cuisinés surgelés

OUI

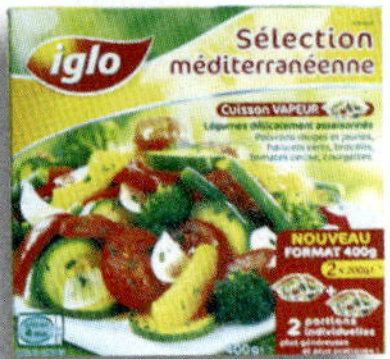

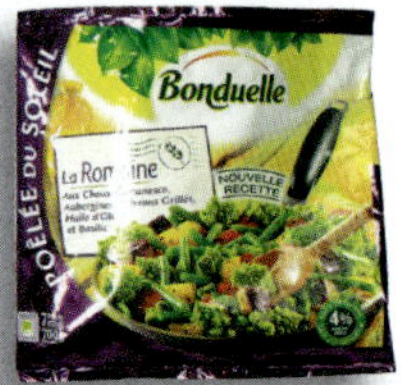

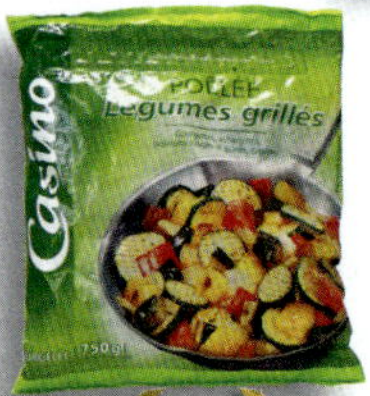

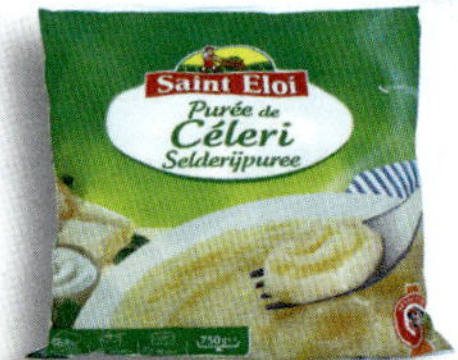

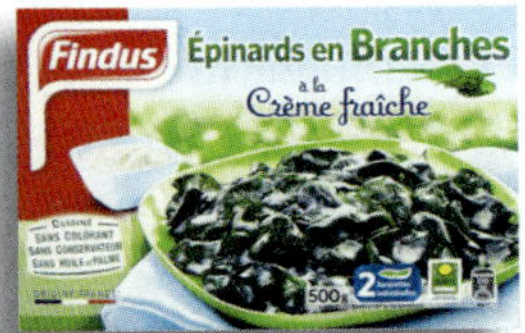

Poêlée de légumes grillés Casino

- **Légumes : 97 %**
- **Huile d'olive**

Courgettes, aubergines, poivrons et oignons grillés avec une bonne huile. Basilic, sel et poivre pour l'assaisonnement. C'est parfait.

- Cal : 39
- Prot : 1.8 g
- Glu : 4.9 g
- Lip : 1.4 g

LE TOP

Sélection méditerranée Iglo

- **Légumes : 91,4 %**
- **Huile de tournesol, beurre**

Légumes (poivrons, haricots verts, brocolis, tomates, courgettes, basilic) cuits tout simplement à la vapeur avec un peu d'huile et de beurre. Bien.

- Cal : 53
- Prot : 1.6 g
- Glu : 4.6 g
- Lip : 3.2 g

Purée de céleri Saint Eloi

- **Légumes : 95 %**
- **Crème**

Une purée de céleri rave avec de la crème fraîche (3 %) et une pincée de sel. Tout ce qu'il y a de plus simple. Pas d'additifs. Sain et bon.

- Cal : 30
- Prot : 1.1 g
- Glu : 2.9 g
- Lip : 1.27 g

Poêlée romaine Bonduelle

- **Légumes : 76 %**
- **Huiles de tournesol, olive et colza**

Haricots, chou, aubergines, poivrons avec des arômes naturels comme seuls additifs. Malgré la présence de 10 % d'eau, c'est correct et sain.

- Cal : 62
- Prot : 1.7 g
- Glu : 3.1 g
- Lip : 3.9 g

Épinards en branches crème fraîche Findus

- **Légumes : 69 %**
- **Crème**

Liste d'ingrédients courte. 69 % d'épinards en branches et une sauce à la crème fraîche sans additifs. Une bonne façon de manger des épinards !

- Cal : 70
- Prot : 3.5 g
- Glu : 5.5 g
- Lip : 3 g

LE FLOP

Galettes Duo de courgettes Bonduelle

- Légumes : 91 %
- Huile de tournesol

Une bonne teneur en légumes mais une huile déséquilibrée et un liant de piètre qualité : œuf en poudre et amidon transformé de maïs. Il y a mieux.

- Cal : 98
- Prot : 4.3 g
- Glu : 7 g
- Lip : 4.6 g

Ma Poêlée de légumes D'aucy

- Légumes : 75 %
- Huiles de tournesol et palme

25 % d'une sauce qui s'apparente à un jus de légumes avec du lait, de mauvaises huiles et des épaississants. Laissez la sauce.

- Cal : 38.5
- Prot : 1.6 g
- Glu : 4.6 g
- Lip : 0.9 g

Déli Dome épinard crème Bonduelle

- Légumes : 65 %
- Huile de palme

Un produit très transformé avec une huile de piètre qualité et des additifs. C'est peut-être original mais ce n'est pas la meilleure façon de manger des épinards !

- Cal : 80
- Prot : 3.8 g
- Glu : 4.6 g
- Lip : 5.1 g

Poêlée La Parisienne Bonduelle

- Légumes : 39 %
- Huile de tournesol

39 % de légumes et 21 % de pommes de terre, des lardons et une sauce à base d'eau, d'huile de tournesol (déséquilibrée) épaissie à la farine et à l'amidon.

- Cal : 68
- Prot : 2.6 g
- Glu : 6.9 g
- Lip : 3.4 g

Légumes noisette carotte Iglo

- Légumes : 62 %
- Huiles de palme et tournesol

Beaucoup d'ingrédients sans intérêt nutritionnel : flocons de pommes de terre, huile de palme, amidon, dextrose... À éviter !

- Cal : 182
- Prot : 4 g
- Glu : 21 g
- Lip : 9 g

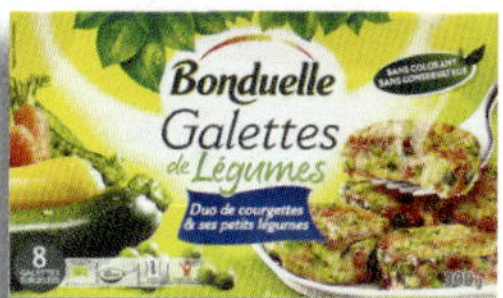

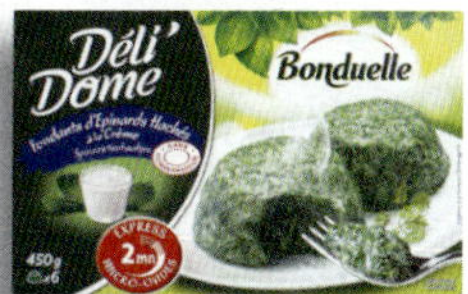

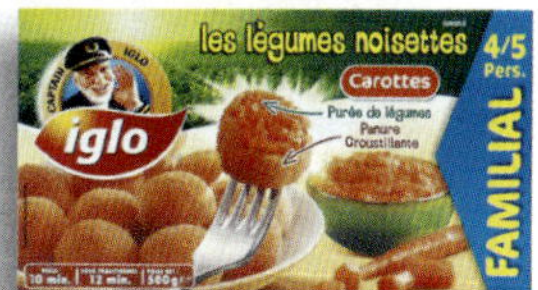

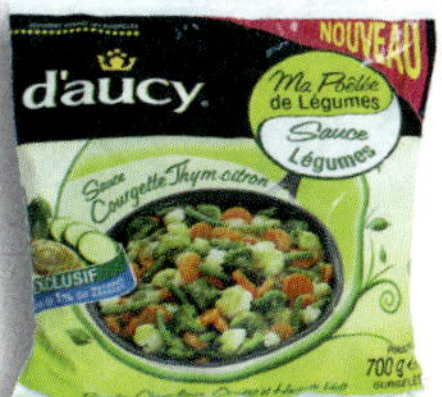

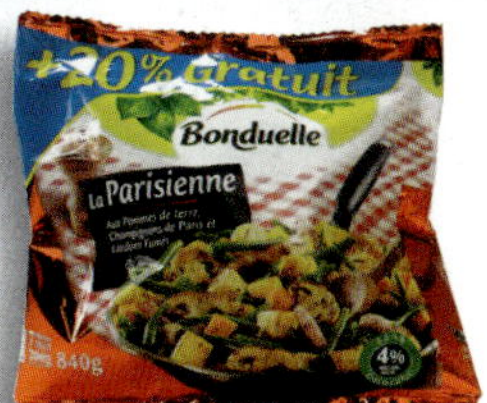

NON

Frites surgelées

OUI

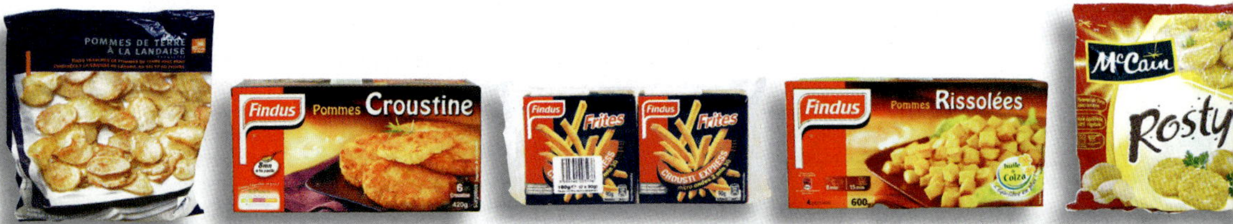

Pommes de terre à la landaise Picard

- À la poêle
- Huile : tournesol

Le meilleur produit dans sa catégorie. Graisse de canard oui (4 %) mais aussi un peu d'huile de tournesol et à l'arrivée pas mal de calories.

- Cal : 266
- Prot : 3.5 g
- Glu : 25.8 g
- Lip : 15.8 g

Pommes Croustine Findus

- À la poêle
- Pas de mat grasse

97 % de pomme de terre. Un produit sans matière grasse qui contient peu d'additifs. Plus sain que des frites au four !

- Cal : 85
- Prot : 1.5 g
- Glu : 18 g
- Lip : 0.3 g

Crousti'Express Findus

- Au micro-onde
- Huile : colza

Une recette simple, une cuisson rapide et pas d'ajout de sel mais un produit qui reste assez gras.

- Cal : 240
- Prot : 4 g
- Glu : 28 g
- Lip : 13 g

Pommes rissolées Findus

- À la poêle et à la friteuse
- Huile : colza

Des pommes de terre, de l'huile de colza et c'est tout. L'huile de colza étant fragile, ces cubes doivent être poêlés et non pas frits.

- Cal : 130
- Prot : 2.5 g
- Glu : 19 g
- Lip : 4.5 g

LE TOP

Rosty's Mc Cain

- À la poêle
- Huile : végétale

Produit concurrent des croustines Findus mais avec de l'huile cette fois (nature non précisée). Donc beaucoup plus de calories à l'arrivée, c'est normal !

- Cal : 182
- Prot : 2 g
- Glu : 25.5 g
- Lip : 8 g

LE FLOP

Mini croquettes McCain

- A la friteuse ou au four
- Huile : tournesol

Des pommes de terre, des œufs en poudre, pas moins de cinq additifs... On laisse en rayon.

- Cal : 207
- Prot : 4.5 g
- Glu : 27 g
- Lip : 9 g

Frites au four Pom'lisse (Leclerc)

- Au four
- Huile : tournesol

88 % de pommes de terre avec un enrobage (6 %) : farine de blé et de riz, amidon de blé, dextrose et des additifs... Pas très appétissant tout ça !

- Cal : 180
- Prot : 2.5 g
- Glu : 28 g
- Lip : 6 g

Frit'up McCain

- Au four à micro-ondes
- Huile : tournesol

Des frites prêtes à consommer contenant des pommes de terre nature et en flocons, une huile déséquilibrée, du sel, du dextrose, un émulsifiant et un arôme.

- Cal : 245
- Prot : 3.5 g
- Glu : 33.5 g
- Lip : 10 g

Pommes dauphine Auchan

- Au four
- Huile : tournesol

Un produit à l'huile de tournesol qui se dégrade rapidement à la chaleur et beaucoup de calories pour pas grand-chose d'intéressant.

- Cal : 270
- Prot : 4.5 g
- Glu : 23 g
- Lip : 17 g

Original potatoes Mc Cain

- Au four, à la friteuse, à la poêle
- Huile : végétale

Beaucoup d'additifs. Frites enrobées de farines, de dextrine, d'amidon et d'oignons en poudre... comme toutes les potatoes.

- Cal : 149
- Prot : 2.5 g
- Glu : 22.5 g
- Lip : 5 g

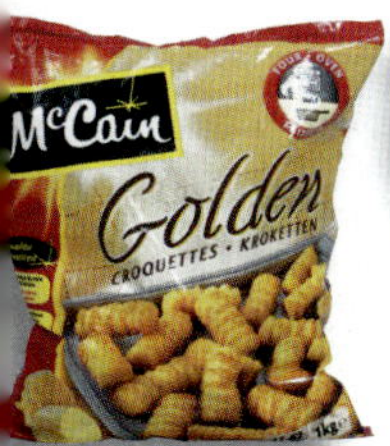

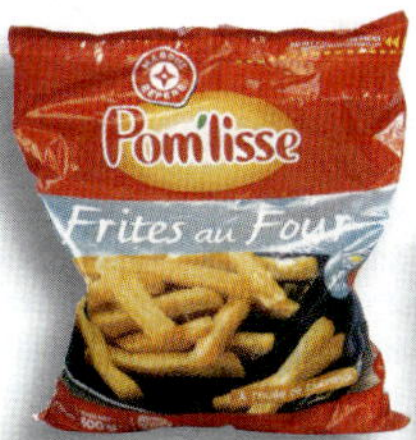

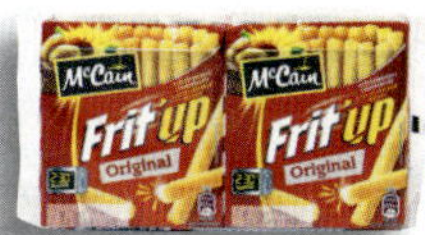

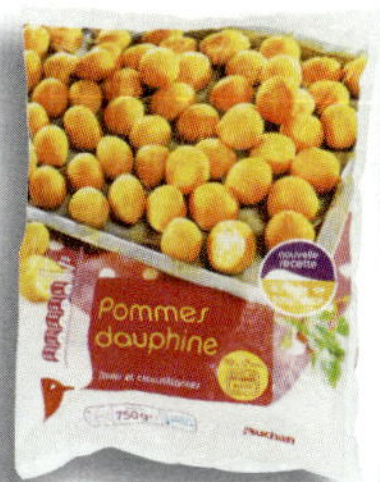

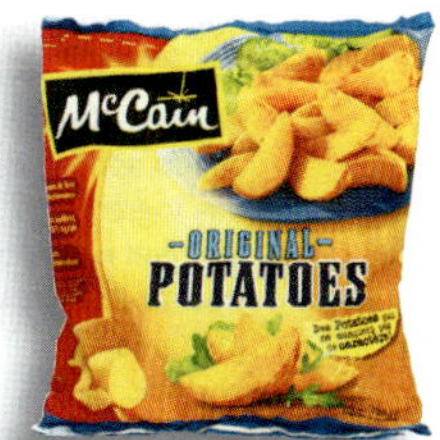

NON

Gratins surgelés

OUI

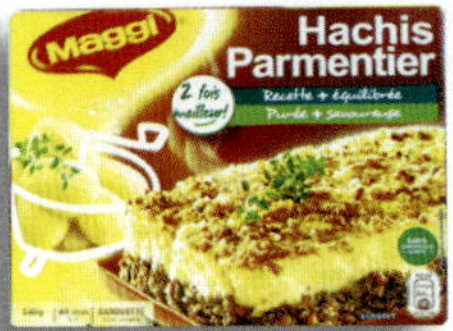

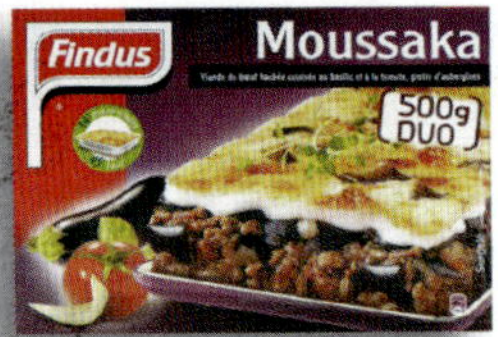

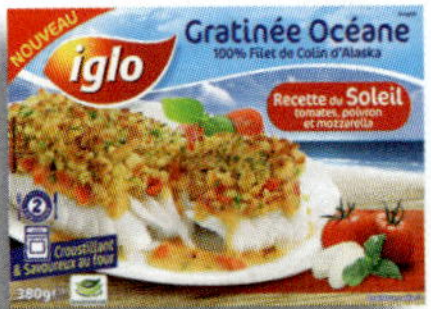

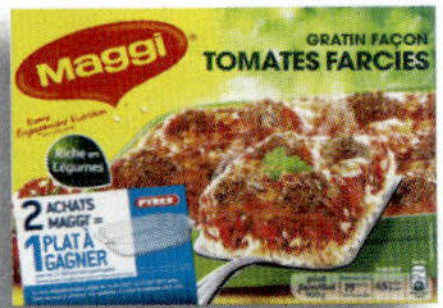

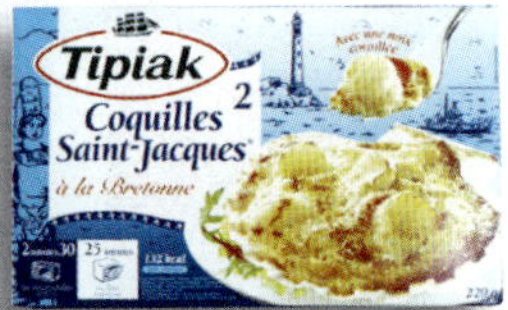

Gratinée océane Iglo

- Additifs : 0
- Graisses : teneur élevée

Une recette simple avec 45% de colin d'Alaska, aucun additif et des ingrédients que l'on pourrait trouver dans ses placards. Très correct.

- Cal : 138
- Prot : 10 g
- Glu : 7.2 g
- Lip : 7.5 g

LE TOP

Hachis Parmentier Maggi

- Additifs : 0
- Graisses : teneur moyenne

Purée lyophilisée reconstituée. Ce produit est loin d'être parfait, mais dans la gamme des hachis Parmentier, c'est l'un des meilleurs.

- Cal : 107
- Prot : 6.3 g
- Glu : 11.5 g
- Lip : 3.9 g

Gratin façon tomates farcies Maggi

- Additifs : 1
- Graisses : teneur moyenne

Un seul additif : l'amidon modifié. C'est une qualité rare dans cette gamme de produits ! 17 % de viande, 41 % de tomates et 23 % de riz.

- Cal : 125
- Prot : 6.7 g
- Glu : 13.2 g
- Lip : 4.8 g

Moussaka Findus

- Additifs : 2
- Graisses : teneur élevée

60 % de légumes, 14 % de viande, de la crème, de l'huile d'olive, du fromage, de l'amidon transformé. Ça ne vaut pas un plat maison mais à la rigueur.

- Cal : 110
- Prot : 4 g
- Glu : 6.5 g
- Lip : 7 g

Coquilles Saint Jacques à la bretonne Tipiak

- Additifs : 2
- Graisses : teneur élevée

La teneur en coquille Saint-Jacques est bonne (30 %) et les additifs pas trop nombreux. Des champignons. Un bon produit.

- Cal : 120
- Prot : 7.4 g
- Glu : 6.5 g
- Lip : 7.2 g

LE FLOP

Lasagne bolognaise Auchan

- Additifs : 9
- Graisses : teneur moyenne

Des pâtes, 11 % de viande mais une liste d'additifs plutôt longue. Pas terrible !

- Cal : 107
- Prot : 6.9 g
- Glu : 10.7 g
- Lip : 4.1 g

Gratin de macaroni Carrefour

- Additifs : 6
- Graisses : teneur moyenne

Un gratin de pâtes au jambon avec des épaississants, des sels de fonte, des arômes et de l'amidon modifié. Vraiment pas top !

- Cal : 131
- Prot : 5.2 g
- Glu : 16.4 g
- Lip : 4.9 g

Hachis Parmentier Monoprix

- Additifs : 13
- Graisses : teneur élevée

20 % de bœuf c'est bien mais beaucoup d'additifs et des huiles de mauvaise qualité (tournesol, palme). À laisser en rayon.

- Cal : 145
- Prot : 5.3 g
- Glu : 12 g
- Lip : 8.4 g

Gratin de Poisson Purée Weight Watchers

- Additifs : 6
- Graisses : teneur faible

Un produit peu calorique mais avec des ingrédients très transformés et beaucoup d'additifs. Mieux vaut se préparer un poisson et des légumes vapeur.

- Cal : 71
- Prot : 4.8 g
- Glu : 10.2 g
- Lip : 1.9 g

Brandade de morue Tipiak

- Additifs : 6
- Graisses : teneur élevée

21 % de morue c'est bien mais de la purée type mousseline avec du lait (et des œufs) en poudre. Des ingrédients très transformés. On est loin du produit maison.

- Cal : 134
- Prot : 3 g
- Glu : 15.2 g
- Lip : 6.8 g

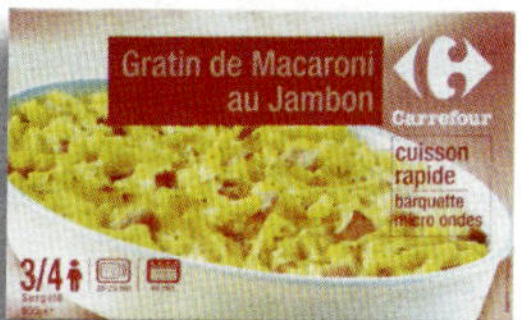

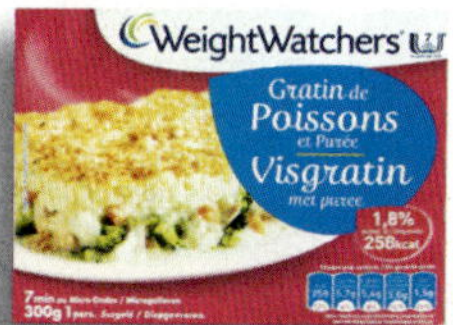

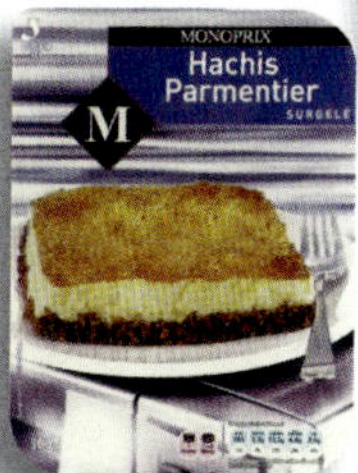

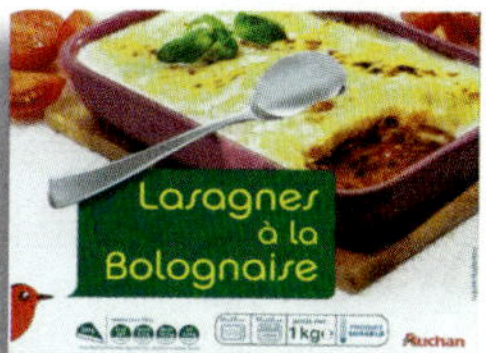

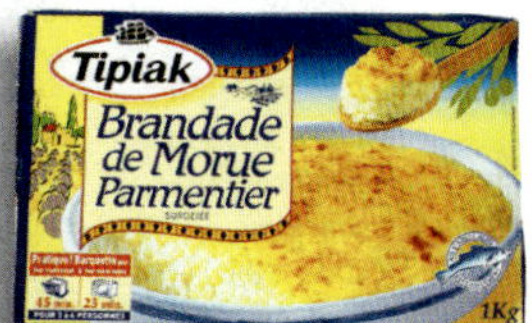

NON

OUI

Pizza, quiches, crêpes surgelées

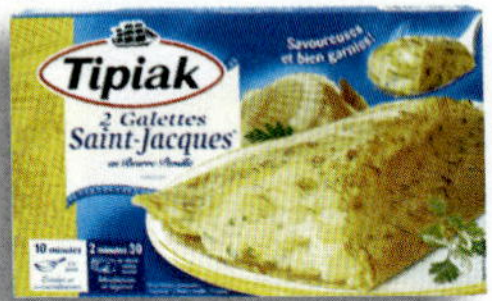

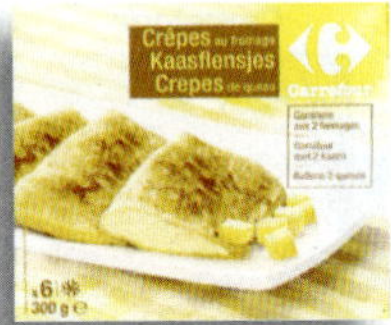

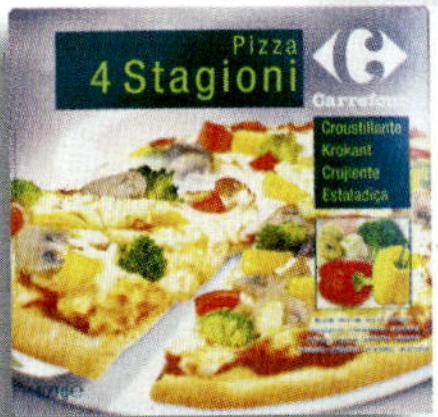

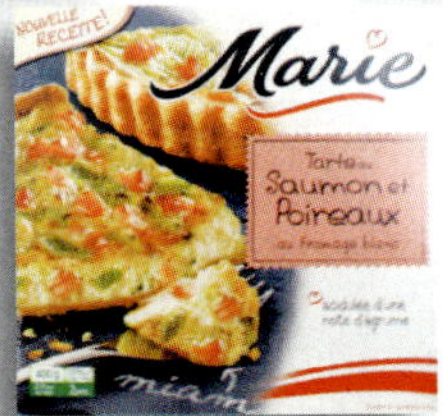

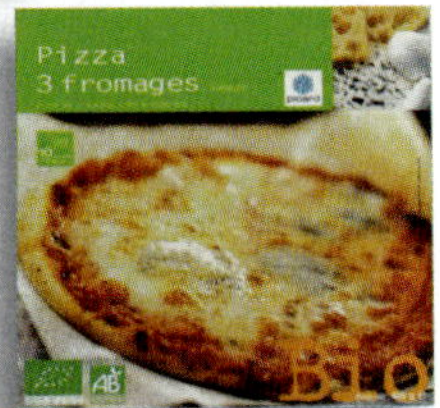

Pizza 4 stagioni Carrefour

- Légumes : 16.2 %
- Agents texturants : aucun

Des légumes, du fromage et pas d'additif, la recette quasi idéale. Dommage qu'il y ait de l'huile de tournesol plutôt que d'olive !

- Cal : 181
- Prot : 8.5 g
- Glu : 26 g
- Lip : 4.8 g

Galettes aux Saint Jacques Tipiak

- Poisson : 19.3 %
- Agents texturants : peu nombreux

Une préparation composée d'ingrédients de bonne qualité (35 % de Saint-Jacques) et enroulée dans des galettes au sarrasin. C'est pas mal.

- Cal : 202
- Prot : 7.5 g
- Glu : 21.8 g
- Lip : 9.4 g

LE TOP

Tarte au saumon Marie

- Poisson : 14 %
- Agents texturants : peu nombreux

Une tarte un peu transformée mais les ingrédients de base sont corrects : saumon, œufs entiers, poireaux 10,5 %, crème fraîche.

- Cal : 230
- P : 7.7 g
- G : 21.3 g
- L : 12.7 g

Crêpes au fromage Carrefour

- Fromage : 10.1 %
- Agents texturants : aucun

Des crêpes sans agent texturant artificiel ajouté (uniquement de la farine). Un bon produit qui est d'ailleurs le moins calorique de la sélection.

- Cal : 152
- Prot : 5.8 g
- Glu : 17.3 g
- Lip : 6.6 g

Pizza 3 fromages Picard

- Fromages : 32.5 %
- Agents texturants : aucun

Aucun additif, 32.5% de fromages et de la tomate sur une pâte à base de farine de blé : une pizza qui tient toute ses promesses.

- Cal : 264
- Prot : 11.6 g
- Glu : 26.1 g
- Lip : 12 g

LE FLOP

Tarte flambée Reflets de France

- Viande : 15 %, oignon : 9.5 %
- Agents texturants : assez nombreux

Dans la tarte flambée, les ingrédients de base sont peu nombreux normalement... Là c'est la valse des additifs, dommage.

- Cal : 238
- Prot : 6 g
- Glu : 22 g
- Lip : 14 g

Crêpes jambon fromage Marie

- Viande : 20 %, fromage : 4 %
- Agents texturants : nombreux

Du mauvais jambon (gélatine, polyphosphate et nitrites), de la mauvaise margarine et seulement 4 % de fromage. À fuir !

- Cal : 176
- Prot : 6.1 g
- Glu : 20 g
- Lip : 7.7 g

Hot Pockets jambon Maggi

- Jambon : 13 %
- Agents texturants : nombreux

Plus de pâte que de garniture et presque autant d'additifs que d'ingrédients. On a beau chercher, il n'y a vraiment pas grand-chose d'intéressant dans ce produit !

- Cal : 301
- Prot : 9.5 g
- Glu : 30.4 g
- Lip : 15.4 g

Original Bun's kebab Mc Cain

- Viande : 26 %
- Agents texturants : nombreux

Malheureusement, les quelques agents texturants utilisés ne sont pas les seuls additifs ! Un produit sans grand intérêt nutritionnel.

- Cal : 253
- Prot : 8 g
- Glu : 25 g
- Lip : 13 g

Tarte façon tartiflette Claude Léger

- Pommes de terre : 13%, Fromage : 7%
- Agents texturants : assez nombreux

De nombreux additifs dont des nitrites et un exhausteur de goût allergisant pour les asthmatiques. À laisser en rayon.

- Cal : 228
- Prot : 5 g
- Glu : 24.5 g
- Lip : 12.2 g

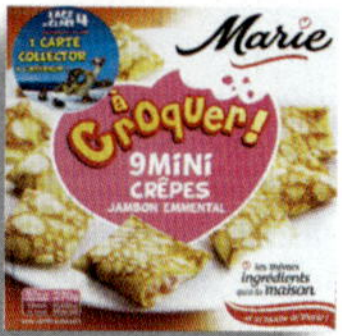

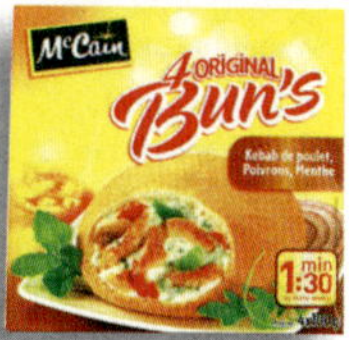

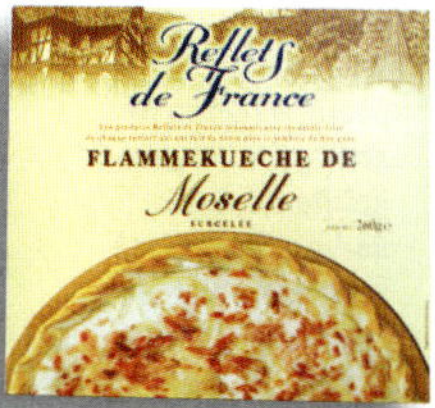

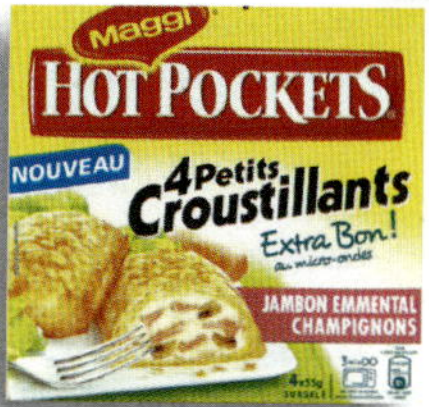

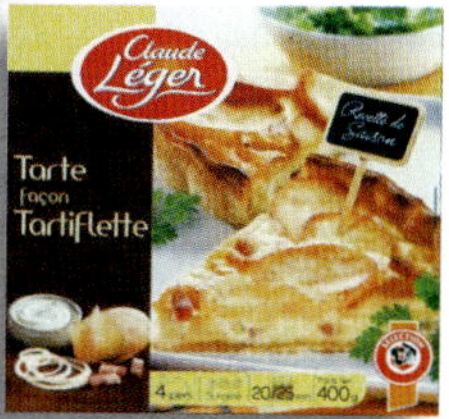

NON

RAYON SURGELÉS

Glaces individuelles

OUI

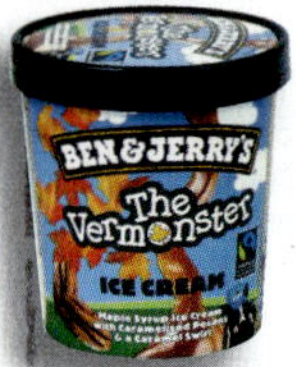

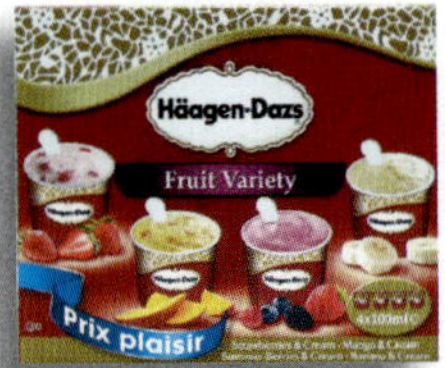

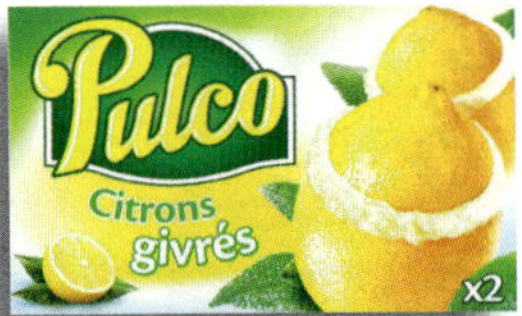

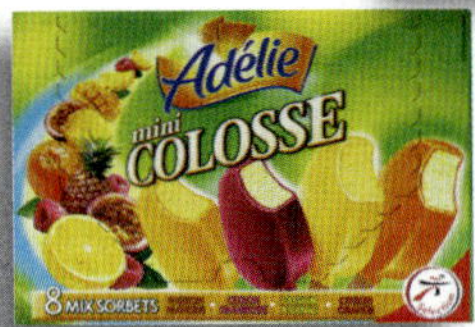

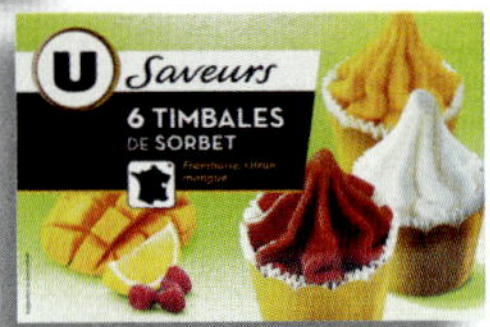

Citrons givrés Pulco

- Qualité mat. 1ères : moyenne
- Additifs : 2

Un produit riche en eau, qui ne contient que deux additifs et reste très peu calorique.

- Cal : 55
- Prot : traces
- Glu : 13.8 g
- Lip : traces

The Vermonster Ben & Jerry's

- Qualité mat. 1ères : bonne
- Additifs : 2

Une liste d'ingrédient courte ce qui est rare dans les crèmes glacées. À part un stabilisant, les ingrédients sont plutôt naturels. Calorique mais acceptable.

- Cal : 260
- Prot : 3.5 g
- Glu : 27 g
- Lip : 15 g

Mini Colosse sorbets Adelie Intermarché

- Qualité mat. 1ères : moyenne
- Additifs : 1

Des ingrédients de qualités moyennes (sirop de glucose, protéines de lait, stabilisant) mais une liste d'ingrédient courte par rapport à ces concurrents.

- Cal : NC
- Prot : NC
- Glu : NC
- Lip : NC

Mini-Cups fruit variety Haägen Dazs

- Qualité mat. 1ères : très bonne
- Additifs : 2

Recette simple, ingrédients peu transformés et en nombre limité avec comme seul additif de la pectine. Leur défaut : ils sont plutôt caloriques.

- Cal : 212
- Prot : 3.5 g
- Glu : 18.7 g
- Lip : 13.9 g

Timbales de sorbets U

- Qualité mat. 1ères : bonne
- Additifs : 2

Entre 24 % (citron) et 50 % (framboise) de jus et/ou de purée de fruits. De l'eau, du sucre, du sirop de glucose, quelques gélifiants. Un sorbet léger. C'est vraiment pas mal.

- Cal : 90
- Prot : 0.3 g
- Glu : 21.2 g
- Lip : 0.2 g

LE TOP

LE FLOP

Cornetto Enigma Miko

- Qualité mat. 1ères : moyenne
- Additifs : 9

Des ingrédients très transformés, des émulsifiants, stabilisants, arômes, acidifiant... Le tout est très gras et calorique. Dommage...

- Cal : 330
- Prot : 5 g
- Glu : 36 g
- Lip : 18 g

Barres glacées Snickers

- Qualité mat. 1ères : bonne
- Additifs : 7

Gras et extrêmement sucré. Une valeur calorique qui dépasse l'entendement. À éviter.

- Cal : 349
- Prot : 7.1 g
- Glu : 32.4 g
- Lip : 21.2 g

Magnum noisette Miko

- Qualité mat. 1ères : moyenne
- Additifs : 6

Leur problème : ils sont trop gros, gras et sucrés. Préférez les mini : tout aussi caloriques mais de taille plus raisonnable, à condition de n'en manger qu'un !

- Cal : 330
- Prot : 5 g
- Glu : 30 g
- Lip : 21 g

Cône Kit Kat Nestlé

- Qualité mat. 1ères : moyenne
- Additifs : 9

Un produit bourré d'additifs en tout genre : émulsifiants, stabilisants, arômes, colorant et poudre à lever et en prime qui est très calorique.

- Cal : 322
- Prot : 3.4 g
- Glu : 40 g
- Lip : 16.2 g

Extrême vanille Nestlé

- Qualité mat. 1ères : faible
- Additifs : 10

Beaucoup d'additifs, des ingrédients de piètre qualité et surtout des graisses végétales potentiellement *trans* : les plus mauvaises pour la santé.

- Cal : 186
- Prot : 2 g
- Glu : 22.6 g
- Lip : 9.8 g

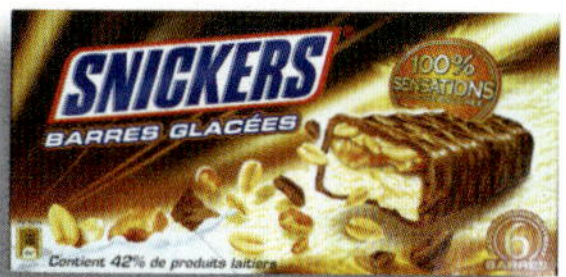

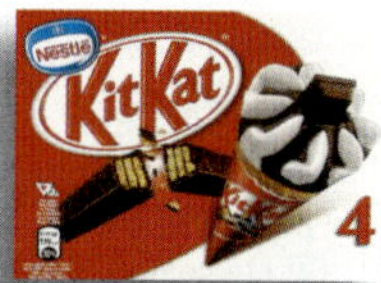

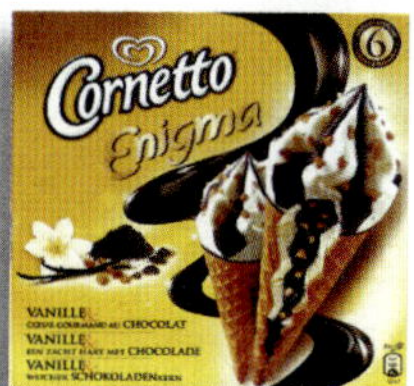

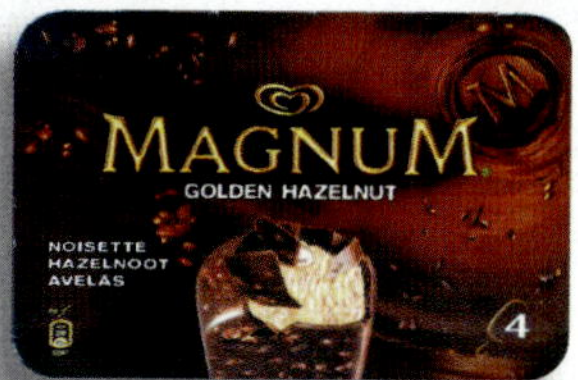

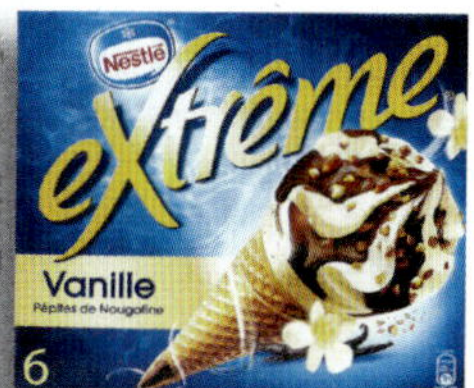

NON

Sorbets et crèmes glacées

OUI

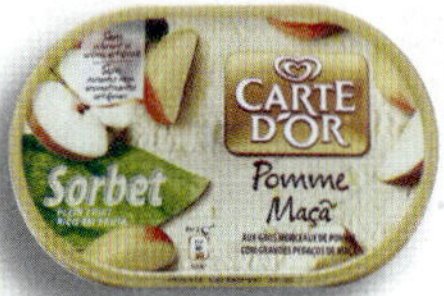

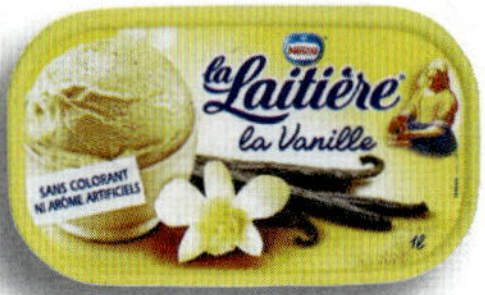

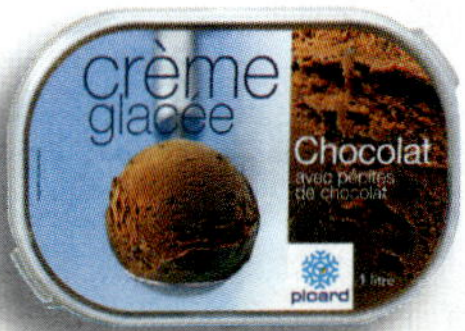

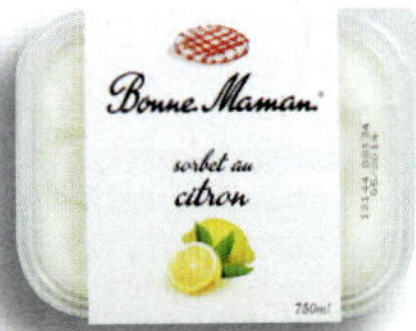

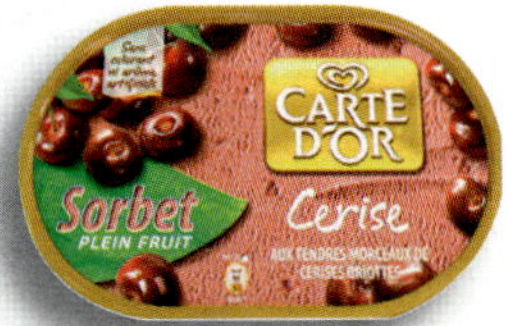

Crème glacée chocolat avec pépites Picard

- Qualité mat. 1ères : moyenne
- Additifs : 5

Une glace peu sucrée et moins calorique que la plupart des glaces au chocolat. Même s'il y a beaucoup d'additifs, la qualité reste correcte.

- Cal : 118
- Prot : 2.2 g
- Glu : 12.7 g
- Lip : 5.9 g

Sorbet pomme Carte d'Or

- Qualité mat. 1ères : bonne
- Additifs : 5

46 % de pomme (purée et morceaux), une recette assez simple mais beaucoup de sucre. À la rigueur, de temps en temps.

- Cal : 130
- Prot : < 0.5 g
- Glu : 30 g
- Lip : < 0.5 g

Sorbet citron Bonne maman

- Qualité mat. 1ères : moyenne
- Additifs : 1

Des ingrédients de qualité et en petit nombre, un seul additif (de la pectine !) : c'est très correct.

- Cal : NC
- Prot : NC
- Glu : NC
- Lip : NC

LE TOP

La Vanille La Laitière

- Qualité mat. 1ères : bonne
- Additifs : 7

Crème fraîche et lait en premiers ingrédients. Pas trop de calories. Comme nombre de crèmes glacées, présence d'émulsifiants. C'est pas mal.

- Cal : 114
- Prot : 1.5 g
- Glu : 13.6 g
- Lip : 5.9 g

Sorbet cerise et cerises griottes Carte d'Or

- Qualité mat. 1ères : bonne
- Additifs : 5

Un vrai sorbet riche en cerises (46 %). La longueur de la liste d'ingrédients est raisonnable. C'est pas mal même si c'est très sucré.

- Cal : 95
- Prot : < 0.5 g
- Glu : 23 g
- Lip : < 0.5 g

LE FLOP

Fruit de la passion Carte d'Or

- Qualité mat. 1ères : moyenne
- Additifs : 3

Eau en première position. Seulement 21.5 % de fruits, ce qui est peu pour un sorbet. C'est dommage car la recette était simple.

- Cal : 140
- Prot : 0.6 g
- Glu : 33 g
- Lip : 0.5 g

Strawberry Cheesecake Ben & Jerry's

- Qualité mat. 1ères : bonne
- Additifs : 8

Seulement 11 % de fraise, de l'huile de soja, de l'amidon, une liste d'additifs très longue, et beaucoup de calories. On laisse !

- Cal : 240
- Prot : 4 g
- Glu : 28 g
- Lip : 13 g

Crème glacée nougat Monoprix

- Qualité mat. 1ères : bonne
- Additifs : 7

Un produit très calorique, de nombreux additifs, des matières grasses hydrogénées donc potentiellement néfastes pour la santé cardiovasculaires. À fuir !

- Cal : 259
- Prot : 4.5 g
- Glu : 28.2 g
- Lip : 14.2 g

Macadamia Nut Brittle Häagen-Dazs

- Qualité mat. 1ères : bonne
- Additifs : 2

Ça partait plutôt bien : crème fraîche, lait, sucre... Mais lorsqu'on arrive à la charge calorique, on déchante !

- Cal : 252
- Prot : 3.5 g
- Glu : 22.1 g
- Lip : 16.6 g

Crème brûlée La Laitière

- Qualité mat. 1ères : moyenne
- Additifs : 9

Des arômes, des colorants mais surtout des graisses hydrogénées donc potentiellement *trans*. À éviter !

- Cal : 132
- Prot : 1.4 g
- Glu : 16.6 g
- Lip : 6.4 g

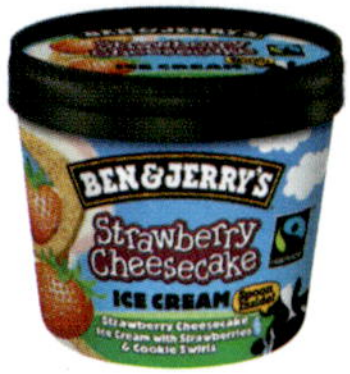

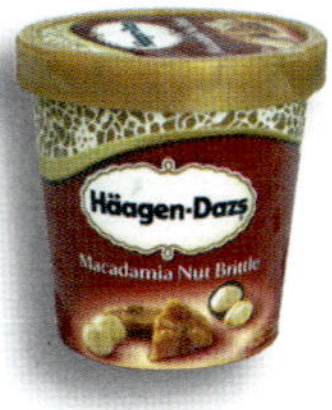

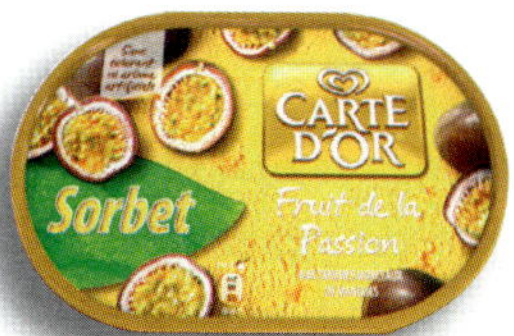

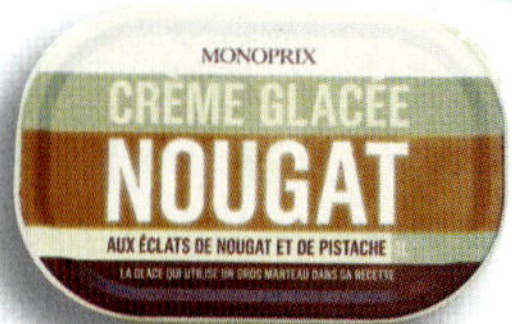

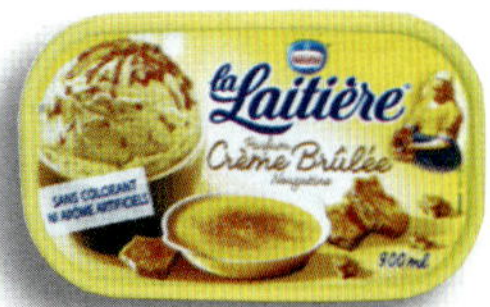

NON

Mieux acheter pour mieux manger

Ça y est, vous savez maintenant faire *Le Bon Choix* et naviguer dans les rayons de votre supermarché les yeux fermés ou presque ! Il vous reste juste à savoir comment consommer ces différents aliments, à quelle fréquence. Il n'est nullement question de faire ici un cours de nutrition. Mais il convient quand même de poser quelques bases.

Aucun aliment n'est interdit !

Manger a deux fonctions : pourvoir au bon fonctionnement de l'organisme et prendre du plaisir en savourant un bon repas dans une atmosphère conviviale. Ce n'est donc pas parce qu'un aliment est mal classé qu'il faut prendre le risque de vexer votre hôte en le refusant ou qu'il faut vous en priver si vous l'appréciez. Tout est question de modération. À l'inverse, ça n'est pas parce qu'un aliment est bien classé que vous pouvez en manger à volonté. Les chips Bret's (La fine dorée) sont de bonnes chips mais elles restent très caloriques. Il va de soi qu'elles ne peuvent être consommées qu'occasionnellement dans le cadre d'une alimentation saine.

Par ailleurs, les aliments industriels ne sauraient se substituer, même pour les meilleurs d'entre eux, à des plats faits maison. Bien que pratique et rapide à préparer, une ratatouille industrielle de bonne qualité n'aura jamais le goût de celle que vous avez fraîchement cuisiné !

Le bon choix pour la santé

Nous construisons notre santé avec notre alimentation et pour cela les messages de santé publique nous recommandent de manger équilibré. Mais équilibré ça veut dire quoi ? Equilibré cela signifie varié c'est-à-dire que tous les groupes d'aliments doivent être présents dans l'alimentation : les légumineuses, la viande, les matières grasses, les aliments céréaliers, les laitages... mais que l'un d'eux doit dominer : celui des fruits et légumes. Les bénéfices d'une alimentation basée sur les végétaux est l'unique point de consensus entre les scientifiques. De nombreuses études montrent qu'une alimentation riche en fruits et légumes réduit le risque de mourir d'une maladie de civilisation (maladies cardiovasculaires, cancer, diabète, obésité).

Les grandes règles d'une alimentation saine et équilibrée peuvent être représentées sous la forme d'une pyramide ayant pour socle les fruits et légumes (voir page suivante). Plus on se rapproche de la pointe, plus la fréquence de consommation diminue (ces règles sont détaillées dans l'ouvrage de référence *La Meilleure façon de manger* paru à ces mêmes éditions). Le tableau suivant indique quant à lui comment substituer les aliments « néfastes » par des équivalents plus sains. Avec ce tableau et la pyramide, vous avez toutes les clés pour jongler au mieux avec les produits de votre supermarché préféré.

Chaque jour

- 1,5 à 2 L d'eau
- Un peu de vin
- Thé ou tisane (2 à 5 tasses)
- Aromates et/ou épices
- Un peu de chocolat noir (70 % minimum de cacao)

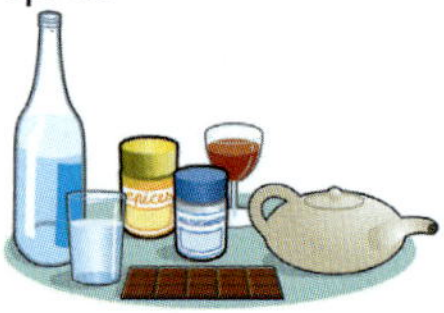

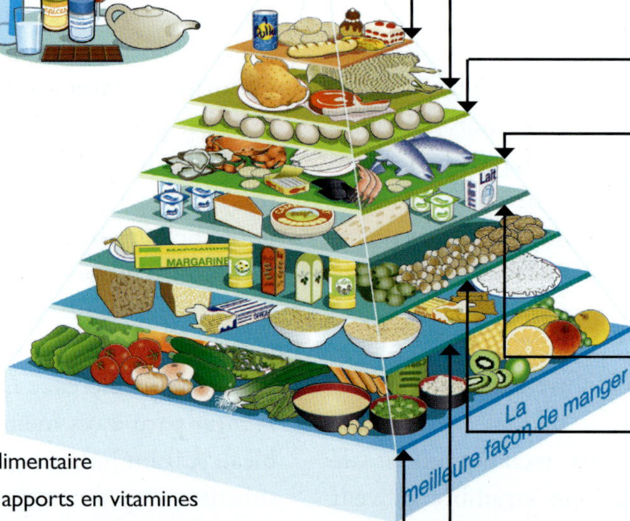

- Un complément alimentaire avec 50 à 100 % des apports en vitamines et minéraux (sans fer, cuivre, manganèse, fluor)
- Un supplément de vitamine D, 800 à 1 000 UI par jour, d'octobre à mars.

Occasionnellement

- 0 à 3 portions par semaine de pain blanc, corn flakes, riz blanc, pomme de terre, confiseries, gâteaux industriels, viennoiseries, sodas, charcuteries

Chaque semaine

- 0 à 4 portions de viandes et volailles
- 2 à 5 portions d'œufs pondus par des poules élevées en plein air ou labellisés « Bleu-Blanc-Cœur »
- 3 à 4 portions de poisson, fruits de mer avec une préférence pour le poisson gras

Chaque jour

- 0 à 2 portions maximum de laitages : yaourts, fromages, lait. Celles et ceux qui aiment les laitages peuvent en consommer surtout sous la forme de fromages et yaourts, les autres ne doivent pas en faire une obligation
- 2 à 6 portions d'huiles de colza et d'olive, margarine aux oméga-3, un peu de beurre, des oléagineux
- 0 à 6 portions par jour (selon l'activité physique) de pâtes, riz et pain complets ou semi-complets, biscuits secs (glucides à index glycémique bas)
- 5 à 12 portions de légumes, légumineuses – dont le soja –, fruits frais et secs, qui doivent fournir la plus grande part des calories quotidiennes.

	ALIMENTS À DIMINUER	ET À REMPLACER PAR
Légumes, légumineuses et assimilés 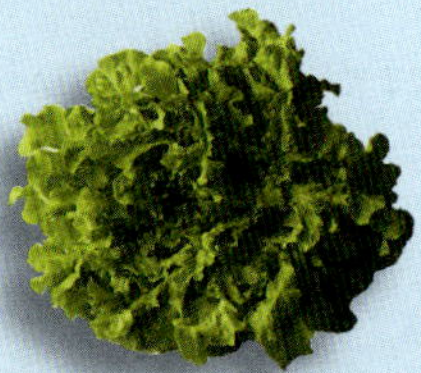	Pommes de terre bouillies, au four, frites, chips, en purée Légumes de régions ou pays utilisant engrais et produits phytosanitaires en excès	Asperge, aubergine, avocat, betterave, brocolis, choux et légumes crucifères, carotte, concombre, courgette, cresson, épinards, mâche, pissenlit, poireau, poivron, potiron, pourpier, salades, tomates en saison… Fèves, haricots, lentilles, petits pois, pois chiches, soja et dérivés, légumineuses germées, lupin, champignons, patate douce
Fruits frais et secs 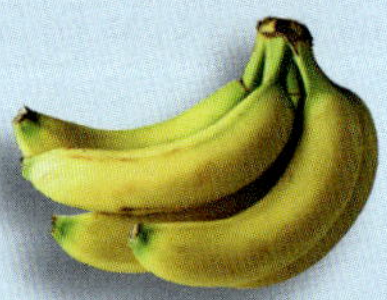	Fruits en sirop, compotes sucrées	Abricot, agrumes, airelle, ananas, banane, cassis, cerise, figue, fraise, framboise, goyave, grenade, groseille, kaki, kiwi, mangue, melon, mûre, myrtille, pamplemousse rose, pastèque, papaye, pêche jaune, poire, prune, pruneau, raisin, fruits secs
Céréales du petit déjeuner 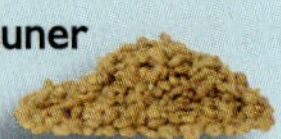	Corn flakes, céréales au blé ou au riz soufflés, céréales enrichies en fer	All Bran, flocons d'avoine et de sarrasin, muesli

	ALIMENTS À DIMINUER	ET À REMPLACER PAR
Pain et pâtes 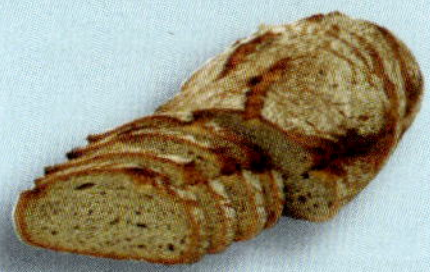	Pain blanc, pain de mie farine blanche, biscottes et cracottes à IG élevé, viennoiseries, muffins, bagels, pâtes à la farine blanche très cuites	Pain de blé complet ou multi-céréales et au levain, pain avec des graines entières, pain de seigle complet Pâtes semi-complètes, aux algues, au quinoa, cuites « al dente »
Riz et assimilés 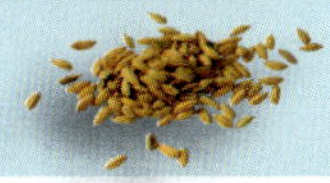	Galettes de riz soufflé, riz cuisson rapide, riz gluant	Riz complet ou semi-complet, riz sauvage, riz basmati, boulgour, quinoa, Ebly
Corps gras 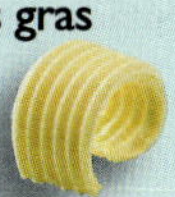	Excès de beurre, crème fraîche, corps gras solides pour fritures, huiles industrielles	Huiles de colza, olive, lin, margarine aux oméga-3
Fruits oléagineux 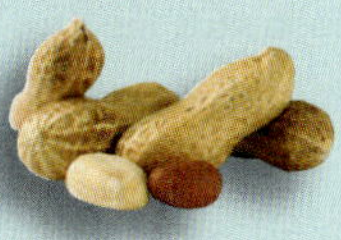	Oléagineux grillés et salés	Amandes, noix, graines de lin et sésame, noisettes, cacahuètes, noix du Brésil, de macadamia, de pécan, de cajou non grillées, non salées Olives vertes ou noires, tapenade

	ALIMENTS À DIMINUER	ET À REMPLACER PAR
Laitages et assimilés 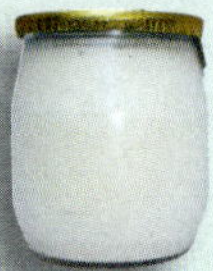	Lait de vache, lait enrichi en fer, yaourts allégés, fromages industriels, fromages fondus industriels, fromages acidifiants	Lait de soja, yaourts nature et fermes, ou laits fermentés, fromages fermiers de chèvre et brebis, bleu, camembert, saint-nectaire, roquefort, mozzarella, cantal, munster
Poissons, crustacés et fruits de mer 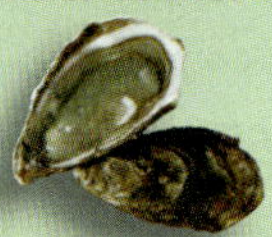	Anguille, bonite, brochet, congre, daurade, empereur, espadon, flétan, lotte, loup de l'Atlantique, marlin, raie, sabre, sébaste, thon blanc et rouge, requin, poissons marinés dans du sel	Eperlan, hareng, maquereau, morue noire, mulet, pilchard, sardine, saumon, truite grise, saumonée et arc-en-ciel, crevette, huître, moule bleue
Viandes et œufs 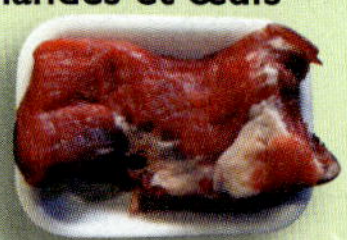	Agneau, mouton, pigeon, viandes très cuites, jus de viande, grillades au barbecue, peau des volailles, œufs de poules nourries au maïs	Canard, dinde, gibier, pintade, poulet, lapin, confit d'oie ou de canard, œufs de poules élevées en plein air et nourries aux graines de lin
Charcuteries et abats 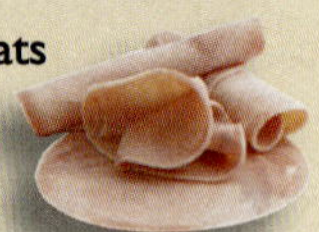	Jambon 1er prix, charcuterie fumée, mousse de foie, knack, rillettes, salami, chorizo	Jambon, pâté, saucisse sans nitrites, sans polyphosphates et sans gélifiants

	ALIMENTS À DIMINUER	ET À REMPLACER PAR
Aliments plaisirs 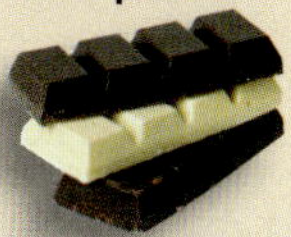	Barres chocolatées, chocolat au lait, crèmes glacées, confitures industrielles, sucreries, aliments sucrés au glucose, au fructose, au sirop de glucose-fructose	Chocolat noir, confitures très riches en fruits, miel, sorbet peu sucré
Condiments et assaisonnements 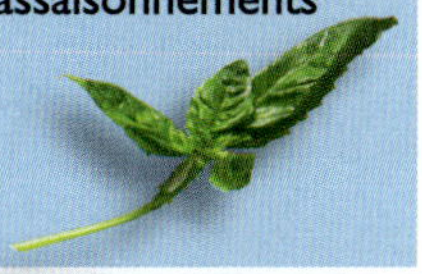	Sel de table, poivre, harissa, chili, moutarde, curry	Sel riche en potassium, ail, oignon, échalote, persil, coriandre, sauge, thym, basilic, menthe, estragon, ciboulette, gingembre, curcuma, safran, cannelle, sariette, romarin, marjolaine, serpolet
Eau 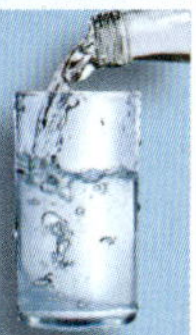	Eaux du robinet traitées à l'aluminium, eaux de régions polluées par des excès d'engrais, eaux de forages dans les régions agricoles	Eau du robinet filtrée, eaux minérales : Quézac, Badoit, Vernière, Evian, Thonon, Valvert, Volvic
Boissons non alcoolisées	Sodas sucrés, sirops, excès de café	Soupes, thé vert, thé noir, tisanes
Boissons alcoolisées	Alcools conservés dans des carafes en cristal	Vin rouge

INDEX